编纂 吴中泰

现代著名老中医名著重刊丛书

第六辑

孟河马培之医案论精要

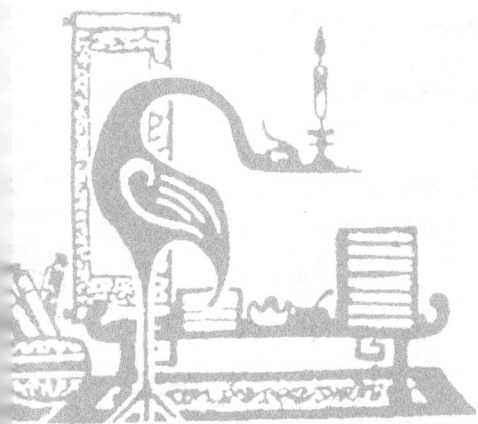

人民卫生出版社

图书在版编目（CIP）数据

孟河马培之医案论精要/吴中泰编纂. —北京：
人民卫生出版社，2010.12
ISBN 978-7-117-13218-3

Ⅰ.①孟…　Ⅱ.①吴…　Ⅲ.①医案-汇编-中国-清代
②医论-汇编-中国-清代　Ⅳ.①R249.49

中国版本图书馆 CIP 数据核字（2010）第 216713 号

门户网：www.pmph.com　　出版物查询、网上书店
卫人网：www.ipmph.com　　护士、医师、药师、中医
　　　　　　　　　　　　　　师、卫生资格考试培训

现代著名老中医名著重刊丛书
第 六 辑
孟河马培之医案论精要

编　　纂：吴中泰
出版发行：人民卫生出版社（中继线 010-59780011）
地　　址：北京市朝阳区潘家园南里 19 号
邮　　编：100021
E - mail：pmph @ pmph.com
购书热线：010-59787592　010-59787584　010-65264830
印　　刷：北京虎彩文化传播有限公司
经　　销：新华书店
开　　本：850×1168　1/32　印张：11
字　　数：276 千字
版　　次：2010 年 12 月第 1 版　2024 年 12 月第 1 版第 6 次印刷
标准书号：ISBN 978-7-117-13218-3/R·13219
定　　价：26.00 元

打击盗版举报电话：010-59787491　E-mail：WQ @ pmph.com
（凡属印装质量问题请与本社市场营销中心联系退换）

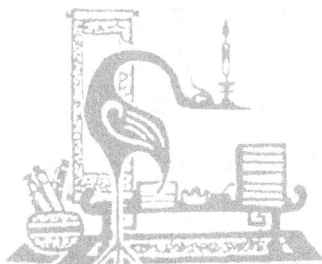

自 20 世纪 60 年代开始,我社先后组织出版了一批著名老中医经验整理著作,包括医论医话等。半个世纪过去了,这批著作对我国现代中医学术的发展产生了积极的推动作用,整理出版著名老中医经验的重大意义正在日益彰显,这些著名老中医在我国近现代中医发展史上占有重要地位。他们当中的代表如秦伯未、施今墨、蒲辅周等著名医家,既熟通旧学,又勤修新知;既提倡继承传统中医,又不排斥西医诊疗技术的应用,在中医学发展过程中起到了承前启后的作用。这批著作多成于他们的垂暮之年,有的甚至撰写于病榻之前,无论是亲自撰述,还是口传身授,或是其弟子整理,都集中反映了他们毕生所学和临床经验之精华,诸位名老中医不吝秘术,广求传播,所秉承的正是力求为民除瘼的一片赤诚之心。诸位先贤治学严谨,厚积薄发,所述医案,辨证明晰,治必效验,不仅具有很强的临床实用性,其中也不乏具有创造性的建树；医话著作则娓娓道来，深入浅出，是学习中医的难得佳作，为近世不可多得的传世之作。

由于原版书出版的时间已久，已很难见到，部分著作甚至已成为学习中医者的收藏珍品，为促进中医临床和中医学术水平的提高，我社决定将一批名医名著编为《现代著名老中医名著重刊丛书》分辑出版，以飨读者。

第一辑收录 13 种名著：

《中医临证备要》　　　　　　《施今墨临床经验集》

《蒲辅周医案》　　　　　　　《蒲辅周医疗经验》

《岳美中论医集》　　　　　　《岳美中医案集》

《郭士魁临床经验选集——杂病证治》

《钱伯煊妇科医案》　　　　　《朱小南妇科经验选》

《赵心波儿科临床经验选编》《赵锡武医疗经验》

《朱仁康临床经验集——皮肤外科》

《张赞臣临床经验选编》

第二辑收录 14 种名著：

《中医入门》　　　　　　　　《章太炎医论》

《冉雪峰医案》　　　　　　　《菊人医话》

《赵炳南临床经验集》　　　　《刘奉五妇科经验》

《关幼波临床经验选》　　　　《女科证治》

《从病例谈辨证论治》　　　　《读古医书随笔》

《金寿山医论选集》　　　　　《刘寿山正骨经验》

《韦文贵眼科临床经验选》

《陆瘦燕针灸论著医案选》

第三辑收录 20 种名著：

《内经类证》　　　　　　　　《金子久专辑》

《清代名医医案精华》 《陈良夫专辑》

《清代名医医话精华》 《杨志一医论医案集》

《中医对几种急性传染病的辨证论治》

《赵绍琴临证400法》 《潘澄濂医论集》

《叶熙春专辑》 《范文甫专辑》

《临诊一得录》 《妇科知要》

《中医儿科临床浅解》 《伤寒挈要》

《金匮要略简释》 《金匮要略浅述》

《温病纵横》 《临证会要》

《针灸临床经验辑要》

第四辑收录6种名著：

《辨证论治研究七讲》

《中医学基本理论通俗讲话》

《黄帝内经素问运气七篇讲解》

《温病条辨讲解》

《医学三字经浅说》 《医学承启集》

第五辑收录19种名著：

《现代医案选》 《泊庐医案》

《上海名医医案选粹》 《治验回忆录》

《内科纲要》 《六因条辨》

《马培之外科医案》 《中医外科证治经验》

《金厚如儿科临床经验集》 《小儿诊法要义》

《妇科心得》 《妇科经验良方》

《沈绍九医话》 《著园医话》

《医学特见记》 《验方类编》

《应用验方》 《中国针灸学》

《金针秘传》

第六辑收录 11 种名著：

《温病浅谈》　　　　　　　《杂病原旨》

《孟河马培之医案论精要》　《东垣学说论文集》

《中医临床常用对药配伍》　《潜厂医话》

《中医膏方经验选》　　　　《医中百误歌浅说》

《中药炮制品古今演变评述》《赵文魁医案选》

《诸病源候论养生方导引法研究》

这批名著大多于 20 世纪 60 年代前后至 90 年代初在我社出版，自发行以来一直受到读者的广泛欢迎，其中多数品种的发行量达到数十万册，在中医界产生了很大的影响，在提高中医临床水平和促进中医事业发展方面起到了极大的推动作用。

为使读者能够原汁原味地阅读名老中医原著，我们在重刊时采取尽可能保持原书原貌的原则，主要修改了原著中疏漏的少量印制错误，规范了文字用法和体例层次，在版式上则按照现在读者的阅读习惯予以编排。此外，为不影响原书内容的准确性，避免因换算造成的人为错误，对部分以往的药名、病名、医学术语、计量单位、现已淘汰的临床检测项目与方法等，均未改动，保留了原貌。对于犀角、虎骨等现已禁止使用的药品，本次重刊也未予改动，希冀读者在临证时使用相应的代用品。

人民卫生出版社

2010 年 6 月

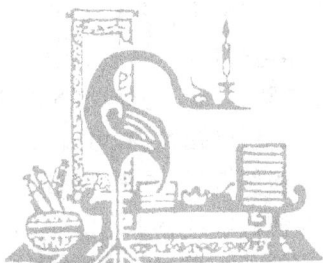

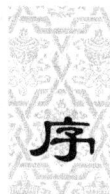

马培之先生（公元 1820—1905 年），名文植，江苏武进县孟河人。孟河古称南兰陵，山明水秀，人文汇集，堪称名医之乡。如费氏、马氏、巢氏、丁氏，皆孟河之杰出者，正如丁甘仁氏所谓："吾吴医学之盛，甲于天下，而吾孟河名医之众，又冠于吴中"。孟河医学尤以马氏为最著。先生精熟《灵》《素》，博采众长，兼长内外，尤擅疡科。家传医学已七世，就诊者日数百辈，摩肩接踵，门庭若市。光绪六年（1880 年）。慈禧太后久病不愈，诏求海内名医，江苏巡抚吴元炳荐先生抵京，至即召见，命其主稿定方，治效甚著，有脉理精细之谕，乃命南书房翰林书"务存精要"匾额一方赐之。后先生以疾请告南返，悬壶姑苏，医名愈盛。著述有《医略存真》、《马培之外科医案》、《外科传薪集》、《纪恩录》等，并为王洪绪氏著《外科全生集》眉评增方。马先生乃我国晚清杰出之医学家，从游门下者有数十人，如丁甘仁、巢渭芳、吴庚生、王宝廉、王询刍、朱吟梅、吴熙泽、梅大章、周企棠、贺季衡、沈奉江、邓星伯等，皆先生之弟子。余家岳祖父王宝廉公，武进孟河人，系马培之先生入室弟子，擅长内外科，并曾亲手抄录先生内外科医案四册、经验秘方三册、集验良方一册。观马培之氏脉证方案,语简体醇,旨微义朗,戛戛独造,不同凡响。并精刀圭,于眼法、手法、针法等均有很深造诣。余始习现代医学,后学中医,每读先生案论,常爱不释手。故三易寒暑,以宝廉公抄本为底本,并集先生生平著述,分门别类,点校考订,编辑整理,名曰:《孟河马培之医案论精要》。旨在继承发扬祖国医学,造福人类。此虽属吉光片羽,然亦足资后学取法。为使初学者便于入门,故不揣谫陋,酌加按语注释。并予分类辑录整理医案、医论中所涉及诸方,以便前后相贯,供必要时查阅。本书承蒙领导支持与鼓励;孟河曹志群医师、无锡邹鹤瑜医师热忱支持帮助;无锡市中医院著名老中医刘葆良老师不断给予指点,并为内、妇科撰写按语;无锡卫校王静娴老师参与妇科医案之整理及全书校订工作;人民卫生出版社给予热忱支持并提出宝贵意见。在此,谨致衷心感谢。编者深感才疏学浅,书内谬误不妥之处,仍所难免,敬请前辈及同道批评教正。

无锡卫生职工医科大学　吴中泰
一九八三年十二月书于锡山山南之西溪书屋

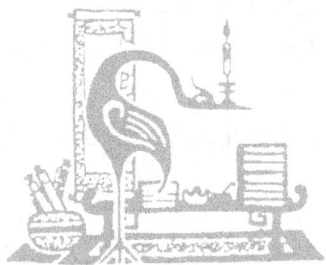

一、是编所选辑孟河马培之先生医案 588 例、医论 39 篇,皆择有代表性及其精要者,故名《孟河马培之医案论精要》。

二、是编列内科、外科、妇产科、马氏集验良方四大篇。内科篇又分杂病及时病两大类,外科篇包括一般外科病、肛门病、皮肤病、眼、耳、鼻、咽喉、口腔病等。

三、疾病名称按中医传统命名,若兼证较多者则按其主证而定。

四、医论可体现马先生学术思想及其医疗经验,如医学概论、论证十六则、肝痈胁痈论、大小肠痈论、疔疮刺法、疔疮辨证、乳岩乳核辨、瘰疬、麻风论、鹤膝论、吐血论、咽喉病论、温热论治等篇,内容丰富,言简意赅,多有学理根据,可补古人之未备,足资后学者取法。

五、医案尽量辑录记录完整而有深意者,以观察疾病之转归,立法用方之变化。

六、第四篇介绍马氏数十年积累之经验方、秘方。如清宝丹、洪宝丹、如意散、乌龙膏、治鹤膝诸方、麻风病诸方、肝痈诸方、喉科秘药方等，皆深有巧思，平稳醇正，疗效卓著。

七、为便于今人应用，已将方剂中之药物剂量，按公制及药典规定之克、毫升等单位折合。

八、凡书中有"马曰"者，系马培之先生之评语或注释，按语则为编者所加，以阐发其要点精微。

目录

第一篇　内科医案及医论 …………………………………… 1

一、杂病 ……………………………………………………… 1

（一）虚损 …………………………………………………… 1

（二）痨瘵 …………………………………………………… 6

（三）咳嗽 …………………………………………………… 6

医论：咳嗽 ……………………………………………… 11

（四）咳血 …………………………………………………… 12

（五）咯血 …………………………………………………… 14

（六）肺痿 …………………………………………………… 18

（七）肺痈 …………………………………………………… 19

（八）哮证 …………………………………………………… 20

（九）喘证 …………………………………………………… 22

（十）痰饮 …………………………………………………… 25

医论：痰饮 ……………………………………………… 35

（十一）胃脘痛 ……………………………………………… 35

(十二)嗳气吞酸 ·· 39

(十三)嘈杂 ··· 39

(十四)呕吐 ··· 40

(十五)吐血 ··· 41

    医论:吐血论 ·· 44

(十六)呃逆 ··· 44

(十七)噎膈 ··· 45

    医论:噎膈 ·· 47

(十八)翻胃 ··· 47

(十九)关格 ··· 48

(二十)胁痛 ··· 51

(二十一)黄疸 ·· 52

(二十二)积聚 ·· 53

(二十三)臌胀 ·· 55

(二十四)痞气 ·· 58

(二十五)腹鸣 ·· 58

(二十六)腹痛 ·· 59

    医论:胸腹痛 ·· 61

(二十七)泄泻 ·· 61

(二十八)便秘 ·· 65

(二十九)便血 ·· 65

(三十)心悸、怔忡 ··· 67

(三十一)胸痹 ·· 68

(三十二)头痛 ·· 70

(三十三)肝风 ·· 71

(三十四)眩晕 ·· 73

(三十五)中风 ·· 76

(三十六)不寐 ·· 79

(三十七)郁证 ·· 82

(三十八)癫狂 ·· 84

(三十九)痫厥 ·· 90

　医论：痫厥 ·· 91

(四十)痹证 ·· 92

　医论：白虎历节风 ······························ 100

(四十一)痿证 ······································· 100

　医论：痿 ··· 104

(四十二)麻木 ······································· 104

(四十三)脚气 ······································· 105

(四十四)厥证 ······································· 105

(四十五)汗证 ······································· 108

(四十六)肿胀 ······································· 110

　医论：肿胀 ······································· 113

(四十七)癃闭 ······································· 114

(四十八)淋浊 ······································· 115

(四十九)溺血 ······································· 119

(五十)消渴 ··· 119

(五十一)遗精 ······································· 120

(五十二)阳痿 ······································· 124

(五十三)强中 ······································· 125

(五十四)疝气 ······································· 125

二、时病 ·· 129

(一)感冒 ··· 129

(二)春温 ··· 129

(三)风温 ··· 131

（四）暑证 ……………………………………………………………… 131

（五）湿温 ……………………………………………………………… 132

（六）冬温 ……………………………………………………………… 134

    医论：温热论治 ………………………………………………… 135

（七）疟疾 ……………………………………………………………… 136

    类疟 ………………………………………………………………… 138

（八）痢疾 ……………………………………………………………… 139

第二篇　外科医案及医论 …………………………………………… 145

一、医论 ………………………………………………………………… 145

（一）医学概论 ………………………………………………………… 145

（二）论症十六则 ……………………………………………………… 147

（三）辨阴疽之疑似并岁运之热证 ………………………………… 149

（四）刀针当用不当用之辨 ………………………………………… 149

（五）辨陈氏《外科正宗》之说 ……………………………………… 150

二、一般外科病 ………………………………………………………… 152

（一）子痈 ……………………………………………………………… 152

（二）伏兔痈 …………………………………………………………… 152

（三）吓痈 ……………………………………………………………… 152

（四）对口 ……………………………………………………………… 153

    医论：论脑疽对口真伪之别 ………………………………… 155

（五）鬓疽 ……………………………………………………………… 156

（六）上发背（脾肚发） ……………………………………………… 156

（七）中发背（对心发） ……………………………………………… 157

（八）下搭手（肾俞发） ……………………………………………… 159

（九）医论：多骨疽论 ………………………………………………… 159

（十）医论：穿髁疽 …………………………………………………… 159

（十一）足跟疽 ·················· 160

（十二）解溪疽 ·················· 160

（十三）疵疽 ·················· 161

　医论：疵疽 ·················· 162

（十四）蔽骨疽 ·················· 163

（十五）锁口疔 ·················· 163

（十六）黄鼓疔 ·················· 163

（十七）蛇头疔 ·················· 164

（十八）医论：疔疮刺法 ·················· 165

（十九）医论：疔疮辨讹 ·················· 165

（二十）流痰 ·················· 171

（二十一）龟背流痰 ·················· 173

（二十二）胃俞流痰 ·················· 174

（二十三）肾俞流痰 ·················· 175

（二十四）髀枢流痰（环跳流痰） ·················· 176

（二十五）跗阴痰 ·················· 176

（二十六）蝼蛄疖 ·················· 177

（二十七）漫心痰 ·················· 177

（二十八）颈项痰核 ·················· 178

（二十九）恶核 ·················· 180

（三十）医论：鸡胸龟背 ·················· 181

（三十一）医论：龟背 ·················· 182

（三十二）鹤膝风 ·················· 185

　医论：鹤膝论 ·················· 186

（三十三）流注 ·················· 189

（三十四）瘰疬 ·················· 190

　医论：瘰疬 ·················· 194

（三十五）马刀瘰疬（马刀挟瘿） ·············· 195

（三十六）肉瘤 ·············· 196

（三十七）痰瘤 ·············· 197

（三十八）筋瘤 ·············· 197

（三十九）血瘤 ·············· 197

（四十）石疽 ·············· 198

（四十一）乳岩 ·············· 200

（四十二）医论：乳岩乳核辨 ·············· 203

（四十三）失荣 ·············· 203

（四十四）肾岩 ·············· 204

（四十五）舌岩（舌菌） ·············· 206

（四十六）上腭岩 ·············· 207

（四十七）腮岩 ·············· 207

（四十八）牙岩 ·············· 209

（四十九）乳病 ·············· 210

（五十）乳癖 ·············· 211

（五十一）乳核 ·············· 211

（五十二）医论：乳脱 ·············· 213

（五十三）肠痈 ·············· 213

医论：大小肠痈论 ·············· 216

（五十四）肝痈（肋痈） ·············· 216

医论：肝痈胁痈 ·············· 219

三、肛门病 ·············· 221

（一）痔漏 ·············· 221

（二）肛痈 ·············· 224

四、皮肤病 ·············· 227

（一）肥疮 ·············· 227

(二)风疹 ·· 229

(三)风注 ·· 230

　医论:风注论 ··· 230

(四)肾囊风(绣球风) ······························· 230

(五)湿疹 ·· 232

(六)脓泡疮 ··· 233

(七)痤痱 ·· 234

(八)迎香疮 ··· 235

(九)胎毒 ·· 235

(十)血痣 ·· 236

(十一)游风毒 ··· 236

(十二)藕节毒 ··· 237

(十三)漏蹄风 ··· 237

(十四)麻风 ··· 237

　医论:麻风论 ··· 240

五、眼、耳、鼻、咽喉、口腔病 ················· 243

(一)眼病 ·· 243

(二)耳疔 ·· 246

(三)耳痔 ·· 247

(四)耳疳 ·· 247

(五)鼻渊 ·· 249

(六)鼻疳 ·· 250

(七)鼻衄 ·· 250

(八)缠喉风 ··· 251

(九)喉蛾 ·· 252

(十)喉闭 ·· 252

(十一)结喉痈 ··· 253

（十二）喉痹 ┈┈┈┈┈┈┈┈┈┈┈┈┈┈┈┈┈┈┈┈ 253

（十三）锁喉毒 ┈┈┈┈┈┈┈┈┈┈┈┈┈┈┈┈┈┈┈ 255

（十四）烂喉痧 ┈┈┈┈┈┈┈┈┈┈┈┈┈┈┈┈┈┈┈ 256

（十五）喉癣（肺花疮） ┈┈┈┈┈┈┈┈┈┈┈┈┈┈┈ 257

（十六）失音 ┈┈┈┈┈┈┈┈┈┈┈┈┈┈┈┈┈┈┈┈ 259

（十七）医论：咽喉 ┈┈┈┈┈┈┈┈┈┈┈┈┈┈┈┈┈ 260

　　医论：喉风 ┈┈┈┈┈┈┈┈┈┈┈┈┈┈┈┈┈┈┈ 261

　　医论：喉蛾 ┈┈┈┈┈┈┈┈┈┈┈┈┈┈┈┈┈┈┈ 262

　　医论：喉闭 ┈┈┈┈┈┈┈┈┈┈┈┈┈┈┈┈┈┈┈ 262

　　医论：喉痈 ┈┈┈┈┈┈┈┈┈┈┈┈┈┈┈┈┈┈┈ 262

　　医论：喉痹 ┈┈┈┈┈┈┈┈┈┈┈┈┈┈┈┈┈┈┈ 263

　　医论：烂喉痧 ┈┈┈┈┈┈┈┈┈┈┈┈┈┈┈┈┈┈ 263

（十八）口疮 ┈┈┈┈┈┈┈┈┈┈┈┈┈┈┈┈┈┈┈┈ 266

（十九）舌疡 ┈┈┈┈┈┈┈┈┈┈┈┈┈┈┈┈┈┈┈┈ 267

（二十）重舌 ┈┈┈┈┈┈┈┈┈┈┈┈┈┈┈┈┈┈┈┈ 267

（二十一）舌根痈 ┈┈┈┈┈┈┈┈┈┈┈┈┈┈┈┈┈┈ 267

（二十二）舌疳 ┈┈┈┈┈┈┈┈┈┈┈┈┈┈┈┈┈┈┈ 268

（二十三）牙宣 ┈┈┈┈┈┈┈┈┈┈┈┈┈┈┈┈┈┈┈ 268

（二十四）牙疳 ┈┈┈┈┈┈┈┈┈┈┈┈┈┈┈┈┈┈┈ 269

（二十五）骨槽痈 ┈┈┈┈┈┈┈┈┈┈┈┈┈┈┈┈┈┈ 272

（二十六）骨槽风 ┈┈┈┈┈┈┈┈┈┈┈┈┈┈┈┈┈┈ 272

　　医论：骨槽风论 ┈┈┈┈┈┈┈┈┈┈┈┈┈┈┈┈┈ 274

（二十七）痰泡 ┈┈┈┈┈┈┈┈┈┈┈┈┈┈┈┈┈┈┈ 275

六、其他 ┈┈┈┈┈┈┈┈┈┈┈┈┈┈┈┈┈┈┈┈┈┈┈ 275

（一）溺孔紧小治法 ┈┈┈┈┈┈┈┈┈┈┈┈┈┈┈┈┈ 275

（二）痈疽溃后扎法 ┈┈┈┈┈┈┈┈┈┈┈┈┈┈┈┈┈ 276

（三）医论：汤火伤 ┈┈┈┈┈┈┈┈┈┈┈┈┈┈┈┈┈ 276

第三篇　妇产科医案 ‥‥‥‥‥‥‥‥‥‥‥‥‥ 279

一、调经 ‥‥‥‥‥‥‥‥‥‥‥‥‥‥‥‥‥ 279

（一）月经先期 ‥‥‥‥‥‥‥‥‥‥‥‥‥ 279

（二）月经愆期 ‥‥‥‥‥‥‥‥‥‥‥‥‥ 280

（三）经来腹痛 ‥‥‥‥‥‥‥‥‥‥‥‥‥ 281

（四）居经 ‥‥‥‥‥‥‥‥‥‥‥‥‥‥‥ 282

（五）经闭 ‥‥‥‥‥‥‥‥‥‥‥‥‥‥‥ 283

（六）经事逆行（倒经） ‥‥‥‥‥‥‥‥‥ 283

（七）经事淋漓 ‥‥‥‥‥‥‥‥‥‥‥‥‥ 284

二、崩漏 ‥‥‥‥‥‥‥‥‥‥‥‥‥‥‥‥‥ 285

三、带下 ‥‥‥‥‥‥‥‥‥‥‥‥‥‥‥‥‥ 286

四、胎前 ‥‥‥‥‥‥‥‥‥‥‥‥‥‥‥‥‥ 288

（一）护胎 ‥‥‥‥‥‥‥‥‥‥‥‥‥‥‥ 288

（二）胎堕 ‥‥‥‥‥‥‥‥‥‥‥‥‥‥‥ 289

五、产后 ‥‥‥‥‥‥‥‥‥‥‥‥‥‥‥‥‥ 290

（一）恶露未尽 ‥‥‥‥‥‥‥‥‥‥‥‥‥ 290

（二）腹泻 ‥‥‥‥‥‥‥‥‥‥‥‥‥‥‥ 290

（三）肝厥 ‥‥‥‥‥‥‥‥‥‥‥‥‥‥‥ 291

（四）虚损 ‥‥‥‥‥‥‥‥‥‥‥‥‥‥‥ 291

第四篇　马氏集验良方 ‥‥‥‥‥‥‥‥‥‥‥ 293

一、内科验方 ‥‥‥‥‥‥‥‥‥‥‥‥‥‥‥ 293

（一）治头风方 ‥‥‥‥‥‥‥‥‥‥‥‥‥ 293

（二）治咳嗽方 ‥‥‥‥‥‥‥‥‥‥‥‥‥ 293

（三）治泄泻方 ‥‥‥‥‥‥‥‥‥‥‥‥‥ 293

（四）治痢疾方 ‥‥‥‥‥‥‥‥‥‥‥‥‥ 294

（五）治久痢方 ‥‥‥‥‥‥‥‥‥‥‥‥‥ 294

（六）治下痢肛痛方 ………………………………… 294

（七）治下痢腹痛方 ………………………………… 294

（八）治痢疾、脏毒方 ……………………………… 294

（九）治干呕方 ……………………………………… 295

（十）治冷气心痛方 ………………………………… 295

（十一）治疝气方 …………………………………… 295

（十二）治疝气痛方 ………………………………… 295

（十三）治小便不通方 ……………………………… 295

（十四）治虫胀、气蛊方 …………………………… 296

（十五）治气蛊方 …………………………………… 296

（十六）治气蛊、气胀方 …………………………… 296

（十七）治失音方 …………………………………… 296

（十八）治久失音方 ………………………………… 297

（十九）治寒哮方 …………………………………… 297

（二十）治水肿丹方 ………………………………… 297

（二十一）治小溲点滴不出方 ……………………… 297

（二十二）治痞块方 ………………………………… 298

（二十三）治筋伸缩不舒方 ………………………… 298

（二十四）截疟丹 …………………………………… 298

（二十五）治痧症方 ………………………………… 298

二、外科验方 …………………………………………… 299

（一）治对口初起方 ………………………………… 299

（二）治湿毒方 ……………………………………… 299

（三）治伤十宝散 …………………………………… 299

（四）治烫伤方 ……………………………………… 300

（五）治痔疮方 ……………………………………… 300

（六）治痔疮肿痛 …………………………………… 301

（七）治脱肛方 …………………………………………… 301

（八）治脱肛不收方 ……………………………………… 301

（九）治白癜风方 ………………………………………… 301

（十）治落发方 …………………………………………… 301

（十一）治眉毛脱落方 …………………………………… 302

（十二）治酒渣鼻方 ……………………………………… 302

（十三）治赤白汗斑方 …………………………………… 302

（十四）治汗斑方 ………………………………………… 302

（十五）治耳聋方 ………………………………………… 302

（十六）治耳鸣耳聋方 …………………………………… 303

（十七）治耳脓方 ………………………………………… 303

（十八）治苍蝇入耳方 …………………………………… 303

（十九）治蜒蚰入耳方 …………………………………… 303

（二十）治蜈蚣入耳方 …………………………………… 303

（二十一）治飞蛾入耳方 ………………………………… 303

（二十二）治蛆入耳中方 ………………………………… 303

（二十三）治恶虫入耳方 ………………………………… 303

（二十四）治鼻虫入耳，头痛不可忍百药不效方 ……… 303

（二十五）治耳底出脓方 ………………………………… 304

（二十六）治耳底肿胀痛方 ……………………………… 304

（二十七）治耳烂方 ……………………………………… 304

（二十八）治鼻渊方 ……………………………………… 304

（二十九）治鼻痔方 ……………………………………… 304

（三十）治鼻疳方 ………………………………………… 304

（三十一）治走马牙疳方 ………………………………… 304

（三十二）治虫牙痛方 …………………………………… 305

（三十三）治牙痛方 ……………………………………… 305

(三十四)治牙能自落方 ························· 305

(三十五)治目多眵泪方 ························· 305

(三十六)治石灰擦瞎眼方 ······················ 305

(三十七)治烂弦风眼方 ························· 305

(三十八)治湿肿方 ···························· 306

(三十九)治蛇子疮方 ·························· 306

(四十)治疔疮方 ····························· 306

(四十一)治蛇伤方 ···························· 306

(四十二)治土灰蛇咬方 ························· 306

(四十三)治疯狗咬方 ·························· 307

(四十四)大肠痈内消方 ························· 307

(四十五)大肠痈破溃方 ························· 307

(四十六)治中河豚毒方 ························· 307

(四十七)治鸡眼方 ···························· 308

(四十八)治骨疽方 ···························· 308

(四十九)治发背丹方 ·························· 308

(五十)治发背阳证方 ·························· 308

(五十一)治发背阴证方 ························· 308

(五十二)对口疽敷方 ·························· 308

(五十三)治疯犬咬伤及毒蛇咬伤方 ·············· 309

三、妇产科验方 ······························ 309

(一)治闭经方 ······························ 309

(二)治经前腹痛方 ···························· 309

(三)治月经不断方 ···························· 309

(四)治经血不止兼有蓄血方 ···················· 309

(五)治胎动不安方 ···························· 310

(六)治妊娠时坠伤腹痛下血方 ·················· 310

（七）治胎动不安并溺血方 …………………………………… 310

（八）治妊娠咳嗽方 ……………………………………………… 310

（九）治妊娠小便频数不禁方 …………………………………… 311

（十）治妊娠血崩方 ……………………………………………… 311

（十一）治妊娠卒腰痛方 ………………………………………… 311

（十二）妊娠顺胎、安胎方 ……………………………………… 311

（十三）治临产受寒不产方 ……………………………………… 311

（十四）治分娩伤膀胱方 ………………………………………… 312

（十五）治胎肥壅隘方 …………………………………………… 312

（十六）治胎死不下方 …………………………………………… 312

（十七）治胎衣不下方 …………………………………………… 312

（十八）治产后厥冷方 …………………………………………… 312

（十九）治产后晕倒方 …………………………………………… 313

（二十）治产后儿枕痛方 ………………………………………… 313

（二十一）治产后肠脱不收方 …………………………………… 313

（二十二）治产后阴门痒方 ……………………………………… 314

（二十三）治产后中寒方 ………………………………………… 314

（二十四）治产后恶心方 ………………………………………… 314

（二十五）治产后呃逆方 ………………………………………… 314

（二十六）治产后泻血方 ………………………………………… 314

（二十七）治产后血晕方 ………………………………………… 314

（二十八）治产后少乳方 ………………………………………… 314

（二十九）治乳胀方 ……………………………………………… 315

（三十）回乳方 …………………………………………………… 315

（三十一）治血崩方 ……………………………………………… 315

（三十二）治带下方 ……………………………………………… 316

（三十三）治阴挺方 ……………………………………………… 316

（三十四）治阴户生疮痒痛方 …………………………… 316

（三十五）治阴痒方 ……………………………………… 317

（三十六）治阴痒阴疮方 ………………………………… 317

（三十七）治阴疮方 ……………………………………… 317

四、儿科验方 ……………………………………………… 317

（一）治小便不通方 ……………………………………… 317

（二）治重舌木舌方 ……………………………………… 318

（三）治重舌方 …………………………………………… 318

（四）治脱肛方 …………………………………………… 318

（五）治口疮方 …………………………………………… 318

（六）治小便频数方 ……………………………………… 318

（七）治遗尿方 …………………………………………… 318

（八）治乳糜尿方 ………………………………………… 318

（九）治小便不通方 ……………………………………… 319

（十）治胎毒方 …………………………………………… 319

（十一）治小儿胎热方 …………………………………… 319

（十二）治小儿惊方 ……………………………………… 319

（十三）治小儿急惊方 …………………………………… 319

（十四）治小儿急慢惊方 ………………………………… 320

（十五）治小儿脐风撮口方 ……………………………… 320

（十六）治小儿脐疮方 …………………………………… 320

（十七）治小儿鹅口疮方 ………………………………… 320

（十八）治小儿赤眼肿痛方 ……………………………… 320

（十九）治小儿疝气痛方 ………………………………… 321

（二十）治小儿疝气偏坠痛方 …………………………… 321

（二十一）治小儿阴囊被蚯蚓吹后肿痛方 ……………… 321

（二十二）治小儿热毒赤肿方 …………………………… 321

(二十三)治小儿天泡疮方 ……………………………… 321

(二十四)治小儿吐血、衄血、下血方 ………………… 321

(二十五)治虫积方 ………………………………………… 322

(二十六)八珍糕 …………………………………………… 322

(二十七)治小儿胎毒方 …………………………………… 322

主要参考文献 ……………………………………………… 323

跋 …………………………………………………………… 325

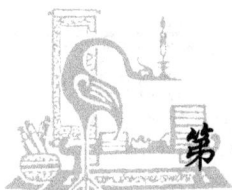

第一篇　内科医案及医论

一、杂病

（一）虚损

【病例一】 邵小苏观察

肺朝百脉之气，肾司五内之精，脾属中州，为生化之源，气血之脏。肾亏于下，肺虚于上，脾馁于中，水谷之精，不归正化，变而为痰。咳嗽作喘，阳事不兴，谷少神疲，大便作溏，脉细弦数，损怯之萌。急为扶土生金，兼滋肾水。

北沙参　怀山药　牡蛎　料豆　沙苑　芡实　毛燕　百合
云茯苓　参须　莲子　半夏　光杏仁

二诊　肾为先天立命之根，脾为后天资生之本，肺肾双亏，脾气又馁，水谷之精，变饮生痰，痰嗽气逆，动即作喘，谷少神羸，大便溏薄，阳事不兴。上中下三焦均损，全赖后天充旺，方能生长气血，土能生金，金能生水，渐可向安。

党参　於术　山药　料豆　半夏　金樱子　炙甘草　百合
芡实　茯苓　甜杏仁　牡蛎　莲子　毛燕

三诊　调脾养肺，大便较固，咳嗽亦减，脉亦较静，惟小溲不畅。肾司二便，膀胱主气化，肺虚于上，气化不及州都，仍培土生金。

党参　於术　半夏　沙苑　牡蛎　乌贼骨　百合　金樱子　甜杏仁　炙甘草　毛燕

四诊　培土生金,大便已固,小溲有时不禁,两胁作痛,肝脾络伤,肾虚气不约束。幸饮食尚可,中气能立,拟脾肾双固法。

党参　熟地　半夏　百合　炙甘草　莲子　桑螵蛸　五味子　於术　茯苓　沙苑　金樱子　怀山药

按　此症属肺脾肾三脏同病,治以扶土为主,滋水为辅。

【病例二】　合肥　李梅生观察

注:本拟至孟河就诊,道经常州,拜谒云樵,其荐一时医,诊脉开一丸方,用鹿茸等味,安料值金四十两,合就服一、二月,病大剧,乃复抵孟河,请马培之先生医治。此方服四十余剂,病退立补方煎膏愈。方按:心为人身百骸之主宰,肾为先天立命之本根,又为纳气藏精之窟。心开窍于耳,肾之所司也。凡十二经脉,三百六十五络,其气血皆归于目,而走空窍,其外气旁走于耳而为听。水亏不能涵木,肝阳鼓动,相火随之动耳,故有耳鸣之恙。嗣缘寒窗心神过用,肾水不升,心火无由下降,二气乖和,渐致两耳欠聪,痰凝如粒,卧则壅塞喉间,胃纳颇减,小溲少而且涩。夫人卧则血归于肝,气归于肾,肺为气之主,肾为气之根,膀胱主气化。肾虚膀胱之气焉能自足?肺金之清肃不降,气化不及州都,故小便少而涩矣。脉象左寸尺沉细,关部浮弦,右浮滑,关尺俱陷,按之均属不静。湿胜中虚,脾阳不能升举。脾为后天生化之源,具坤顺之德,有乾健之功,主纳谷运食化精微,荣养筋脉脏腑。脾弱而血不荣,故筋节作酸。且脾虚则津液不归正化,变湿生痰,痰随气升,由胃而上布于舌结于络,故舌苔腻黄。人迎两旁又生痰核,日渐长大,恐酿成大患。鄙意峻补且缓,先从脾胃进治,兼以肃肺纳肾之法。俾脾胃健则营卫和,痰湿除则筋节利,清肃之令下行,气安其位,恙斯减矣。

台参须3克　炒於术8克　怀山药6克　苡米仁12克　潼沙苑9克　云茯苓6克　佩兰叶8克　法半夏8克　川贝母8克　当归8克　大丹参8克　枇杷叶9克　陈皮3克

按　两耳欠聪，不先治肾，因痰凝纳减，先从脾胃进治，兼以肃肺纳肾。此案于后人颇有启发。

【病例三】　聂观察

心主血而藏神，肾藏精与志，劳思过度，心阳下吸肾阴，木火上炎，气受其制，呛咳咯红，下则梦遗精泄，上则耳鸣头晕，心神不安。脉象细数，阴损阳浮，急宜静养。拟滋水柔肝，兼养肺金。

北沙参　牡蛎　料豆　丹皮　沙苑　莲子　女贞子　龙齿　杏仁　怀山药　茯神　毛燕

二诊　脉来细数之象已减，惟弦细未和，阴虚本象。心一思劳，诵读公文，头晕心悸耳鸣，劳则火升，阴不上承，心火无由下降。法拟滋水养心，阴平阳秘，精神乃治。

炙生地　龙齿　怀山药　女贞子　西洋参　牡蛎　莲子　潼沙苑　炙甘草　料豆　天麦冬　柏子仁　茯神

按　滋水柔肝，培脾养肺，兼而有之。

【病例四】　陇西　梁左

年逾古稀，脉象沉细而缓，面色不泽，湿胜中虚，脾肾真阳不旺。昔肥今瘦，脾胃薄弱。脾乃营之源，胃为卫之本。营出中焦，卫出上焦，全赖水谷之精，化生气血，洒陈六腑，调化五脏，荣养百骸，统于肌肉，故脾胃为资生之本。卫为阳，益之必以辛；营为阴，补之必以甘；辛甘相合，脾胃化而营卫充矣。拟方候证。

党参　於术　云茯苓　制半夏　炙甘草　鹿角霜　黄芪　何首乌　杜仲　陈皮　破故纸　小茴香　姜　枣

按　年逾古稀，脾肾真阳不旺，理之常也。故方治侧重脾肾两脏，此治本之法也。

【病例五】　吴子健　漕帅

平素心阴肝营皆亏，而脾肺之气亦弱，两尺虽静，然年逾花甲，肾气必衰，故动劳则喘而汗出。且口渴引饮，饮亦难消。动则阳气上浮，胃津不能上布，午后饮食不甘，易于停滞。肢体觉重，脾为湿困，清阳不能转旋也。服四君子方极为合宜，惟宜略加数味，于尊恙更为有益，用法特开于左，并乞裁夺。

当归养血,续断理筋骨,怀牛膝盐水炒,以达下焦,益肝肾强筋骨,黑料豆色黑入肾,味咸平,益肾强阴。如果湿胜,加焦茅术,米泔水浸,黑芝麻炒;于白术黄米一合炒,均能燥胃强脾也。

按 四君子补气健脾,略加数味,皆属精品,病虽五脏俱衰,实则治脾为主。

【病例六】 曹左

肝肾阴亏血少,督脉乏运行之气,阴火上升,扰动血络,腰脊酸强,火升面热,春生之际,痰中夹红。脉细弦数,细为阴虚,数为营液之耗。法宜滋水柔肝,兼调肺胃。

炙生地　北沙参　女贞子　怀牛膝　怀山药　黑料豆　当归　大丹参　川续断　大白芍　牡蛎　毛燕　红枣

按 脉细弦数,不易速效,上方滋柔,多服乃佳。

【病例七】 叶左

肺胃两伤,呛咳胸痛,谷少短气,神羸脉弱,肾气亦伤,损症将成。姑拟培土生金,佐以育肾。

人参须　金樱子　炙甘草　百合　料豆　橘白　潼沙苑　怀山药　莲子　牡蛎　於术

二诊 咳嗽已久,痰多而稀,脉弱神羸,短气乏力,中虚肺弱,谷食又少,脾肾亦伤,势属重候。姑拟苓桂术甘汤加味,培其中土为要。

於术　法半夏　肉桂　人参须　橘白　云茯苓　甜杏仁　红枣　生姜(煨)　炙草

按 肺脾肾三经俱病,当治其脾。盖脾为中土,后天之本,若能安谷则昌。

【病例八】 程左

心主血而藏神,脾统血而藏意,肝藏血而荣筋。思虑烦劳,心脾营血固亏,而气分亦弱,肺为气之主,肾为气之根。夫营出中焦,卫出下焦,故肾为立命之本。劳则气坠于下,心神不安,四肢慵倦,形神消瘦,口浊便难。中虚营损显然,幸脉息尚和,眠食如常,拟养心脾,调中益气。

炙黄芪　人参　益智仁　杜仲　枸杞子　当归　法半夏
橘红　酸枣仁　熟地　怀山药　茯苓　炙甘草　於术　柏子仁
白芍　鹿茸　料豆　龙眼肉　红枣　阿胶

按　此乃温阳滋阴之大补方也。方内加半夏、橘红化浊和
中,使此方补而不滞,颇有深意。

【病例九】　崔右

阴虚木郁,入夏暑湿之气伤肺,咳嗽见血,血止而咳不平。
秋后面浮肿,动劳气促,力乏音低,形神日羸,谷食大减,小溲短
滴不禁,呃逆无声,肢冷舌白,脉濡,两尺不应,肺脾肾三经大败,
真阳欲离,胃从中竭,症在不治,勉投参附回阳,以尽人事,再延
高明多裁。

人参　附子　法半夏　炙甘草　破故纸　茯苓　炮姜
白芍

按　音低肢冷舌白脉濡,真阳欲离之象,急投参附回阳,或
可挽回。

【病例十】　苏左

精气神为人身三宝,精藏于肾,气出于肺,神藏于心。心有
所思,则精有所耗,神无所归,气无所附,百病生焉。心悸懒动,
倦怠乏力,便泄,精关不固,谷食不香,心脾肾三脏皆亏。法当静
养,勿虑勿劳为要。

党参　白术　黄芪　龙齿　枣仁　远志　茯神　当归　木
香　广皮　煨姜　红枣　龙眼肉　鱼肚

按　心脾肾三脏皆亏,方以补脾为主。

【病例十一】　宋

肺肾两伤,呛咳咯血,血止而咳不宁,已将一载,脉虚涩数,
势入损门。急为培土生金,兼治肾水。

北沙参　牡蛎　怀山药　甜杏仁　川贝母　麦冬　茯苓
橘红　金樱子　瓜蒌皮　料豆　女贞子　毛燕　枇杷叶

按　此亦培土生金以治虚损之症,古称百病以胃气为本也。

(二)痨瘵

【病例一】 羊城 徐左

先咳血而后咯血,音哑咽痛,肺肾之阴俱伤。秋分后泄痢,里急后重,足跗浮肿,下损及中,脾气下陷,虚劳已著。姑拟培土生金,佐理气滞。

参须 茯苓 怀山药 炙甘草 黑料豆 乌梅 枳壳实 百合 制半夏 荷叶 冬虫夏草 毛燕

二诊 服一剂诸恙稍减,加白芍,余药增重分量。

三诊 诸症均见减轻,惟肺脾肾三脏久伤,复之不易,肾为立命之根,脾为资生之本,上损及下,下损过中,本属难调,既获效机,仍从中治。

党参 茯苓 于术 乌梅 炙甘草 制半夏 怀山药 冬虫夏草 百合 五味子 黑料豆 白芍 毛燕

按 肺在上,脾在中,肾在下,上中下三脏同病,先治其中。先生得其要领矣。

【病例二】 张左

肺主气,位于胸中,为五脏华盖,最娇之脏,不耐邪侵,毫毛必病。恙起前年,咳呛已有两载,卧则气升作呛,脉来弦细涩数,神疲面无华色,肺损中虚,气不归窟,肾气亦虚。六淫之气,皆可成痨,不独内伤也。姑拟培土生金,兼纳肾气。

北沙参 怀山药 茯苓 杏仁 橘红 牡蛎 怀牛膝 炙甘草 法半夏 沙苑 紫菀 莲子 毛燕 于术

按 肺脾肾皆虚,补脾为主。

(三)咳嗽

【病例一】 周韦歧 男 湖南

旧有血疾,吐则倾盆成碗。头额畏寒,冬时小溲勤短。气为血之引导,血为气之依归,气虚不能统血。正在壮年,阳事不举,藏真之气已衰,补气摄血,一定之法。近日头额又觉畏寒,喉际干燥,痰多气少作呛,中虚夹邪,客寒引动内痰,则是此故。拟用参苏饮加减。

党参　橘红　炙甘草　红枣　茯苓　法半夏　川贝母　当归　苏梗　黑荆芥　杏仁　生姜

按　《局方》参苏饮加减方,有益气解表,理气化痰和中之效,宜于外感风寒,内积痰饮之证。

【病例二】　皖南　曾玉山　主事

操劳过度,心肾营阴皆亏,阴火上升,络伤血动,旋即舌腻痰多,冬时咳嗽,恶寒内热,寝汗胃呆,喉咙作痛,神疲力乏,颈左右瘰疬从生。脉象弱细微数,虚中挟邪,肺虚不能卫外,脾虚不能运化,液变为痰,症非轻候。培土养阴,以肃肺金。

南沙参　紫菀　云茯苓　川贝母　当归　怀山药　桔梗　炙甘草　款冬花　制半夏　甜杏仁　料豆　枇杷叶

二诊　药后恶寒盗汗已减,惟咳未平,咽痛痰多,音犹未开,痰气滞于脉络,还宜培土生金,兼以肃肺。

原方去料豆,加橘红、竹茹。

按　培土生金,看似平淡,实则平淡之中有深意存焉。

【病例三】　汪右

营阴不足,肺胃之气不和,肝阳上僭,呛咳数年,胸膺作痛,或恶寒热。左脉弦细,右寸关虚软,肺气已亏,防其见血。当养阴柔肝,兼调肺胃。

北沙参　怀山药　法半夏　大丹参　云茯苓　甜杏仁　款冬花(蜜炙)　黑料豆　川贝母　左牡蛎　合欢花　瓜蒌皮

按　数年之咳,气阴两伤,此方养阴而不滋腻,化痰而不燥烈。

【病例四】　程左

肾水久亏,肝阳上亢,肺金受其消铄,呛咳气喘,声嘶咽痛,色红微碎,妨碍饮食,症非轻候,急为清肝保肺。

南沙参　大麦冬　瓜蒌皮　蛤粉　粉丹皮　甜杏仁　炙百部　马勃　川贝母　薄橘红　京元参　竹叶　梨

按　蛤粉、丹皮以清肝,元参、沙参、麦冬以保肺,其余清润化痰,切合病机。

【病例五】 嘉兴　朱集勋县令

肺属金主气,最娇之脏,不耐邪侵,侵则毫毛必咳。金寒则嗽,金热则亦嗽。咳久肺虚,不能抵御外寒,严寒咳甚,母病及子,肾水亦亏,木无所滋,肝阳浮越于上,面有浮红,头目昏晕。脉象左部沉滑而关弦,右寸细濡,金水交亏,肝阳偏胜,防有晕跌之虑。拟平调脾肾,兼制肝阳。

北沙参　沙苑子　瓜蒌皮　杏仁　料豆　毛燕　怀山药云茯苓　法半夏　石决明　女贞子

按　此案用药面面顾到。愚意咳嗽已久,方中宜加川贝、橘红。

【病例六】 钮左

春时感冒之后,内热寝汗,神疲胸脘不舒,肚腹板硬,干呛无痰。脉象左弦右沉。阴虚脾困,肺胃不和,湿痰郁于中宫,拟养阴和中肃肺。

南沙参　法半夏　枳壳　陈皮　杏仁　云茯苓　川贝母瓜蒌　当归　焦神曲　枇杷叶　佛手

按　沙参、当归以养阴,杏仁、贝母、枇杷叶以肃肺,半夏、陈皮、茯苓、枳壳、神曲、瓜蒌、佛手以和中。

【病例七】 杨左

肺虚遇风,宜止嗽散主治。

白前(蒸)　百部(蒸)　荆芥　紫菀(蒸)　桔梗(炒)各20克　甘草(炒)7.5克　陈皮(水洗去皮)10克　饭上蒸,研末,每服9克。如冷用姜汤调下,热则冰糖调下。

按　止嗽散为程钟龄方,程曰:"本方温润和平。不寒不热,既无攻击过当之虞,大有启门驱贼之势,是以客邪易散,肺气安宁"。

【病例八】 俞右

风寒激动脾湿,咳嗽鼻塞不和,舌苔腻黄。气血素亏,不宜过表,拟轻剂投之,用杏苏二陈加味。

杏仁　苏梗　桔梗　蒺藜　法半夏　陈皮　前胡　荆芥橘红　枳壳　生甘草　姜皮　竹茹

二诊　咳嗽鼻塞已减，脉沉细关弦，舌苔满白，中带灰腻。积劳伤中，心脾受亏。木不调达，湿痰留滞于中，胸胁不畅，胃不和则卧不安。拟先和肝胃，俾浊痰下趋，再商调养。

大丹参　法半夏　陈皮　合欢皮　枳壳　云茯苓　郁李仁　郁金　苡米　佩兰　秫米　竹茹

三诊　舌苔尽化，胃浊已清，厥阴气火亦降。营血素亏，心脾之虚未复，当以养营调中。

当归　大丹参　柏子仁　合欢皮　怀山药　佩兰　法半夏　陈皮　谷芽　龙齿　红枣

按　先为疏化，后参养营。

【病例九】　朱左

水亏不能涵木，化气化火，上干肺胃，清肃不降，呛咳气逆，甚则作吐，气火冲激，营络不和，甚则咯红，少腹结瘕，攻逆作痛。拟肃肺和胃，兼以柔肝。

北沙参　杏仁　炙甘草　丹参　山药　合欢皮　半夏　橘红　紫菀　云茯苓　胡桃肉　竹茹

二诊　五脏六腑皆令人咳，胃咳之状，咳而呕，呕甚则长虫出。数年来咳则呕吐痰水，肺胃之气已亏。叠进和中肃肺，脉息已静，苔腻黄已化，湿痰渐清。古法治嗽，必以胃药收功，拟用六君子加味。

参须　于术　半夏　炙甘草　煨姜　杏仁　合欢皮　橘红　竹茹　款冬花　胡桃肉　红枣

三诊　进六君子汤扶脾助养胃土，咳嗽已减，吐蛔未止，有时气升作胀，中虚肝木来乘，仍用前法加减。

参须　于术　苏梗　甜杏仁　乌贼骨　煨姜　款冬花　怀山药　半夏　茯苓　炙甘草　红枣

按　前二方甚合，咳嗽已减。第三方仍用前法，愚意能否加入乌梅、白芍柔肝之品。

【病例十】　荣左

左脉弦数，肝阳浮越于上，痰清稀冷，中阳不足，子受母气，金寒则嗽,金热亦嗽,寒饮郁于中宫,肺气焉能清肃。抱恙已久,肺气已虚,金不制木,木反侮金,故喉际燥痛。拟调脾肺,兼制肝阳。

北沙参　怀山药　法半夏　云茯苓　百合　牡蛎　款冬花　橘红　炙甘草　甜杏仁　冬虫夏草　煨姜　红枣

二诊　脉象已静,浮ын已敛,右寸沉郁,肺气虚寒,水饮上泛,咳而音腻,痰从咽喉咯出,清稀而冷,中阳亦复不足。拟温中化饮,以肃肺金。

焦白术　制附子　炙甘草　法半夏　款冬花　橘红　茯苓　旋复花(包)　杏仁　牡蛎　煨姜　红枣

丸方:(霜降后服)

党参　法半夏　杏仁　茯苓　新会皮　制附子　肉桂　炙甘草　核桃肉　于术　破故纸　款冬花

上药为末,取姜30克,红枣100克,煎汤为丸。服半料后加熟地100克。每服9克,开水送下。

按　痰出稀冷,断为中阳不足,故用附子、肉桂以温之。

【病例十一】　华左

咳嗽最难医,以其难于立止也。恙起去秋,血后不能右卧,卧则气升痰上,左属肝伤,右属肺损,经治之后,渐可右卧,烧热亦除,而咳未减,子丑之交,仍气升痰上,甚则汗出,神疲乏力,肾气不藏,肺虚又少外卫,脉来弦数不静,损怯堪虑。转瞬夏令,少阴用事,当保肺为要。用培土生金,兼纳肾气柔肝之法,更当节劳静养为宜。

北沙参　粉丹皮　黑料豆　石斛　贝母　香青蒿　潼沙苑　山药　女贞子　鳖甲　杏仁泥　功劳叶　全当归　牡蛎　红枣

按　上方取青蒿鳖甲汤加减。

【病例十二】　张左

肺肾为子母之脏,金水相生,水亏于下,肺之清肃不降,呛咳气升,五更尤甚,日来频见梦泄,君相不安,脉象细数,拟养阴肃肺。

南沙参　杜苏梗　大麦冬　炙紫菀　大贝母　瓜蒌皮　甜杏仁　马兜铃　法半夏　枇杷叶

按　沙参、麦冬以养阴,其余肃肺化痰。上方由沙参麦冬汤化裁。

【病例十三】　梁左

气虚夹痰之质,又感外寒,内夹饮食,未经疏解,而投补剂,邪与湿痰,互蔽于中,胸膈不畅,发热咳嗽恶风,四肢困倦,溺黄,大便不畅。脉象弦细而数,邪恋不达,急为和解,不至缠绵为要。

炙前胡　杜苏梗　杏仁　橘红　枳壳　法半夏　云茯苓川贝母　佛手　生姜

按　邪恋湿阻,不可骤补。上方为杏苏散加减,功在疏风解表,化痰理气。

附方

杏酪饮

叭哒杏仁 30 克

〔制法〕泡去皮尖,有双仁者弃去,买新研钵,将杏仁捣烂如泥,将煎滚开水冲入杏仁泥内,再用净细绢包好洗下杏酪,再捣再洗,除渣不用。

〔功效〕润肺止咳。

〔主治〕治肺虚久咳之症。

〔用法〕酪入盖碗内分作三服,每服加研细冰糖 10 克,炖温服下,早晚各一次。

马曰:此方治燥痰久咳有验。

按　叭哒杏仁即甜杏仁,又名巴旦杏仁。苦杏仁和甜杏仁,两药功用不同。苦杏仁性味苦泄,长于治喘咳实证;甜杏仁性味甘平,偏于滋润,多用于肺虚久咳。

医论:咳嗽

咳嗽之大纲,不外内伤、外感。外感者既宜分六气,以言治矣。而内伤之头绪又繁,其见症则固肺也,而其致病之由,则不徒在肺。房室不节，水亏木亢，肝为心母，内胎君火，君相同气，会移于上，肺受炎蒸则咳呛。思劳伤脾，脾弱而阳不升，水谷之精不能化津，变生痰涎，停留于脾，子受母气，浸润不安则咳呛。《金匮》引其端，而叙于痰饮之下。喻嘉言复畅厥旨，言言科律，不待烦申矣。戴人云："肺为诸咳之门户，每为六气所乘。"此本经文五脏六腑皆有咳为言。然就经论咳，不徒在肺，就戴人论咳，不止一因，则治咳者固当详究内外，不得专主一肺。即在肺者，亦不得专用一清润可知矣。内伤咳嗽，必须兼顾脾肾，脾土健则肺金清肃，肾水足则火潜藏。若一派清润，脾阳日困，既不能遂肝之性势，必化燥化火，上则喉疼咽破，下则泄泻跗肿，虽取效当时，实遗祸后来也。至上损过中之症，本属不治，惟伏邪不清，燥火伤者，清润相宜。如湿寒侵肺，郁久化热，投以清润，热虽暂清而咳减，然湿仍郁伏而为厉，肺气焉能清降，咳必复增，永无痊期。古云："咳病最难医"，以其难于立止也。况致咳之由，方书不下百余条，当究其根源，宜发表下气，润燥开痰，清温补虚诸法，始能无误。有饮邪咳嗽，而致喘急痰红，亦非清润所宜，当宗仲景治法，以温药和之。饮为阴邪，痰结于中，饮附于外，温则易散，脾胃能运耳。

(四)咳血

【病例一】 汪左

血丝自肺家而出，血点自肾家而来。恙由去秋抑郁起见，肝肺络伤，时常咳呛，兼带血丝、血点。脉虚细带涩，络瘀未清，拟养阴清肺宁肺，兼除旧布新。

北沙参　花蕊石(煅)　麦门冬　川贝母　茜根炭　中生地茯神　瓜蒌皮　大丹参　阿胶(蛤粉炒)　牡蛎　枇杷叶　藕节

二诊　肺肾两亏，木郁化火，阴精动摇，频频遗泄。木火上升，营络扰动，痰带血丝、血点，微作咳呛，口燥便艰，夜不成寐。拟调金水，兼制肝阳。

原方加海蛤粉，甜杏仁、丹皮、毛燕、莲子。

三诊　心肺属阳，在上天道也；肝肾属阴，在下地道也。水亏于下,阴气不能上乘,心肺之热,无由下降,口舌作干,喉际梗介作痛,魂梦不藏,痰中夹血,心肺均失展舒。拟养阴以清上焦,后议滋下。

南沙参　旱莲草　川石斛　云茯神　瓜蒌皮　毛燕　大麦冬　大丹参　女贞子　甜杏仁　粉丹皮　莲子

按　初诊以生地、阿胶养阴,蕊石、茜根去瘀,除旧布新,即去瘀生新也。二诊以前法扩充,加丹皮、蛤粉以制肝阳。三诊养阴清上,不滋其下,适合病机。

【病例二】　史左

肺主胸中,为五脏华盖。病因感冒咳嗽,肺气壅遏,肝阳又复上升,络血因之留阻,胸膺痹窒作痛,或如针刺,转侧不利,痰中间杂血点,肚腹微膨,肺胃均不展舒。虑有狂血之患,急为舒气化瘀。

苏梗　丹参　郁金　新绛　杏仁　参三七　枳壳　橘红络　瓜蒌仁　桃仁　赤芍　枇杷叶　藕节

按　病因络血留阻,胸膺作痛,故以舒气化瘀为主。狂血者冲血也。

【病例三】　徐右

骤然咳血,膈闷头疼,举动气促,脉来洪数,此温邪震络也。恐有留瘀未净,不必急于止涩。

犀角3克　茜草4.5克　炒苏子6克　橘红3克　制军9克　郁金4.5克　石决明12克　丹皮4.5克　怀牛膝炭6克　参三七(磨冲)2克

按　此方既清温邪,又能化瘀,良方也。

【病例四】　孙左

春间咳嗽见红,愈后肚腹板硬,时或作胀,梦遗心悸,头眩而重,腰酸两足乏力,行欲倾倒,形羸面白。脉来两寸浮大,关尺沉弦。乃阳虚夹湿之体。初因感寒,咳嗽痰内夹血,医者见血投凉,服龟胶六味阴腻太过,中阳郁遏,脾受湿而阳衰,胃受湿而阴盛,清阳不升,浊阴不降。肝木失于温养,不能随其疏泄之性,横行冲击于上则头眩心悸,克于下则遗精溲数,乘于脾则胸腹作胀。拟温中化湿,扶土疏肝治之。

白术　陈皮　桂枝　半夏　干姜　炙草　茯苓　蒺藜　白芍

按　感寒咳嗽痰中挟血,治宜疏邪为主,兼以化痰止血,不可偏凉偏滋。此症头眩心悸,胸腹作胀,明是中阳郁遏,水湿逗留,故以苓桂术甘加二陈化裁。

【病例五】　壮左

脉弦细兼涩,肝肺不和,夹有瘀血,胁肋作痛,痰中夹红,清晨咳嗽。法当养阴,以清肝肺。

沙参　象贝母　茜草　蛤粉　茯苓　合欢皮　藕节　粉丹皮　姜皮　橘红　甜杏仁　紫丹参　枇杷叶

二诊　胁痛痰血已止,惟清晨咳嗽。肺虚肝阳不静,左关肝部尚带弦数,还宜养阴清肝肃肺。

沙参　象贝母　姜皮　蛤粉　橘红　女贞子　粉丹皮　石决明　甜杏仁　茯苓　炙紫菀　枇杷叶　藕节

按　此例选药十分精练。

(五)咯血

【病例一】　周右

咯血之证,有气冲血上者,有火载血上者。脉象左部虚数,右关弦大而急。阴分素亏,厥阴肝气上冲,络血随之上溢,巨口咯红,止而复来。面色㿠白无神,内热寝汗,短气乏力,阴伤气火不得宁,还防其大涌而来。拟育阴柔肝,以和营分。

生地　牡蛎　茯神　元精石　白芨　女贞子　龙齿　白芍　当归　丹皮　石斛　沙参　旱莲草　藕

按　咯血虽由气火不得宁,主要阴伤,故方中以育阴柔肝为主。

【病例二】　皖北　姚小云　司马

血生于心,统于脾,藏于肝。气为血之帅,血为气之辅。思虑烦劳,心脾受亏,肝火暴升,以致气升血上。血止之后,渐增呛咳,痰嗽气促。脉象左部沉细尺弱,右部弦数尺浮小数。肺为气之主,肾为气之根。营损于中,水亏于下,肺虚于上,下元根蒂不藏,防血涌来,急为肃肺养阴,兼纳肾气。

女贞子　北沙参　甜杏仁　牡蛎　瓜蒌仁　沙苑　大贝母　橘红　茯苓　生地　料豆　蛤壳　枇杷叶　毛燕

二诊　肾气较藏,肺气稍安,但阳明湿痰未清,仍宗前法。

女贞子　北沙参　甜杏仁　牡蛎　沙苑　料豆　半夏　怀山药　毛燕　川贝母　橘红　枇杷叶　生地(蛤粉拌炒)

按　下元根蒂不藏,防血涌来,拟肃肺养阴纳肾之剂。复诊阳明湿痰未清,故参以和胃。

【病例三】　谢右

咯血盈碗,心如针刺,脉来细数,防血涌来,急为化瘀生新。

丹皮　桃仁　红花　象贝　茜根炭　怀牛膝　白芍　归须　丹参　杏仁　五灵脂　藕

按　咯血而心如针刺,必有瘀血,故用桃仁、红花等化瘀之品。

【病例四】　湘潭　谭序生　司马

按脉细弦涩数,寸沉尺浮,阴分素亏,龙雷之火逆奔于上,冲破血络,屡次咯红,血色浓厚,干呛,每至下午火升,面红颧赤。夫龙火起于肾,雷火起于肝,阴虚阳不潜藏,血色浓厚,此是肝肾之血,非肺胃之血可比。症势非轻,急为滋水制阳,兼安肺气,更宜悉心静养为要。

北沙参　生地　牡蛎　白芍　女贞子　龟版　叭杏　怀牛膝　山药　黑料豆　大贝母　毛燕　藕

二诊　脉象左尺已平,右尺尚浮,龙雷之火稍藏,痰血未尽,络瘀未清,日来腹痛水泻,新感暑湿之邪,乘于太阴,拟养阴和脾止泻。

北沙参　大贝母　茯苓　茜草　荷叶　石斛　山药　丹参　扁豆

三诊　又接示知,泄泻已止,痰血未见,胸热亦平,惟稍有干呛,阴虚肺燥,方服二、三剂再商。

北沙参　茯苓　川贝　茜草　苡仁　山药　川石斛　丹皮参　杏仁　枇杷叶

四诊　血止之后,而咳未尽,腹泻又作,绕脐作痛,下午掌心发热,是血去阴伤,肺气未安,脾经暑湿未尽,当和脾肃肺。

山药　茯苓　甜杏仁　车前子　麦冬　石斛　乌药　扁豆川贝母　枳壳　丹参　茜草　米仁　荷叶

五诊　和脾肃肺,腹泻已止,咳逆亦轻,惟喉际作痛,脉象两尺小数,少阴肾亏,心火肝阳会移于上,肺金受其炎蒸,慎防破碎,拟清肺阴,而和脾土。

南沙参　怀山药　丹皮　麦冬　杏仁　马勃　川石斛　茯苓　大贝母　蛤粉　竹茹　枇杷叶

六诊　脉沉细带数,两尺甚躁,龙雷之火未安,清晨午后尚作咳呛,阴虚火浮于肺。日来咽痛已愈,血亦未见。拟滋水养阴,以制龙雷,火安其位,肺气乃宁。

南北沙参　生牡蛎　蛤壳　丹皮　川石斛　山药　枇杷叶麦冬　女贞子　毛燕　料豆　杏仁　大贝母

七诊　脉细微数,尺犹不静,阴虚生热,肺胃不和,呛咳痰多,胸闷不畅,咯红之后,阴气未复,治拟清肃肺胃,以化痰湿。

南沙参　合欢皮　款冬花　瓜蒌皮　橘红　竹茹　毛燕川贝母　金沸草　杏仁　料豆　苡仁　枇杷叶

按　咯血火升,龙雷之火逆上,拟滋水制阳。因新感暑湿乘脾,腹痛水泻,拟养阴和脾。方中宜加砂仁、木香。

【病例五】　柳左

肝为藏血之经,肺司百脉之气。肾水不足,不能涵木,金虚不能制木,木扣金鸣,气升作呛,多言多动,而咳必增,甚则胁痛咯红。夫肝司约束,肾主蛰藏,下焦摄纳无权,直奔而上,由中逼肺,此呛咳之由。但咳则胁痛,肝络已伤,破绽之处,未能完固,咳则伤处震动,此咯血之由。然治肺无益,当摄纳肝肾,气得归窟,木不侮金,而呛自止。

熟地　牛膝　茯苓　于术　牡蛎　怀山药　金樱子　沙苑
当归　白芍　萸肉　炙甘草　莲子

二诊　肝肾之脉,位处于下,为纳气藏精之所。下元不固,则藏纳失职,气不归窟。子病及母,故动则气升作呛。咳虽肺病,而致咳之由,不在肺也。前投贞元饮加味,似合机宜,宗原方进治。

熟地　百合　萸肉　党参　于术　当归　白芍　牛膝　炙草　沙苑　牡蛎　茯苓　金樱子　莲子

按　人之有肝肾,犹木之有根本,肝肾两亏,下元不固,投以贞元饮加味,治其本也。

【病例六】　洪左

肺司百脉之气,肝藏诸经之血。木旺水亏,肝阳上僭,络血动溢,巨口咯红,数月未止,心忪作呛,右肋胁下秩边穴作痛,血色或晦或鲜。脉象弦数左大,肝阳不平,络瘀不尽。拟养阴肃肺柔肝,参以消瘀。

南沙参　麦冬　石决明　茜草　丹皮　参三七　细生地
怀牛膝　瓜蒌皮　象贝母　杏仁　藕节

二诊　痰血数月未止,瘀凝于络,右季胁作痛,口干微呛,心胸忪悸,厥阴气火,扰动不宁,不能循经入络。拟活血化瘀,兼以柔肝。

当归　丹参　怀牛膝　合欢皮　茜草　紫菀　麦冬　甜杏仁　炒丹皮　桃仁　细生地　橘络

后服方加北沙参、阿胶、牡蛎、白芍、茯苓、怀山药。去合欢皮、细生地、紫菀、麦冬、橘络、怀牛膝、桃仁。引仍藕节。

按　右季胁作痛,血色或晦或鲜,瘀凝于络,故用三七、茜草、丹皮、桃仁等活血化瘀之品。

【病例七】　潘左

脉弦细涩数,肝胃气火,扰动于中,互随气升,巨口咯血成块,鲜紫不一。脘中隐痛,瘀犹未清,防其再来,拟清降气火,佐以消瘀。

北沙参　丹皮　丹参　杏仁　石斛　郁金　参三七　茜草

贝母　藕节

二诊　脉来涩数之象已减,左关较为弦大,积瘀渐化,肝火未平,咯血甫止,呛咳较甚,木击金鸣,拟养阴清肝肃肺。

南沙参　瓜蒌皮　麦冬　丹皮　蛤黛散　杏仁　石决明　石斛　鲜百部　茜草根　枇杷叶　藕节　梨

三诊　左关弦大之象已减,右涩细数,肝火犹未定平,上犯太阴,夜分咳呛,仍养阴清肝肃肺。

潞党参　大麦冬　川石斛　马兜铃　肥知母　牡丹皮　瓜蒌皮　川贝母　杏仁　蛤壳　枇杷叶　茜草　梨

按　血止、呛咳较甚,防其再来,方中党参须斟酌。

【病例八】芦左

营分不足,厥阴气火偏旺,胃欠冲和,夹有瘀血,胸腹气窜作痛,咯血或鲜或紫,头眩五心烦热,龈肿齿痛。阴损阳浮,宜养阴清火化气。

北沙参　丹参　合欢皮　茜草　泽兰　茯苓　贝母　石斛　丹皮　陈皮　乌料豆　藕节

按　症属阴损阳浮,养阴之中,佐以清化。

(六)肺痿

【病例一】郭左　泰州

咳经五载,肺胃两伤,咳嗽痰血,近来痰如米粒,脉至细数,延成痿症。急为清养肺胃,以化痰热。

南北沙参　各6克　杏仁6克　橘红3克　怀山药6克　阿胶(蛤粉炒)9克　鲜竹茹9克　云茯苓6克　炙紫菀9克　生蛤壳15克　川贝母9克　生苡米25克

另:肺露方　此方治肺痿,亦有加苏合锭1.5克。

孩儿参9克　天麦冬各9克　云茯苓9克　肥玉竹9克　川贝母9克　陈皮(秋石水拌干)1.5克　川百合6克　桑皮(蜜炙)2.4克　阿胶3克　怀山药9克　炙冬花2.4克　丝瓜络(姜汁炒)1.5克　马兜铃(蜜炙)2克　丹皮2克　蛤黛散4.5克　地骨皮4.5克　北沙参12克　葶苈子1克　冬瓜子6克

知母 2.4 克

上药为末，用雄猪肺一个，去心血灌白洁净，药末一半灌入肺管中，一半掺肺上蒸露 500 毫升。再将枇杷叶（去毛炙）12 片，嫩芦根 30 克，二味另蒸露 120 毫升和入。每服 30～60 毫升，隔水炖温服，逐日服一、二次。

按 此方从补肺阿胶汤化裁，养阴为主，兼清痰热。

【病例二】 单左

久嗽失音，喉中梗痛，津液内损，不司上承，肺痿重候。

沙参 6 克 川贝母 4.5 克 苡仁 25 克 淡中白 3 克 麦冬 6 克 橘白 4.5 克 生甘草 1.2 克 紫菀 6 克 冬瓜子 6 克 枇杷叶 6 克 川百合 9 克

按 久嗽失音，古人所谓金破不鸣，不易言治。

（七）肺痈

【病例一】 曹左

肺司百脉之气，肾司五内之精，金水交亏，热蕴于肺，咳吐腥痰已久，胸膺作痛，尚有积瘀；夜半寒热，气血俱虚，肺肾两亏，法当肃肺和营。

北沙参 丹参 当归 半夏 杏仁 茜草 参三七 苡米仁 川贝母 苏梗 丹皮 枇杷叶

按 病延已久，气血俱虚，瘀热未清，此方寓补于化。

【病例二】 苏左 石埭

肝火爍金，阳明又有湿热，交蒸于上，肺金受制，呛咳气升，胸膺作痛，痰稠而腥，或带粉红色，脉洪而数，肺痈重症。拟养阴兼清肝肺。

鲜百部 9 克 石决明 12 克 天花粉 6 克 鲜竹茹 6 克 象贝母 6 克 通草 6 克 粉丹皮 5 克 肥知母 9 克 酒芩 6 克 鲜石斛 12 克 芦根 30 克 梨 60 克

二诊 平素嗜饮，阳明湿火，熏灼肺金，肝火又旺，致成肺痈。呛咳胸痛，痰稠红而腥秽，且杂如米粒，已延数月，不能右卧，为肺家所忌，仍宜养阴清肝肺法。

　　天麦冬各6克　肥知母5克　瓜蒌皮9克　丹皮5克　鲜生地(捣汁冲)15克　鲜百部9克　天花粉6克　蛤黛散6克　杏仁6克　鲜竹茹6克　甘草1克　生石决12克　南沙参9克　元参9克

　　或蚌涎炖温服1杯,或鲜薏苡根汁1杯,或三角白果麻油浸透每服2枚,或陈芥菜卤1杯,此治肺痈。

　　按　蚌涎、薏仁根汁、麻油浸白果,陈芥菜卤等单方均有效验。

(八)哮证

【病例一】　陈左

　　阴虚肺热,脾有湿痰,又触外寒,引动宿哮,寒热、咳嗽、气喘,当清疏肃肺化痰。

　　青蒿　川贝母　法半夏　橘红　枳壳　茯苓　杏仁　瓜蒌　桑叶　前胡　生姜　枇杷叶

　　按　滋阴碍湿,不如疏化为妙。

【病例二】　俞左

　　哮喘多年,卧则气升痰上,胸膺闷塞,小溲有时不禁,肺为气之主,肾为气之根,母病及子,气少归窟。痰之标在脾,痰之本在肾,肾气不收,湿痰随之上泛,拟扶脾化饮,兼纳肾气。

　　潞党参　焦白术　款冬花　细辛　炙甘草　橘红　法半夏　茯苓　大白芍　干姜(炒黑)　五味子　红枣

　　按　纳肾太少,宜加煅牡蛎,核桃肉。

【病例三】　高左

　　肺气不清,脾多痰湿,肝阳又复上僭,呛咳气喘,不能动劳,势成哮羔。当清肃肺胃,兼以柔肝。

　　法半夏　款冬花　杏仁　合欢花　南沙参　炒苏子　云茯苓　橘红　炙桑皮　川贝母　旋复花(包)　枇杷叶

　　按　上方清肃肺胃,宜加白芍、丹皮以柔肝。

【病例四】　林左

　　寒哮举发,当温肺散寒。

前胡　桑皮　蚕沙　款冬花　茯苓　甘草　苏子　半夏　秦艽　杏仁　白前　桂枝　麻黄　姜

按　上方取麻黄汤合华盖散加减,侧重温肺散寒。

附方

麻黄汤:

麻黄　桂枝　杏仁　甘草

华盖散:

麻黄　苏子　桑皮　杏仁　赤茯苓　橘红　甘草　姜　枣

【病例五】　杭城　徐左

经谓:"劳风其在肺下。"劳则肺气开泄,客邪从内而入,肺俞引动内痰,致生咳嗽。自秋至冬,口腻痰多舌白,触凉则痰嗽益增,肺气上亏,邪恋不达,势成哮喘之虞。拟用温肺饮主之。

炙款冬　云茯苓　橘红　紫菀　甘草　干姜　制半夏　杏仁　苏子　枳壳

按　口腻痰多舌白,触凉嗽增,明是寒嗽,当用温肺饮。

【病例六】　顾右

肝营不足,脾有湿痰,肺之清肃不降,痰嗽气喘,作时不能平卧,经今二年,势成哮恙。当温肺化痰,兼以肃降。

款冬花　半夏　桑皮　川贝母　杏仁　瓜蒌仁　茯苓　旋复花　南沙参　怀牛膝　橘红　姜

发时服方:

苏子　瓜蒌仁　桑皮(蜜炙)　黄芩(酒炒)　海浮石　川贝母　款冬花　橘红　白果肉　枇杷叶　竹二青

按　上方可以减轻症状,但不能除根耳。

附方

1. 冷哮丸

白砒(研末)3克　江西白豆豉30克

〔制法〕先将豆豉煮烂,后入药捣匀为丸,如莱菔子大。

〔功效〕砒石性温,能劫寒痰,以奏平喘之功。

〔主治〕治冷哮、咳嗽、痰多清稀等症。

〔用法〕每服七粒,白汤送下,小儿一岁服一粒,茶下。

马曰:此方治冷哮极验,然不得多服。

按 《王宝廉抄本》中取名哮吼丸,方由白砒 3 克,枯矾 9 克,豆豉 30 克组成。

2. 哮吼丸

杏仁 9 克　马兜铃 9 克　蝉衣 6 克　桑皮 8 克　白果肉 8 克　白矾 16 克　白信(即白砒)1 克　红枣肉　适量

〔制法〕上药研为末,红枣肉研烂和药为丸,如绿豆大。

〔功效〕劫寒痰,定喘咳。

〔主治〕治寒性哮喘、咳嗽、痰多清稀等症。

〔用法及剂量〕食后冷茶送下,男 7 丸,女 6 丸为止,即咳吐痰,神效。

按 白砒又名白信、砒石、信石,为较纯的三氧化二砷,有剧毒,故不得多服或久服。

(九)喘证

【病例一】 胡左

喘咳有年,肺肾气虚,脾湿陷下,足肿而冷,已及少腹,小溲欠利,不能动劳,脉来濡细。湿胜阳虚,虑湿邪入有不克平卧之势,症非轻浅,真武汤加减,喘平乃佳。

熟附子　陈皮　白术　牛膝　黑料豆　淡干姜　杏仁泥　苡米　法半夏　茯苓

二诊 喘势稍平,惟不能动劳。肾虚气不归窟,足冷稍和,而肿未减,气不化湿,仍议昨法,参以纳肾之品,俾气归于肾,渐可以安。

参须　破故纸　白芍　白术　法半夏　核桃肉　熟附子　新会皮　牛膝　料豆　茯苓　炒黑干姜

按 初诊用真武汤合二陈;二诊真武汤合人参胡桃汤加味。

【病例二】　秦左

实喘治肺,虚喘治肾;肺主出气,肾主纳气。衰年下元虚乏,动则气喘,宜用填补,所谓上实下虚,上病则下治也。

熟地　怀山药　磁石　萸肉　车前子　炙龟板　茯苓　五味子　破故纸　核桃肉　怀牛膝

按　衰年即老年,下元即肾,肾虚动则气喘,非填补不可。上方取七味都气丸加味。

【病例三】　冯左

肺为气之主,肾为气之根。喘之一症,在肺者为实,在肾者为虚。体质素丰,脾湿多痰,加以烦劳怫郁,心肾交亏,木不调达,脾肾之气,逆奔而上。寒冬已有喘患,春来举发,不能平卧、渐至两腿足肿,便艰溺涩。旬余之前患唇疔,肿消脓出,尚未完口,此心肝郁热所致。溃后阴气益伤,四肢不和,精神涣散,有时谵语,谷食甚微,动则喘甚,真阳衰微,元海无根,病势极险。拟贞元饮加扶元纳肾,气平乃吉。

麦冬　龙齿　白芍　附子　炒生地　料豆　半夏　五味子归身　党参　炙甘草　燕窝　青铅

另:人参、蛤蚧、麦冬,煎汤代水。

二诊　昨进贞元饮,脉沉较起,肝脉较平,似乎转机,从原方进步。

原方:加怀山药、粳米、增附子0.6克。

按　肾虚真阳衰微,动则喘甚,贞元饮加扶元纳肾,药后脉沉较起,再加培脾养胃,方颇切实。

【病例四】　广东　陈培之左

脉象弦大,左寸沉濡,关部沉滑。气虚寒客下焦,狐疝多年,劳则坠胀作痛。太阴脾有湿痰,冬时则气升喘咳,痰湿旁流于络,臂痛作肿。拟温肺化痰,兼纳肾气,先治其嗽。

法半夏　炙甘草　橘红　黑料豆　姜　沉香　杏仁　苡仁紫菀　白果　冬术　旋复花　茯苓

二诊　外寒引动内痰,肾气上浮,咳而微喘,胸膺不畅,喉际作痒。昨投温肺纳肾,逆气略平,仍昨法中加以宣畅。

前胡(蜜炙) 苏子 橘红 白果 炙冬花 茯苓 紫菀 姜 炙甘草 法半夏 旋复花 杏仁 枳壳 桂枝

三诊 脾有积湿,变饮生痰,溃之于肺,夜来则气升痰上,咳而作喘,足跗浮肿,肺气不降,拟三子养亲加味主之。

苏子 杏仁 苡米 白芥子 法半夏 茯苓 莱菔子 姜 款冬花 炙甘草 橘红

四诊 进三子养亲,痰嗽较减,气逆较平,惟足肿未退。脉弦缓滑,脾湿不清,前法加减。原方加桑皮。

五诊 连日咳减痰稀,胸膺亦畅,惟夜分咳时尚难平卧。脉弦缓滑,肺虚寒伏,积饮不清,肾气少藏,拟温肺饮主之。

法半夏 白前 瓜蒌仁 茯苓 橘红 炙甘草 桂枝 杏仁 苏子 炮姜 冬花 旋复花

六诊 寒痰喘嗽已愈八九,足肿未退,右少腹气疝坠胀,仍宜养肺为主,理气佐之。

参须 冬花 云茯苓 橘红 法半夏 桂枝 瓜蒌仁 炙甘草 白前 苏子 干姜(炒黑) 杏仁

按 从全案观先生用药,可谓周到熨帖,机动灵活。初诊、二诊以苏子降气汤合定喘汤化裁,三、四诊以三子养亲汤合二陈汤加味,五诊以温肺饮主之,最后以养肺为主,佐以理气。

附方

温肺汤(饮)(《证治准绳》)

人参 肉桂 干姜 甘草 钟乳石 半夏 橘红 木香

【病例五】 刘右

气虚寒伏于肺,脾经又多湿痰,咳而作喘,动则气升胸闷。肾气不纳,肺气不降,拟纳气降气,以化湿痰。

北沙参 怀牛膝 法半夏 沉香 紫菀 茯苓 杏仁 橘红 破故纸(盐水炒) 旋复花(包) 川贝母 生姜 枇杷叶

按 此亦虚实兼顾之法。

【病例六】　薛左

肺肾交虚,多痰喘逆,仿金水六君法。

熟地 15 克　法半夏 4.5 克　云茯苓 6 克　煅牡蛎 12 克制于术 4.5 克　橘红 3 克　川贝母 4.5 克　炒牛膝 3 克　苏子6 克　核桃肉 2 枚

按　肺属金,肾属水,痰多宜化,虚喘宜补,此肺肾同治之法。

(十)痰饮

【病例一】　沈左　光绪六年九月十四日

小军机沈叔眉部郎来,自述胸膺不畅,背膊肺俞部位,觉有物流下,自经脉中行至胁肋下,入于肠即腹鸣欲便,有时解下如涕,已经一年。余谓:此属痰饮病,在躯壳之内,脏腑之外,由胃而上于胸膈,攻于背旁,流于胁肋,仍由胃下入于肠。用流气行痰之法,兼进指迷茯苓丸,六剂后再商。

二诊　九月二十一日

军机沈叔眉部郎来诊,言服六剂已见轻减,大便下痰甚多,仍原方增减。

三诊　九月二十八日

沈君又来复诊,恙已大减,原方加枳实、炒白术,服之当愈。

按　指迷茯苓丸不但能治此症,凡手臂背部等酸麻作痛皆能治之。

【病例二】　光绪六年十月初二日

保定何云藻来,袖出马松甫手书,嘱为其一诊。春间咳血之后,心悸遗精,胸痞作胀,头重而眩,行欲倾跌,形丰,脉滑大尺重。此痰湿停中,厥阳上冒於巅。用温中降浊,苓姜术桂合二陈,服四剂再诊。

二诊　十月十日

恙已见轻,惟头觉重,原方加附子。

三诊　十月十四日

头重已愈,下部有力,胸腹未舒,原方加小茴香。

四诊　十月二十日

恙已痊愈,用温养脾肾法作丸调理。

按　形丰多湿,脉滑是痰,温中降浊,切合病机。二诊加附子温阳,大力推行。三诊加小茴以除痞胀。四诊用附子理中加味温养脾肾以收全功。

【病例三】　扬州参将　杨凯文

脉本六阴,右三部弱细少神,左三部按之弦捷。气虚生寒,脾虚生湿,湿变为痰,中阳不运,痰结窠囊,上入于肺,致生喘咳。去秋及今,日甚一日,命肾之气,亦复不足,动则作喘,胸闷痰不易出,小溲频数,四肢不和,真阳式微,气不化湿,症势不轻,且谷食不香,敦阜之气亦薄。急为温中肃肺纳肾,兼扶土化浊之法。

别直参　炮黑姜　炒白芍　川杜仲　陈皮　熟附片　焦于术　云茯苓　法半夏　当归　桂枝　炙甘草　冰糖(研细冲)　胡桃肉(研冲服)

另:服戈制半夏1.5克,用冷水煎,每服1.5克。

二诊　昨进真武汤加味,喘咳平平,未见增损,而痰略稀。夫痰之稀者为饮,饮生于脾,系命火不足,脾寒土湿,水谷之精,不归正化,停蓄胃中,假道于肺而出。日久肺虚,母病及子,肾气亦因之不收,动则作喘,不能安卧,夜分小溲勤短。四肢属脾,脾阳不能敷布,故肢冷不和。肺脾肾三脏皆亏;还宜温纳一法,扶脾化痰之治。

别直参5克　厚杜仲(盐水炒)6克　上肉桂(研末,饭泛丸吞)0.9克　云茯苓6克　大白芍(沉香0.9克炒)7.8克　炒于术5克　制附子6克　法半夏5克　当归5克　破故纸(盐水炒)1.5克　炙甘草1克　新会皮6克　煨姜2片　(胡桃肉两个　白冰糖6克,合研冲服)　另服戈制半夏1.5克

三诊　咳为肺病,喘为肾病,先咳而后作喘,肺病及肾。肾气浮则诸气皆浮,肺气损则气无所附,夜分喘咳,不能着枕,气阻于咽,痰不易出。忍咳则小便沥出,上损及下,肾少蛰藏,膀胱之气,又少约束。仍补肺纳肾,兼涤痰饮。

别直参 5 克　上肉桂(研末饭泛丸)0.9 克　法半夏 5 克　菟丝子 9 克　当归 5 克　熟附子 6 克　乌贼骨 6 克　怀牛膝 5 克　云茯苓 6 克　新会皮 2.4 克　炙甘草 1 克　川杜仲 6 克　炒于术 5 克　煨姜 2 片　红枣 3 枚

四诊　纳气化饮已进四剂,咳减痰稀,昨晚能卧一时,似属佳兆。今日喘势稍甚,足跗浮肿,脾虚气陷,元海无根,肝肾之气不藏,症非轻浅,急为纳气归肾,以摄下元。

吉林参 5 克　熟附子 5 克　川杜仲 5 克　炙甘草 1.2 克　炙黄芪 9 克　熟首乌 9 克　炒于术 5 克　大白芍 5 克　神曲 9 克　上肉桂(去皮研细饭泛丸)1.2 克　当归身 6 克　煨姜 2 片　红枣 3 枚　蛤蚧尾 1 条(含口内以津液咽下)

五诊　纳肾扶元,连进两剂,喘嗽稍平,能安卧一时,气渐归窟,是佳兆也。惟足肿不退,右脉依然濡弱,肺脾肾三脏皆伤,药向效边求,姑从原方进步。

吉林参 5 克　熟附子 5 克　归身 6 克　川杜仲(盐水炒)9 克　大熟地 9 克　炙黄芪 12 克　上肉桂(去皮研细饭泛丸)1.2 克　炙甘草 1.2 克　新会皮(盐水炒)6 克　大白芍(炒)6 克　炒枣仁 9 克　炒于术 6 克　茯神 6 克　法半夏 5 克　煨姜 2 片　桂圆肉 5 个　红枣 5 个

吉林参(烘研)6 克　鹿茸(生研)6 克　二味和匀,烂饭为丸。每服 1.5 克,同八味丸服。

六诊　扶土培元,补肺纳肾,徐徐调治。

别直参　潼沙苑　煅龙齿　云茯苓　炙甘草　怀山药　五味子　厚杜仲　炒于术　合欢皮　黑料豆　煅牡蛎　炒白芍　蛤蚧尾(含口内)　红枣

按　痰饮日久,根柢已深,肺脾肾三脏皆亏,上方补肺纳肾,扶脾涤饮,均合病机。

【病例四】　江苏巡抚部院谭均培方案

肾为先天立命之本,脾为后天生化之源,源本有亏,脾虚湿侵,大便自多溏薄。脾与胃相连,脾弱则化源薄,而阳明之气亦衰,血脉荣少,遂致生痰湿。土虚不能培木,水亏不能涵木,木枯而燥,燥则风火俱生,头目作眩;金受火侮,致呛咳咯红;木位乘土,脾气不能展舒,肚腹不畅,食少神疲。脉象细数,左关较为弦大,右寸缓而小滑,舌苔滑而微黄。肺之清肃不降,积湿不清,肝阳不潜。夫痰生于脾,而客于肺。古法治痰,必理脾胃,拟方扶土和肝,佐以化痰化湿。以呈宪鉴。

台须　山药　夜交藤　云茯苓　法半夏　炙甘草　于术　合欢皮　丹参　黑料豆　米仁　红枣

二诊　脾肾久亏,肝阳偏旺,肺胃之气亦戕,致痰嗽神倦,形消食减,津液不归正化,气不归窟,短气形瘦,脉细虚数,上中下三焦俱损。进扶脾和肝,脉象右关较欹,久虚之体,难以骤复,仍从脾胃进治,土运则金生,金生则水足,而木自得涵养畅和矣。

台须　沙苑　山药　陈皮　薏米仁　炙甘草　于术　法半夏　黑料豆　牡蛎　红枣

三诊　拟丸方服二料,体畅肥丰。

上党参　上于术　抱茯神　厚杜仲　奎白芍　广皮　菟丝子　丹参　甘杞子　法半夏　怀山药　沙苑　桑寄生　制香附　甜杏仁　红枣

按　大便溏薄,食少神疲,脾虚湿侵之证。扶土和肝,佐以化痰化湿,陈半六君加味,恰合病机。

【病例五】　安徽　张午生

操劳思虑,心肾营阴皆亏,肝气又多拂郁,气化为火,液变为痰,火犯阳经,冲破血络,以致巨口咯红。嗣后又增呛咳,不能平卧,形寒怯冷。肺为气之主,肾为之气根,肾气少藏,肺虚气不能外卫。脉象弦细涩数,两寸沉濡,涩为血少精伤,数为营液之耗,沉为郁,濡为气弱。脉症如此,损怯之萌。拟养肺纳肾,兼摄肝阳,更宜悉心静养,俾龙雷潜伏,肺气始安。

西洋参　当归(盐水炒)　百合　金樱子　怀山药　甜杏仁　抱茯神　黑料豆　炙甘草　潼蒺藜　川贝母　左牡蛎　毛燕(煎汤代茶)

二诊　气虚生寒,阴虚生热,金水犹亏,龙相不藏,呛咳气逆,不能平卧,下午恶寒作热,多梦纷纭。脉见弦数,气虚于表,阴虚于里,损怯之门。拟金水并调,以除虚热。

前方加功劳子、炙甲片、黄芪皮。

三诊　肺朝百脉之气,肾司五内之精,阴精上承,天气下降,精神内守,病安从来。烦劳伤阴,心火肝阳上亢,咯红之后,呛咳不平,外寒内热。夫气为血之帅,血为气之辅,脉见虚数,气血俱虚。阳微不能卫外,营耗于里,调剂以来,脉数稍减,热亦稍退,咳亦略疏,再加静养功夫,自能日增佳境。仍宗前法进步。

原方加金石斛、煨姜。

四诊　脉大已钦,数亦较平,内热较轻,恶寒未尽。惟咳呛难于平卧,是属肺损,且肾气未能收摄,少腹气升作呛,阴火未静,喉际作燥。厥阴绕咽,少阴循喉,肾水不升,肝阳不降,际当春令,而脉转静,是佳兆也。拟金水并调,以钦浮阳。

大生地(蛤粉拌炒)　西洋参　川百合　金樱子　左牡蛎
麦门冬　法半夏　潼沙苑　黑料豆　甜杏仁　玉竹　当归

五诊　调金水制虚阳,咳减痰稀,尚难安卧,咳时痰自右胁转旋而上,此络中必有停痰留饮,肺之清肃少降,日来大便燥结,喉际犹痛,脉细数,左尺较大,脏阴有亏,营液耗损,仍调金水,以钦浮阳。

大生地(蛤粉拌炒)　麦冬　女贞子　西洋参　甜杏仁　牡蛎　橘红络　冬虫夏草　法半夏　金樱子　竹茹　松子仁冰糖

六诊　咳谓有声无痰,嗽谓有痰无声,嗽因脾湿动而痰气侵。痰即水也,湿也,聚水成其类也。痰之标在脾,痰之本在肾,以肾为水脏,肾虚不能约水,肾气浮则诸气皆浮。肾虚水泛,自腰胁而上,咳嗽连声,而痰甫旋出,觉腰内空虚,此系肾虚显著。且汤饮入胃,即觉下流腰胁,此乃中虚不能砥柱。仲景治饮,有内外之分别,外饮治脾,内饮治肾,均以温药和之。今仿其意,用金水六君加味。

生地　当归　云茯苓　牡蛎　黑料豆　乌贼骨　怀山药　台参须　制半夏　炙甘草　橘红　榧子肉

按　咯血咳呛，脉象弦数，肺肾阴亏之明证。进养肺纳肾之剂，脉数转静，药已应手。再以金水六君加味兼顾脾胃，颇合病机。

【病例六】　崔左

曩有安徽崔某，四肢腰背强直作痛，指节伸而难曲，足跟吊起，行步如跃，魄门上缩寸余，粪如猫屎，已七八年。遍谒诸医，有谓为痹症者，有谓为肝肾血虚者。然诊其脉，沉弦有力，留饮症也。饮蓄经隧，经气不行，以至大筋软短，小筋弛长。肺主气，管摄一身，与血循环，大肠相表里。饮浊阻格，肺气不能下输，故魄门紧缩而不达。此非急逐其饮不济，随用化痰流气通经法，以二陈加枳壳、乌药、当归、秦艽、怀牛膝、独活、竹茹、瓜蒌仁、桑枝，兼进指迷茯苓丸。一月而诸症悉退，后用养血舒筋之剂，调理月余始复。

按　留饮为痰饮病的一种，因饮邪日久不化，留而不去，故名。治疗先当逐饮，后宜健脾温肾，扶正化饮。

【病例七】　廖左

脾肾阳虚，水谷之精，变饮生痰，停留胃中，肝气上逆，胃气不降，以致呕吐痰水，迄今两候，食入艰运，二便不利，中阳亦馁。当温脾肾以扶脾元，培中阳可运化矣。

茯苓　白术　半夏　陈皮　干姜　炙甘草　毕澄茄　附子　白芍　神术散

二诊　经治后中阳谷运，积饮渐消，以丸代煎。

党参　附子　干姜　公丁香　砂仁　益智仁　半夏　白术　陈皮　白芍　炙甘草

按　方取附子理中合神术散加减。

附方

1. 神术散(《海藏》)治内伤冷饮，外感寒邪，而无汗者。

苍术(制)60克　防风60克　甘草(炙)30克　加生姜、

葱白。

2.许学士神术散　治水饮结成澼囊。

苍术 500 克　芝麻(研浆)15 克　枣 50 枚

取枣肉和药捣丸。

【病例八】　乔左

饮邪喘咳年久,今夏咳增喘甚,痰不易出,呼吸有音。脉沉小滑数,右寸虚濡,肺气已亏,神疲嗜卧,虑其足肿,症势非轻。拟养阴肃肺,兼化湿痰。

北沙参　法半夏　款冬花　茯苓　怀牛膝　橘红　旋复花甜杏仁　牡蛎　沉香　白果

二诊　气虚痰喘已久,盛暑之时,加以烦劳,肺气益虚,神疲嗜卧,脉虚小兼数,舌苔微黄。拟益气养阴化痰。

西洋参　橘红　法半夏　杏仁　茯苓　怀山药　北沙参毛燕　牡蛎　料豆　怀牛膝　款冬花

三诊　素禀阳虚痰甚,加以烦劳,阳气暴升,痰鸣自汗,头目昏晕,数日来喘咳较平,而汗不收,神糊嗜卧,面浮身热,舌苔后半黄腻而滑,微有暑邪,脉虚小而滑数。阴伤气耗,湿痰弥漫于中,虑有内闭外脱之虞,症势极重。拟益气养阴化痰。

西洋参　川贝母　橘红　半夏　龙齿　牡蛎　炙甘草　毛燕　茯神　杏仁　旋复花　山药

四诊　气虚痰恋膈上,得吐痰则神情清爽,否则神倦嗜卧,显系湿浊痰蒙闭清阳,时多呓语,指节蠕动。脉沉滑,舌苔黄。阴伤气耗,仍清气养阴,以化湿痰。

西洋参　法半夏　枳壳　竹茹　川贝母　橘红　瓜蒌仁金沸草　茯苓　蛤壳　枇杷叶　毛燕

五诊　原方去竹茹、瓜蒌仁、茯苓,加龙齿、丹参、女贞子。

六诊　头目较清,心神较安,日来泄利稀水,肚腹微痛,一因损伤脾,一因暑湿内侵。气分素亏,脾阳泄后益困,精神疲乏,先为和脾止泄。

白术　怀山药　半夏　扁豆　茯苓　苡米　谷芽　橘红

乌药　枳壳　车前子　料豆　荷叶

七诊　近日泄泻已止，惟精神委顿，谷食不香，易于出汗，肺肾气虚，中阳不振。夫人之气血，生于脾长于胃，谷食充旺，自能振作，拟养胃调中。

党参　于术　怀山药　料豆　半夏　陈皮　谷芽　沙苑　怀牛膝　炙甘草　茯神　红枣

按　益气养阴，化痰肃肺，得吐痰则神情清爽。但因暑湿内侵，脾土受困，泄利稀水，肚腹微痛，一波未平，一波又起，治法转为和脾止泄，泄止之后，再拟养胃调中，用药丝丝入扣。

【病例九】　王右

伏饮交秋必发，气升喘咳，呕吐痰水，水浆不入，数年来胃气受伤，舌苔中剥，谷食无味，烦劳则寒热交作，四肢乏力，营卫俱虚，法宜调中化饮。

怀山药　法半夏　云茯苓　橘红　冬术（枳壳炒）　蔻壳　旋复花（包）　冬花　北沙参　合欢皮　杏仁　竹茹（姜汁炒）

二诊　痰气稍平，谷食未香，昨又寒热，遍身疹瘰作痒，外风引动里湿，仍宜调中化饮，参以和中。

法半夏　冬术（枳壳炒）　茯苓　北沙参　橘红　怀山药　杏仁　川苏子　旋复花（包）　当归　紫菀　红枣　姜

按　此方扶脾和胃、肃肺化饮，合而投之。

【病例十】　宁左

平昔嗜饮，脾必有湿，湿化为痰，先天命肾之火，亦渐衰微。饮寒潜踞中下，少腹作胀，盘旋而上越，两日必吐食物酸水，便难，小便不利。经治之后，呕吐已无米粒，大便亦调，惟小溲仍未通畅，命火未充。经谓：无阳则阴无以化。仍温脾肾建中阳，以涤饮邪。

肉桂　制半夏　白术　炙甘草　茯苓　新会皮　小茴香　丁香　姜

服二帖后加潞党参、破故纸、白芍、吴萸（炒）。

又服二帖，脉亦起，吐亦止。原方加益智仁、杜仲。

又两剂，大便亦调，小水稍长，原方加肉果，去半夏。

按　命火未充，饮寒潜踞，此症先投温化涤饮，继加温补脾肾，故能见效。

【病例十一】　微左

脾为生痰之源，肺为贮痰之器。痰即水也，其本在肾，其标在脾，脾虚则生湿，肾虚则水泛。咳嗽远年，五更溏泄，命火衰微，气不摄纳，日来跗肿，动则喘促，防水气上升，有胀满之患。急为温肾运脾，不必见嗽治嗽。

东洋参　怀牛膝　杜仲　炙甘草　野于术　怀山药　何首乌　破故纸　菟丝子　料豆　制半夏　煨姜　大枣

按　见嗽不治嗽，堪称医中杰，此方甚妙。

【病例十二】　邓右

脉象沉弦有力，是为饮癖，由脾肾阳衰，水谷之精华，不归正化，生痰变饮。停蓄胃中，胃失下降之旨，胸痞漉漉有声，食入难运，四肢不和，易于汗出，中阳不振，气虚于表。当温脾肾，建中阳以涤饮邪。

焦苍白术　制半夏　白蔻仁　益智仁　白芍（沉香炒）　干姜　陈广皮　旋复花　茯苓　熟附片　炙甘草

按　温中阳首推姜附，涤饮邪必用二陈。此亦仲景治痰饮病"当以温药和之"之意。

【病例十三】　何左

经以劳风发于肺下，《金匮》以之聚于痰饮门中。因寒喘咳有年，肺虚气不卫外，表疏不固，恶风怯冷，易于感冒。处暑甫过，即欲衣棉，中阳式微，是明征也。脉象虚弦带紧，舌白而腻，新感寒邪未清。拟用建中汤加味。

党参　法半夏　黄芪　炙甘草　款冬（蜜炙）　红枣　桂枝　广皮　白芍　茯苓　生姜　当归

二诊　脉来紧象已退七八，寒邪犹有一二未化，舌白腻已宣，心胸不畅，痰多作恶，湿痰阻胃。病久正气虚弱，虽有余邪，不宜过于开泄，拟用参苏二陈加味，轻剂投之。

参须　法半夏　云茯苓　炙甘草　杏仁　苏梗　陈皮　当

归　冬花　枳壳　竹茹　煨姜

按　第一方黄芪建中加味,扶正为主;第二方因有胸闷作恶湿痰阻胃,故以二陈和中为主。

【病例十四】　阮左

脾肺气虚,积饮在胃,呛咳痰多,脘中痞硬,食入不舒。恙延日久,肾气亦随之上浮,动则作喘。脉象虚弦而疾,攻补两难,症势极重。拟温中化浊,俾痰气下降,喘平胸畅乃吉。

制半夏　大腹皮　川郁金　旋复花　镑沉香　云茯苓　炒黑姜　陈皮　焦神曲　煅瓦楞　佛手

又方:煨黑丑、莱菔子等分,炒研成细末,另用鸡蛋1枚,打一孔,取药末3克入蛋内搅匀,炖熟服。

按　温中化浊切合病机。炖熟鸡蛋深有巧思。

【病例十五】　俞左

气虚生痰,积饮在胃,肺肾之气,不能联络,咳而作喘,甚则不能平卧。当肃肺纳肾,以化湿痰。

北沙参　半夏　怀牛膝　款冬花　杏仁　茯苓　橘红　旋复花(包)　牡蛎　桑皮　沉香　煨姜　红枣

按　此症肺肾气虚,痰饮内阻,立法虚实兼顾。

【病例十六】　赵左

肺属金主气,谓之娇脏,不耐邪侵,毫毛必病,金寒则嗽,金热亦嗽。寒包乎热,清肃之令,不能下行,脾经湿痰,随气上升,致生痰嗽。业已数年,操劳即发,风冷亦发,卧则胸闷,咯痰则松。脉象左部细弦,右关沉候滑大。积饮在胸,肺气不降,久延虑其仆喘,此时肺气已亏,拟用外台茯苓饮加减。

北沙参　杏仁　炙甘草　枳壳　法半夏　橘红　旋复花(包)　云茯苓　款冬花　川贝母　紫菀　枇杷叶

按　肺气虽亏,积饮在胸,此方治饮为主。

【病例十七】　杨右

胃主纳食,脾主运化,脾不运则谷不磨,水谷之精不归正化,变湿成痰。停于胃而入于脾,滞于气分,肠胃传送不利,右腹筋不时作痛,食多加痛立作,大便结而不畅。拟运脾和中,化痰流气。

枳实　白术　乌药　半夏　茯苓　薤白头　橘红　旋复花　郁金　白芥子　建曲　姜渣

按　脾不运则湿痰停于胃,此方流化之中参以运脾,上方为六安煎加减。

医论:痰饮

痰饮之症,详于《金匮》,分门别类,至周且备。痰者津液所变,因热而成;饮者饮水不消,因寒而蓄。痰则稠浊,饮则清稀,痰与饮皆一类也。痰生于脾,饮生于胃,脾胃气弱,所饮水浆,不能传化,初则清稀,久则黏腻,由胃旁流,传于脏腑、经脉,以及肢节、皮肤,上至头顶,下至足底,无微不至。故痰饮之为病,十居八九。内症外症治法,前贤已详,惟郁痰结痰、入络之痰、癫痫之痰、劳瘵之痰,最不易治。脾肾之痰,宜以温和,勿施肺药;肺经之痰,可略兼脾药。且痰之深者,变幻多端,有如邪祟眼中,视物如倒置。此气血极衰,痰客中焦,妨其升降之路,十二官各失其职,视听言动,皆为之虚妄。速补其正气,运其中枢,神志各安其位,庶或有愈者。有寒热似疟,或三日一作,或五日一作,或十余日一作,寒热呕吐,小溲不利,缘饮积于中,二气乖和,治宜温运,俾脾升胃降,饮浊下行,自能痊愈。有肢节痛者,《素问》谓之痹,《金匮》名历节,因风寒湿三气杂合而成,论说已详,本无蒙混。又有饮邪流窜经络,误认三气而治,始投疏散,继服补剂,永无痊期。《脉经》云:脉沉者留饮,偏弦者饮也,沉弦细滑,皆为饮症。若得涩脉,则不易施治,盖痰胶固其间,脉道因之阻塞也。

(十一)胃脘痛

【病例一】　王右

素有胃痛,老年脾土益衰,又多拂逆,木不条达,脘痛至数月不止,每日只食粉汤两盏,胃气告匮,大便燥如猫屎,脉细弱如丝,肠胃干枯,气血交损。用调肝实脾法,与归脾汤三二剂,痛渐减,饮食渐进,半月后能食干饭,脉象亦起,病之未除者,十中仅有一二。亲友欲速,更荐一医,用蒺藜、郁金、木香、砂仁、厚朴、青皮,一剂未见损益,两剂痛如初,复不能食,仍服前方,两月始痊。若徒泥肝无补法之言,而不因症定方,宜其有中有不中矣。

按 用调肝实脾法,与归脾汤,治胃脘痛一法也。审症求因,因症定方,故疗效卓著。

【病例二】 沈左

胃痛三年,脉细而数,中虚营损,湿痰留滞,小溲不畅,痛则湿浊不清,食入不舒,拟和中化痰。

制半夏 薤白头 桂枝 当归 全瓜蒌 陈皮 枳壳 茯苓 白酒酿 佛手

按 此方从瓜蒌薤白白酒汤二陈汤化裁。对由痰湿留滞所致胃痛,可以上方加减,此另一法也。

【病例三】 李左 安家舍

中土虚寒,脘痛吞酸,下午为甚,拟建中养营。

全当归6克 炙甘草1.2克 党参4.5克 法半夏4.5克 丹参6克 白术4.5克 桂枝4.5克 姜2片 白芍4.5克 云茯苓6克 木香1克

按 马先生云:"病无常病,药无常方",故临诊时需察脉立方,因病制药,辨证施治。本例胃脘痛乃中土虚寒,故以建中合养营,此又一法也。

【病例四】 韩左

中寒脘痛吞酸,甚则作吐,拟温中和胃。

丁香 焦白术 云茯苓 肉桂 炙甘草 陈皮 法半夏 白蔻仁 木香 生姜

按 此中寒脘痛,治当温之和之。方取丁桂散合香砂六君意。此治因寒脘痛之法也。

【病例五】 史右 港头上

气郁脘痛,不思饮食,拟调畅中都。

全当归4.5克 郁金4.5克 青皮3克 谷芽9克 丹参4.5克 枳壳3克 香附4.5克 佛手2.4克 木香1.5克

乌药 1.5 克　佩兰 4.5 克

按　气郁脘痛，又名肝胃气痛。多由情志不舒，肝气郁结，横逆犯胃所致。治宜疏肝理气为主。因肝脾不升所致者，用疏肝培脾法；因肝胆气逆，胃失和降者，用泄肝和胃法；因肝胃阴伤，气滞所致者，用养阴柔肝理气法。本例以疏肝解郁、流气和营为主，方取流气饮子合丹参饮出入，此又一法也。

【病例六】　余左　安徽

脉象细弦，血虚肝木犯中，阳明胃经夹有湿热，脘中作痛日久，胃气受伤，谷食不运。拟理气和胃畅中。

当归　陈皮　郁金　白蒺藜　丹参　枳壳　橘叶　法半夏
砂仁　冬白术　茯苓　木香　姜

按　方用香砂六君加味。先生善用当归、丹参，恐病久多瘀，取其养血、活血、化瘀之功。

【病例七】　吕右

积瘀在胃，脘中刺痛，当除旧布新。

刘寄奴　小蓟　生地　丹皮　茜草　象贝母　参三七　藕
节　丹参

按　此瘀阻胃痛之治法。除旧布新即祛瘀生新也，选药颇有独到之处，可法可学。

【病例八】　吴左

脾肾素亏，湿痰郁于中宫，胸闷短气，面黄乏力，补剂从缓，拟和胃二陈加味。

制半夏　茯苓　杏仁　当归　苏梗　枳壳　新会皮　佩兰
砂仁　苡米仁　怀牛膝　姜

按　方用和胃二陈，看似平淡，实有深意。

附方

和胃二陈煎（《成方切用》）
陈皮 4.5 克　半夏 6～9 克　茯苓 6 克　甘草 3 克　炒干姜
3～6 克　砂仁 1.2 克

〔主治〕胃寒生痰,恶心呕吐,满闷嗳气。

【病例九】 黄左

营血不足,肝胃不和,夹有湿痰,留阻于中,脘痛吞吐酸水食物,头晕腰酸。当养营平肝和胃。

左金丸 藿梗 制半夏 蒺藜 新会皮 茯苓 江枳壳 白蔻 粉甘草 郁金 丹参 淡竹茹 陈佛手

按 脘痛吞吐酸水,肝胃不和,更兼胃有湿痰,故治以平肝和胃化痰为大法。

【病例十】 太仓 余左

脾为己土,得阳则运;胃为戊土,得阴则和。心脾素亏,脾之转运失其常度,胃欠冲和之气,食入易于停顿,胃浊不降,以致胸脘不舒,头额昏胀。舌腻微黄,补剂从缓,先为宣中化浊。

法半夏 云茯苓 枳壳 砂壳 合欢皮 谷芽 陈皮 丹参 佩兰 竹茹 枇杷叶 佛手

二诊 脾与胃以膈膜相连,脾不运则胃不和,胃浊不降则气必上逆,午后脘中窒塞,腑气不通,补剂未宜,仍守和泄化浊。

法半夏 砂壳 郁金 合欢皮 云茯苓 佛手 竹茹 陈皮 枳壳 瓜蒌仁 旋复花

三诊 昨晚腑气畅行,胃浊渐降,脉亦稍和,惟痰积未尽,舌苔后半腻黄,胃浊上腾则头额昏胀。还宜宣畅阳明。

前方去旋复花、瓜蒌仁、枳壳,加丹参、柏子仁、北沙参、谷芽。

四诊 胃浊渐降,胃阳运行未旺,湿邪属阴,下午阴气用事,故值至昏暮,脘中不畅,四肢不和,再拟温通化浊。

制半夏 云茯苓 陈皮 砂仁 枳壳 丹参 瓜蒌仁 合欢皮 薤白头 佩兰 谷芽 姜汁

五诊 脾以升为健,胃以降为和,湿痰留滞于中,以致清阳不升,胃浊不降,是以头目不清,胸胁欠畅,脉象虚弦且细,阴分又伤。拟养阴和中,兼化湿浊。

北沙参 石斛 丹参 菊炭 法半夏 瓜蒌仁 枳壳 合

欢皮　枇杷叶　佛手　佩兰

按　脾气宜升,胃气宜降,本例侧重通调脾胃气机,兼化湿浊。

(十二)嗳气吞酸

【病例一】　袁左

吞酸嗳气,木郁侮土也,恐久延成格。

川连 1.5 克　干姜 1.2 克　陈皮 4.5 克　炒白芍 6 克　云茯苓 6 克　代赭石(煅)9 克　藿梗 3 克　炙甘草 1.2 克

按　此方辛开苦降,参以镇逆。

【病例二】　糜右

胃阳式微,阴寒凝结,嗳噫吞酸,胸痞不饥不食,脉来细数,非食停中脘,乃阳气不升,阴霾作滞。议理中汤主治。

人参 3 克　炙甘草 9 克　炮姜 2.4 克　冬术 9 克　陈皮 3克　归身 9 克

按　此治虚寒之法。

附方

理中汤(《伤寒论》)

人参 3 克　甘草(炙)3 克　干姜(炮)3 克　白术(炒)6 克

〔功效〕温中祛寒,补益脾胃。

〔主治〕脾胃虚寒。症见自利不渴,呕吐腹痛,腹满不食以及霍乱等。

本方等分,蜜丸,名理中丸。

(十三)嘈杂

【病例一】　杨右

男以肾为先天,女以肝为先天。盖缘肝为血海,又当冲脉,故为妇科所重。本体血虚,肝木太旺,脾土受伤,以致胃脘嘈杂,复兼便溏。宜养血柔肝,扶土调气之治。

党参　怀山药　青陈皮　当归　砂仁　川朴　白芍　佛手

按　肝木太旺,是肝气之横逆也。木旺侮土,脾胃受伤,党参、山药,补脾之气,当归、白芍,养肝之营,砂仁、佛手、青陈、川朴,疏肝调气之品也。

【病例二】 张左

烦劳过度,心脾受亏,水不涵木,肝阳扰犯心胃,君主不安,嘈杂易饥。脉细数左弦,舌苔黄滑,体质阴亏夹湿。拟育阴柔肝,兼养心脾。

北沙参　怀山药　法半夏　茯神　合欢皮　龙齿　柏子仁 黑山栀　丹参　橘白　料豆　莲子

按　体质阴亏夹湿,病患嘈杂易饥,柔养之中兼以和中泄热。

嘈证之状,似饥非饥、似痛非痛,脘中懊侬,莫可名状。丹溪之论,皆痰火为患,或食郁有热。此乃胃病症候之一也。

(十四)呕吐

【病例一】 陶右

中寒停饮,肝木上犯,脘闷不舒,呕吐痰水食物。胃气不降,腑气不通,当温中降逆。

法半夏5克　茯苓6克　代赭石9克　炙甘草1.2克　陈皮3克　神香散2克　左金丸1.2克　川郁金5克　旋复花(绢包)5克　灶心土30克　姜2片

按　上方由二陈、旋复代赭汤、神香散、左金丸组成,温中降逆之中略参苦泄,取苦辛通降之意。

【病例二】 孙左

肝木犯中,食入即吐,烦闷不舒,拟抑木和中。

左金丸　法半夏　丹参　旋复花　广郁金　枳壳　佛手片 台乌药　香附　青皮　橘叶

按　食入即吐,是有火也。左金能治肝经郁火。

【病例三】 李左

纳食呕吐,脉来细软,土壤木乘,宗仲圣法,旋复代赭汤治之。

旋复花　法半夏　干姜　炒白芍　代赭石　陈皮　藿梗

乌梅

按　此方妙在乌梅、白芍酸欽以驯木。

【病例四】　吴江　屈左

湿痰浊气阻滞于中，腑阳不司畅通，是以脘中痞窒哕恶，舌苔灰腻，四肢怯冷。法宜通阳化浊。

制半夏　厚朴　薤白头　郁金　云茯苓　青皮　橘红　枳壳　藿梗　砂仁　佛手　姜

二诊　舌苔灰黑已退，仍有黄腻，胃中痰浊未清，仍宜宣化。原方去藿梗，加干姜。

三诊　胃中痰浊较清，惟气机不利，便难溺涩，还宜通腑。

全瓜蒌　半夏　厚朴　砂仁　车前　乌药　枳壳　干姜　薤白头　陈皮　云茯苓　佛手

按　脘痞哕恶，四肢怯冷，专取舌苔灰腻，断为湿痰浊气阻滞于中，用药切合病机。

(十五)吐血

【病例一】　陶左

平昔嗜饮，阳明湿火薰蒸，肝火内燔，气血紊乱，不能循经入络，散于脉外，随气火上升，巨口吐红，甚则溢出，或鲜或紫，大便溏结。脉象劲弦搏指，左关尤大。阴分虽亏，而络瘀不清，古人治血，必先祛瘀。拟清肝胃，兼除旧布新。

生军(炙灰冲)　细生地　桃仁　茜草　丹皮　南沙参　当归　牛膝　参三七(磨服)　姜皮　藕节　十灰散(童便调服)

按　生军与生地二味为主药，一降火，一养阴，既清肝胃，又能祛瘀生新。

【病例二】　和右

脉象左部虚弦，右部濡细，细为营亏，濡为气怯。恙缘思劳过度，以致血脉凝泣，不能流注经络，巨口咯红。幸无咳恙，脉不见数，势属无妨。拟调养肝脾。

当归　丹参　怀山药　白芍　茯神　北沙参　女贞子　丹皮　料豆　炙生地　红枣

按　不咳脉不数,血自胃络而来,故宜调养肝脾,不伤其胃。

【病例三】　张左

胃有积瘀,气火上升,呛咳血溢,口鼻俱出,鲜紫不一,防其涌来,急为清气降火。

南沙参　石决明　参三七(磨冲)　杏仁泥　沉香(人乳磨冲)　丹参　细生地　象贝母　瓜蒌皮　丹皮　茜草根　侧柏叶(炙炭研冲)　藕节

二诊　抑郁伤中,气化为火,呛咳咽痒,吐血鲜紫不一,清降稍效,宗原意主之。

南沙参　丹参　参三七(磨冲)　瓜蒌皮　紫菀　丹皮　沉香(人乳磨冲)　象贝母　杏仁泥　茜草根　川郁金　细生地　石决明　藕汁(一杯冲服)

按　胃有积瘀,用药清降之中,兼化其瘀。

【病例四】　姚左

吐血之症,有因气逆,有因火升。夹血在脏,腑有膈膜以拦住。今少腹气逆,血随气升,冲破膈膜,涌出盈碗。《内经》谓:"阳络伤,则血外溢。"举发数次,今晨甫定,血色鲜浓,此下焦肝肾之血,为患最重。脉象弦细而数,气犹未平,防其倾盆涌出,有血脱之患。急为摄纳下焦,气得归窟,而血自安。

大生地　牡蛎　牡丹皮　怀山药　怀牛膝　阿胶　女贞子　煅龙齿　生白芍　西洋参　麦冬　毛燕　沉香(磨冲)

服一剂血不涌出,今晨吐出血五口,色带紫,去丹皮,加丹参,沙苑。

【病例五】　吴子健漕帅四女

漕帅四女之恙,得于娇阳烈日之中,乃热伤阴分之症。许君云:尺脉有阴虚之征,想见数细之象。发疹之后,热留下焦阴分,嗣因作劳而吐血,后又恼怒为尤,以后无因亦发,发时多在经前。夫肝为血海,又当冲脉,月事之来,必诸路之血,汇集血海而下。胃为水谷之海,多气多血之经,气逆火升则血从上溢,阴中伏热,冲阳不潜,月盈之时,络血被阴火上冲,故半从上溢,半归于经也。

中生地　阿胶　丹皮　牡蛎　香附　当归　麦冬　丹参　茜草　白芍　藕　川石斛

按　是养阴中之阴而兼去瘀,脏腑之血有膈膜隔之,极薄极脆,因气火而膜破,破则血溢。始破血少,继之愈吐愈多,盖伤处必有瘀血凝聚,故加入消瘀之品。

【病例六】　阳羡　沈左

胃为水谷之海,多气多血之经。饱食痰趋,气血交并胃中,肝火又升,初暖辛辣之气,继之寒热咳嗽,咯吐紫瘀。五旬以来,血止秽痰不尽,大便干结,舌苔根腻,两旁灰黄,口渴作干,脉象弦数。阳明痰热不清,肺胃清肃不降,肝阳不平,当以育阴清降之品。

南沙参　麦冬　瓜蒌仁　川贝母　生甘草　竹茹　枇杷叶　芦根　米仁　蚌水　知母　丹皮　玉露霜

二诊　秽气已减,惟喉间辛辣未除,少腹觉有臭气上升,自觉难忍,腑气不畅,热留肠胃,脉象左关已平,右关尺尚洪,还宜清降。

知母　淡黄芩　瓜蒌仁　竹茹　川贝母　天花粉　丹皮　人中黄　鲜百部　大青果　蚌水　芦根　枇杷叶　麦冬

按　病是阳明痰热,治当育阴清降。但腑气不畅,热留肠胃,愚意可加生熟军。

【病例七】　王左

气为血帅,血为气辅;气主煦之,血主濡之;血喜温而恶寒,寒则泣而不行。呕血有年,成盆成碗。心主血脉,统摄于脾,藏纳于肝,不能顺气而行,循诸脉络,气载血上,脉象细弦,卧而少寐,大便溏泄,肝脾心肾皆亏。治血当以胃药收功,拟心脾两经调治,俾中气充足,方能引血归经,庶无涌逆之虞。

党参　于术　怀山药　归身　枣仁　茯神　炙甘草　白芍　龙齿　料豆　橘白　红枣

按　虽说心肾肝脾皆亏,主要在于心脾,此方取归脾汤之意,宜加木香。

医论:吐血论

血症甚烦,先贤分别脏腑、经络之原,阴阳之盛衰,血色之鲜紫浓淡,或内伤或外感。治法从阴从阳,宜行宜补,降火降气,温纳清理,一一详备。今时之治血症者,毋论吐血、咳血、咯血、唾血,不究内因、外感,病之久暴,非清养肺胃,即滋肾凉肝。初进血止,以药之效,未几复发,仍施前药,多方调理,终不外清滋,致痰嗽日增,发热咽痛,食减、便溏、跗肿,医者云劳,病者亦以为劳,岂知药之成乎?委之于命而已。夫血之与气,异名而同类,气为血之引导,血为气之依归;气和则血调,气滞则血滞;气逆则血溢,气陷则血泄;气热则血沸,气寒则血不能流。人之禀赋各有不同,气血各有强弱;或偏于阳,或偏于阴;阴胜则阳微,阳旺则阴损;阴损则火炎上,阳微则气失其统。六淫交攻,七情妄动,错综失常,则血不归故道,而上溢下泄矣。夫火即气,气即火也。经云:“壮火食气,少火生气。”少火即坎中真阳,藏于丹田,离其位即为壮火,此火一起,而肝火继之,固不可苦寒直折,而清滋之品,亦只可施之于暂。若久病本原伤者,当甘平而兼温润,况血气喜温而恶寒。人在胎胞,先生两肾,为先天五脏之始。脾为后天,五脏之成,精神气血,后天所出,赖胃气以生长,又藉肾火为之辅助,先天之真气与后天之胃气相接而发育者也。脾与胃相连,胃以肾为关,肾气温升,以吸胃气,胃气下降,则胸中之残火自消。胃气归于脾,脾输津于肺,肺气下回,宣布脏腑经络,血自归经。先哲有云:服寒凉者百无一生,恐伤其脾胃耳。何今之治血症咳嗽,徒以润肺清肝,不知久进则腻膈寒中,中土一败,变症可胜言哉?余见服之而不起者多矣,病者亦不知药之误,心实悯焉,因捡前贤之论,叙出以救人为急,勿执一偏之见,望明者正之。

(十六)呃逆

【病例一】 张左

寒气客于胃,厥逆之气上出,噫嗳不除,防转呃逆。拟温中降气,用代赭旋复汤加味治之。

代赭石　旋复花(包)　制半夏　陈皮　炙甘草　参须　干

姜　白蒺藜　郁金　佩兰　红枣

　　按　加白蒺藜、郁金、佩兰三味,用以平肝理气化湿。

【病例二】　黄右

　　肝肾阴亏血少,胃气不和,脘痛作哕,谷食不香,腰背痠楚乏力。当和中调胃。

　　当归　于术　参须　陈皮　砂仁　佩兰　茯苓　法半夏炙甘草　谷芽　木香　煨姜

　　按　参术益气,当归养血,余皆和中调胃之品,此亦虚实兼顾之法。

【病例三】　宁波　陈左

　　狂血之后,中气大伤,脾元日薄,肝木又贼,上则呕吐,下为便溏,日来又增呃逆,会厌作梗,口舌发麻,胃气告匮,念其远来,姑拟理中汤加味,以望转机。

　　人参　于术　炙甘草　煨姜　怀山药　橘白　赤苓　佩兰刀豆子　吴茱萸

　　按　呃逆之症,即膈肌痉挛,治当辨明寒热虚实。此例乃虚证呃逆,中焦脾胃虚寒,故方取理中汤加味。

(十七)噎膈

【病例一】　方左

　　中虚营损,肝木上犯,脘痛食难下膈,大便艰解,噎膈堪虑。拟抑木调中。

　　参须　野于术　法半夏　白蔻　上沉香　合欢皮　丹皮韭菜汁　茯苓　佩兰叶　生姜

　　按　方取六君子加味。

【病例二】　王右

　　肝胃不和,痰气郁结,食入气升痰壅,不嗜干物,势成膈疾,急为抑木和中。

　　法半夏　上沉香　茯苓　陈皮　制香附　炒谷芽　佩兰叶川郁金　白蔻仁　枳壳　金橘叶　生姜

【病例三】　光绪六年八月初八日

直庐堂郎中崇星阶述,伊亲家患呕吐,邀往一视。其人年五十余,形貌魁伟,呕吐不能纳谷,大便不出,已成三阳结病。脉弦大无伦,阴气垂竭,辞不可治,星阶再三索方,乃议大半夏汤加人乳、姜汁,长流水煎,煎好弹入朱砂少许,服时右手脉门将红绳扎住,姑服一剂试之。

二诊 八月十二日

郎中崇星阶又邀往视,其亲家服前方四剂,已能食粥,每餐两碗,亦不作吐,惟大便未通。仍服原方,兼服五汁饮。临行嘱曰:饮食勿使过饱,若壅其胃气,再举发则难治矣。

【病例四】 沈右

胃阴干槁,食不下膈,舌燥口干便难,脉虚细数,噎膈已成。拟用大半夏汤加味。

东洋参 怀山药 法半夏 白蜜 姜汁(三滴)

又方 梨汁 牛乳 人乳 甘蔗汁 藕汁(各一杯) 姜汁(少许) 温服。

按 膈症难医,上二方仅能滋阴润燥和胃降逆,不能根治。

【病例五】 云阳 李左

血虚气郁,贲门不利,食人脘痛,只能饮粥,噎膈症也。拟调气养营。

全当归4.5克 郁金4.5克 乌药1.2克 南沙参9克 怀山药9克 大丹参6克 枳壳1.2克 青皮4.5克 橘叶10张 木香1克 香附4.5克

按 症属血虚气郁,治以调气养营。

【病例六】 陆左

噎膈之症,噎症在肺,膈症在胃。经云:"三阳结谓之膈。"三阳结者,大肠、小肠、膀胱结热也。缘肠胃津液干枯,肾不吸胃,气从中逆,以致食入作梗,痰涎上泛,便艰。舌苔中剥,脉见虚涩,阳明中虚。拟大半夏汤加味,早进长寿丸,滋液润肾,更须静养节劳为吉。

法半夏 柏子仁 党参 远志 镑沉香 焦于术 白蜜

生姜汁

按 噎膈初起,多因忧恚悲悒,以致阳结于上,阴涸于下。指出静养节劳,乃发挥机体抗病能力也。

医论:噎膈

噎膈之症,肺胃二经病也。噎在吸门,膈在贲门。吸门即喉咙,下接肺气,为呼吸之门户。贲门居心窠之中,胃之上口,上连于咽,为水谷之道路,由此而入胃中。张鸡峰谓:神思闻病。缘忧思恚怒,心脾受伤,心阳郁结,而脾肺之气,亦因之郁滞。脾与胃为夫妇,以膜相连,脾不能为胃行其津液,生气伤残,心火炎于上,津枯气结,水谷之道路,枯而狭窄。会厌噎塞,食难下喉,槁在肺也。即食虽入喉,而不能下膈,槁在贲门。始则尚堪粥饮,继之米粒不入,入而还出,肺胃均槁。阴津无以下输,肠胃燥干,粪如羊屎。《素问》谓:"三阳结病。"结者,热结也。血脉燥结,前后不通,乃无形之真气先伤,生机败坏。近时治此病者,每以辛香耗气,取快一时,见燥热口干,阴伤气竭而毙。细揣是症,虽见于膈上,总由脏真气衰,精枯血少。少壮之人不痛,多起于高年衰老之人,忧郁劳心,属虚属火可鉴矣。当专事脾肾,肾为胃关,水亏则关门不利,肾不吸胃,脾弱则阴津不布,不能生血。土不生金,水不润金,肺槁于上,气不下回,肠胃干涸。余宗前贤论治,以六味、归脾、八仙长寿、生脉、牛乳五汁诸方,略添一二顺气之品,往往获效。即食入痰涌者,乃脾虚津液不归正化,蒸变成痰,非湿痰、寒痰可比。以大半夏汤,用长流水煎,煎好扬三百六十五遍,加朱砂少许,服时将右手脉门扎紧,徐徐服下,亦屡屡获效。是上病治下,滋苗灌根,以脾肾为资生立命之本也。莞莞之见,敢质明眼,当有以教我也。人身一小天地,扬三百六十五遍者,寓周天之意,使其升而能降。将脉门扎紧,俾肺胃之气下,回入于胃,不致入而还出之意也。

(十八) 翻胃

【病例一】 傅左

胃阳不足,寒饮停中,肝木上犯,脘痛连于两胁,呕吐酸水痰涩,防成翻胃。当抑木温中,以涤饮邪。

制半夏 陈皮 茯苓 神香散 干姜 吴萸 神曲 枳壳 降香 郁金 蒺藜

按 翻胃亦称"胃反"、"反胃"。《医贯》谓:"翻胃者,饮食倍常,尽入于胃矣。但朝食暮吐,暮入朝吐;或一两时而吐;或积至一日一夜,腹中胀闷不可忍而复吐。原物酸臭不化,此已入胃而反出,故曰"反胃"。多因脾胃虚冷,命门火衰,不能运化水谷所致。可见于幽门梗阻等病证。

【病例二】 钱贻甫小星

胃阳不足,寒饮停中,厥逆之象上升,以致脘中不畅,食入作吐,大便艰难,虑成反胃。当温中抑木。

制半夏 陈皮 云茯苓 甘草 公丁香 蔻仁 郁金 枳壳 蒺藜 佛手 姜汁

二诊 肝胃较和,呕吐较减,食入脘中不畅,胃阳未充,仍宜温中抑木。

制半夏 陈皮 云茯苓 甘草 枳壳 白蔻 公丁香 郁金 蒺藜 焦谷芽 干姜 佛手

按 寒饮停中,治当温中;肝气乘逆,须参抑木。

【病例三】 葛左

中阳不振,寒从内生,食后脘腹胀满,朝食暮吐,暮食朝吐。当温中健脾,和胃降气。

桂枝 吴茱萸 东白芍 法半夏 川连 云茯苓 公丁香 白蔻仁 甘草 姜

按 此方温中为主,加入川连、白芍以反佐之。方以左金二陈合丁桂散意。

(十九)关格

【病例一】 孙左

右脉沉细而弦,左部沉洪兼滑。气郁痰滞,上年痰厥之后,常常呕吐,半年未止,头目如蒙,下部乏力,便艰数日一更衣。肝脾两伤,胃不下降,痰浊蒙闭上焦,颇有关格之虞。拟和中降浊。

法半夏　白芍　茯苓　陈皮　代赭石　蒺藜　沉香　炙甘草　神香散　生姜　竹茹　乌梅丸

按　肝脾胃同病,苦辛酸合用,辛以开之,苦以降之,酸以收之。

【病例二】　吴江县　吴左

中脘停饮,肝木上犯,脘痞气逆,食入作吐,迄今半年,脉弱细无神,多痰眩晕,腑气不畅,关格之虞,症势颇重。姑拟理中汤合神香散。

党参(姜汁炒)　制半夏　炮姜　上肉桂　广陈皮　白术　茯苓　炙甘草　伏龙肝　神香散

按　培脾理气,温中蠲饮,方甚妥帖。

【病例三】　林左　江阴

脾肾两亏,木郁克土,胸腹腰胁,走窜作痛,大便个月未解,粪坚如栗,谷食少减,脉细沉右弱。阳微浊阴窃踞下焦,阴液干涸,症势不轻,当以温润通幽。

当归4.5克　柏子仁9克　潞党参9克　广皮3克　炒小茴3克　淡苁蓉9克　炒白芍4.5克　炙甘草1.2克　云茯苓6克　煨姜2片　饴糖9克

二诊　进温润通幽,胸腹痛止,惟大便个月未行,谷食又减,脾乏生气,阴津不布,肠胃燥干,颇有关格之虞,还宜温润。

原方加:松子仁9克(研),再服半硫丸6克,开水过口。

按　脾肾两亏,浊阴窃踞,半硫丸甚佳。

三诊　胸腹痛愈过半,大便亦畅,惟脾肾之虚未复,仍当温养。

大熟地9克　潞党参9克　当归6克　炒小茴1克　枸杞子9克　炒白芍4.5克　淡苁蓉9克　炙甘草1.2克　炒杜仲9克　云茯苓6克　广皮3克　煨姜2片　红枣3枚

按　《灵枢·脉度》谓:"阴气太盛,则阳气不能荣,故曰关。阳气太盛,则阴气弗能荣也,故曰格。阴阳俱盛,不得相荣,故曰关格。"《类证治裁》谓:"下不得出为关,二便俱闭也;

上不得入为格，水浆吐逆也。下关上格，中焦气不升降，乃阴阳离绝之危候。"此类证候，临床上常见于噎膈、癃闭等证的严重阶段。

【病例四】 洪左

积饮在中，胃气反逆，呕吐痰水，食难下膈，溺少便闭，经今四旬，关格堪虞，急为温中降逆。

制半夏 沉香 桂枝 谷芽 佩兰 韭菜汁 公丁香 蔻仁 云茯苓 陈皮 蒺藜

二诊 呕吐稍好，食入而难下膈，溺黄便闭，胃气不降，仍宜温中降浊。

制半夏 桂枝 云茯苓 公丁香 枳壳 韭菜汁 薤白头 谷芽 白蔻 干姜 姜汁

如仍便闭，服半硫丸。

三诊 呕吐渐止，胃纳亦畅，腑气亦通，仍温中和胃。

制半夏 当归身 谷芽 丁香 干姜 姜汁 白术 陈皮 桂枝 蔻仁 云茯苓

四诊 呕吐渐止，日来大便作薄，夜卧少寐，三更时清痰涌上，系阳明中虚，积饮未尽，仍拟温中和化。

党参 制半夏 陈皮 吴茱萸 甘草 白术 云茯苓 丁香 白芍 煨姜 枣

五诊 呕吐越三、四日，尚作一次，食入有时泛恶，脾肾阳衰，湿恋于中，胃腑不通，当温脾肾，以建中阳。

党参 白术 云茯苓 甘草 制半夏 白芍 附子 益智仁 丁香 沉香 煨姜 枣 陈皮

按 中阳不振，寒湿内恋，非温中降逆不可。但脾肾阳衰，故拟附子理中汤加味治之。

【病例五】 毛左 奔牛

胃阳不足，寒饮停中，肝气上升，胸痹作痛，气窜腹肋腰背，呕吐酸水黏痰，甚至呕吐，气逆则血随之上溢，胃不下递，便艰尿少，颇有关格之虞。拟用温中抑木，以通饮邪。

法半夏　乌药　陈皮　炙甘草　沉香　桂心　灶心土　五灵脂　乌梅　茯苓　附桂八味丸　乌梅丸

(二十)胁痛

【病例一】　司马　右

营阴不足,肝气太旺,中胃受其克制,气少下降,右肋下气痛,窜及脘中,心神不安,卧而不寐,魂梦不藏。法宜养阴,柔肝和胃。

丹参　柏子仁　合欢皮　郁金　茯神　全当归　陈皮　白蒺藜　冬瓜子　香附　橘叶　白梅瓣

又方痛时服:

延胡索　左金丸　郁金　台乌药　丹参　川楝子　青皮　苏合香丸　法半夏　合欢皮　粉甘草　芝麻穗

按　用药秩然有序,胸有成竹。

【病例二】　高左

肝木克脾,气滞于络,脐上脘下作痛,气窜腰胁,响动则气松而痛止,大便艰难,半年以来,谷少形神消瘦,脾土大伤,当扶土抑木,兼理气滞。

当归　白芍　桂枝　乌药　炙甘草　白术　青皮　茯苓　煨姜　荔枝核　饴糖

二诊　厥阴肝经之脉,布于两胁,胃脉系于胸中,肝乘于胃,脘痛气窜,右胁响动则安,谷少神羸,腑气不畅,中阳已馁,昨进建中尚合,宗前法。

台须　白术　当归　柏子仁　桔梗　炙甘草　青皮　乌药　云茯苓　荔枝核　煨姜　饴糖

三诊　气自少腹上攻胁肋即痛,气降则松而痛止。脉象虚弦带紧,谷食不香,精神疲乏,舌苔滑腻,中阳衰馁,浊阴聚于肝络,拟用吴萸汤加味。

吴茱萸　干姜　桂枝　小茴香　党参　乌药　归身　炙甘草　青皮　茯苓　降香　白术　姜

按　初、二诊扶土为主,三诊抑木为主。

【病例三】 潘左

营血不足,肝胃不和,痰气滞于脉络,右胸胁作痛,吞吐酸水清涎,痛彻背肋。拟温中养营,化痰理气。

法半夏　茯苓　白芥子　枳壳　台乌药　枇杷叶　川桂枝　陈皮　新降香　生姜　延胡索　旋复花

按　上方为六安煎化裁。

【病例四】 孙寿二　丹阳

肝木犯中,胁肋作痛,甚则作吐,胸脘不舒。拟抑木和中。

左金丸1.2克　陈皮3克　竹茹4.5克　枳壳3克　法半夏4.5克　郁金4.5克　白蒺藜9克　丹参4.5克　橘叶5张　茯苓6克　香附4.5克　姜1片

二诊　去:左金丸、橘叶、竹茹,加当归4.5克,砂仁1.5克,佛手1.2克。

按　此胁痛兼吐之治。方取左金丸合温胆汤加味。

(二十一)黄疸

【病例一】 吴左

平素酒多谷少,湿胜中虚,湿侵于脾,热留于胃,湿伤气,热伤阴,神疲嗜卧,鼻恒出血,肤腠作痒,近复面目发黄,呕吐酸水,粪前下血,均系湿热郁蒸,肠胃络血不静,渗入大肠。拟运脾和中,兼清湿热。

丹参　砂仁　鸡距子　法半夏　茵陈　茅术　苡仁　泽泻　谷芽　陈皮　黄柏　姜皮

二诊　来书云:面色渐退,胃口亦开,惟四肢乏力,请开丸方。

二陈加当归、白术、苡仁、砂仁、泽泻、鸡距子、怀山药、料豆。

按　面色渐退,即面目发黄渐退。病系湿热郁蒸,故以芳香化湿,苦泄清热治之。

【病例二】 虞山　钱左

脾湿胃热熏蒸,黄疸日久,阴伤气耗,寒热羁留,舌光色红裂纹,口渴作干。姑拟养阴清胃渗湿。

南沙参　川贝　云茯苓　法半夏　新会白　车前　枇杷叶　川石斛　丹参　怀山药　料豆皮　通草　薏仁

【病例三】　苏左

湿热外越,肌肤发黄,法当燥土清。

生白术　赤苓　生苡仁　怀山药　绵茵陈　草薢　黑山栀　通草　泽泻　冬瓜子

按　此方治湿热为主。方取化疸汤加味。

香鲫膏(录《王宝廉抄本》)

乌背鲫鱼1尾　当门子0.9克

〔制法〕取乌背鲫鱼一尾,须活者,约重180g,连肠杂鳞翅,入石臼内捣烂,加当门子0.9克,再捣匀,摊布上。

〔功效〕制水消肿、开关利窍、逐邪外出。

〔主治〕专治黄疸。

〔用法〕贴肚脐眼上,次日取下,重者贴二三枚,贴后即有黄水流出为妙。

按　当门子即麝香,又名元寸香。

(二十二)积聚

【病例一】　陶右

脉来沉细虚涩,左关带弦,肝木郁而气血已损,少腹结瘕,脾气陷而肛坠不收,食后有时痞闷。五旬又五,天癸当止,今夏忽来三次,肝脾两伤,冲任之气亦乏。拟用归脾加减。夫癥瘕积聚,不宜峻攻,以伤真气,所谓扶正而积自去也。

党参　于术　当归　白芍(炒)　枣仁(炒)　木香　茯神　远志　砂仁　炙甘草　煨姜　红枣

按　此方扶正为主,加香砂以理气,取归脾加减,内含六君子意。

【病例二】　山阴　唐右

寒气凝滞而结成瘕,攻逆作痛,经事紫黑且少,脉来沉细,且温通之治。

炮姜　小茴香　安桂　五灵脂　当归　乌药　青皮　吴茱

黄　延胡索　炙甘草　鸡血藤膏　降香　楂炭

【病例三】　杨左

素体阴虚肝旺,血因气滞,当脐症结,坚硬如石。按之翕动作痛。数月来脘中痞闷,食入作胀,心烦意热音低,湿浊蕴于阳明,热灼阴伤,阴津蒸变为痰,唇齿焦干,舌质绛而苔黑,痰稠而腻,肺胃均失展输,形消肉瘦,虑有阴涸胃败之虞,殊难着手,姑拟养阴泄热,和中以化湿浊。

南沙参　瓜蒌皮　玉露霜　云茯苓　生谷芽　川石斛　冬瓜子　杏仁　佩兰　枇杷叶　合欢皮　毛燕　甘蔗

二诊　原方去瓜蒌皮、冬瓜子、玉露霜、合欢皮,加北沙参、女贞子、大麦冬。

按　唇齿焦干舌绛苔黑,阴液将涸之象,故方中以养阴泄热为主。

【病例四】　史左

当脐痃癖有年,胸胁作痛,口干呕恶,舌腻苔黄,寒化为热,胃气不降,腑气不通,拟用苦降辛通之法。

左金丸　干姜　法半夏　陈皮　广木香　川郁金　竹二青　陈佛手　枳壳　白蔻仁　茯苓

按　上方取温胆汤合左金丸加味。痃癖与积聚相类,是脐腹部或胁肋部患有癖块的泛称。多因饮食不节,脾胃受伤,寒痰结聚,气血凝滞所致。治法以消积、散寒、涤痰、理气、和血、消瘀为主。

【病例五】　赵右

脾肾两亏,中阳不运,血因寒阻,气因血滞,凝聚脉中,腹右痞积,大如覆杯,坚硬不已,势成蛊疾。脉象细弦沉涩,脾阳受困,谷食不化精微,力疲少神,峻攻所不可投,拟运和中宫,以化积聚。

参须　白术　干姜　枳实　青皮　乌药　荆三棱　肉桂　延胡索　当归　桃仁　水红花子

二诊　痞积坚硬稍松,然形势过大,气分又亏,虑散成蛊,宜攻补兼施为法,缓商。

云茯苓　白术　丹参　炮姜　青皮　荆三棱　肉桂　延胡索　当归　桃仁　水红花子

按　腹右痞积,大如覆杯,本不易治。此案攻补兼施,亦有可取之处。

【病例六】　靖江　孙右

寒气客于肠外,与汁沫凝结,致成肠覃,大如覆碗,业已数年,防散成蛊。宜温通气血,缓缓取效。

当归　青皮　白术　黑干姜　楂肉(红糖拌炒)　三棱　延胡索　怀牛膝　丹参　上肉桂(去皮切)　小茴香(炒)　煨姜红枣

丸方:

当归(酒炒)45克　煅瓦楞子90克　台乌药(酒炒)30克　焦白术30克　三棱(酒炒)45克　桃仁(泥)45克　上肉桂(去皮切)15克　黑干姜30克　水红花子(酒炒)60克　延胡索(酒炒)45克　小茴香(酒炒)30克　楂肉(红糖拌炒)90克　五灵脂45克

上药为末,降香(劈碎)60克　姜60克,煎汤泛为丸。每服6克,开水送服。

(二十三)臌胀

【病例一】　周左

湿浊阻滞于中,脾阳受困,气机不利,以致肚腹膨硬,食入不舒,便溺不利。防成胀满,急宜宣中泄浊。

莱菔子　车前　厚朴　神曲　大腹皮　枳壳　乌药　泽泻青皮　茯苓　槟榔　椒目　姜

二诊　腹胀已消三四,惟脘中未畅,食入未舒。仍前方加鸡内金、郁金。

三诊　大腹膨胀已减三四,惟食入艰运。脾阳不振,湿困于中,用温脾饮主之。

干姜　厚朴　黑丑　青皮　车前　茯苓　莱菔子　山楂

鸡内金　福曲　木香　生姜

四诊　腹胀稍松,饮食较增,痞块未消,神尚困倦。

前方去黑丑、木香、车前、莱菔、鸡内金。加熟附子、焦白术、苡仁、泽泻。

五诊　腹胀已消大半,跗肿亦松,惟食入难于运化。浊阴不尽,脾阳不能升举,当温运和中,以化浊阴。

熟附子2.1克　三棱4.5克　郁李仁9克　茯苓9克　干姜1.5克　福曲9克　砂仁2.4克　青皮3克　焦白术6克　苡仁9克　厚朴2.4克　香橼皮1.5克

六诊　腹胀已退八九,惟食入难化,腹痛便薄,头眩乏力。脾土受亏,当健运和中。

白术　谷芽　砂仁　神曲　木香　当归　煨姜　佛手　厚朴　苡米　青皮　焦山楂

七诊　经治以来,胀消食入已适,惟下部乏力。脾肾气弱,余湿未清,当养营调脾,佐之淡渗。

当归　巴戟天　茯苓　怀牛膝　料豆　苍术　苡米　砂仁　白术　陈皮　木香　煨姜　丸方加　党参、附子。

按　证属脾阳不振,湿困于中,故治以温运和中,化湿泄浊为主。

【病例二】　常熟　屈右

咳嗽愈后,痰滞不清,停留胃脘之中,致食入梗痛,胸腹作胀,小溲不利,势成中满,急为宣中导滞。

枳壳　莱菔子　半夏曲　连翘　赤苓　青皮　乌药　楂炭　六曲　郁金　车前子　佛手姜

二诊　经云:诸胀腹大,鼓之如鼓,皆属于热。脉来甚数而疾,按之甚热,溲便不利,口干渴不甚饮,进宣中稍效,仍前方调治。

云茯苓　六曲　莱菔子　乌药　枳实　通草　佛手　车前子　瓜蒌　郁金　煨姜　川连

三诊　腹胀已退六、七之数,但身还微热,按之板硬,系湿热未清，气不转运，宜苦以泄之，辛以散之。

川雅连　干姜　白术　半夏曲　泽泻　鸡内金　乌药　枳壳　神曲　云茯苓　薏苡仁　青皮

【病例三】　薛左

停饮吐水，水湿由脾而至胃，胃不降则便溲不行，水由内腑泛溢肌肤，腹膨足肿，脐突青筋。决水之后，消而复肿，又加喘急，谷少神弱，小便不利，症势极重，姑拟肃肺分消。

东洋参　制半夏　黑丑　琥珀　茯苓　炒干姜　赤小豆　陈皮　泽泻　椒目　镑沉香　冬瓜皮

二诊　胸腹内胀较松，已能纳谷，小溲稍利，喘疾亦平，似有转机，宗前法进治，不再反复乃佳。

东洋参　茯苓　制半夏　泽泻　陈皮　川萆薢　西琥珀　沉香　牛膝　赤小豆　椒目　冬瓜皮子　生姜皮　黑丑

三诊　胸腹腰胁胀势稍松，少腹依然膨硬，肋痛足酸，二便不畅，幸内腑胀松，饮食渐增，还宜分消主治。

归须　冬葵子　黑丑　郁李仁　防己　赤小豆　青皮　牛膝　延胡索　大腹皮　桃仁　江枳壳　陈瓢子

按　初诊、二诊以六君子合东垣天真丹出入，三诊取叶天士二仁通函汤意。

【病例四】　叶左

木旺土衰，浊阴凝聚于下，胸腹膨胀，脾失转运，谷食不化，囊收茎缩，命火亦衰，中满大症，拟温中化浊。

干姜　苡仁　大腹皮　茯苓　川朴　小茴香　神曲　青皮　山楂　乌药　川椒

二诊　脾肾阳虚，阴寒湿浊聚于下焦，少腹膨胀，胸脘不舒，足肿而冷，真阳不运。宜温肾运脾，以化浊阴。

熟附子　肉桂　苡仁　六曲　砂仁　怀牛膝　小茴香　赤苓　泽泻　乌药　川朴　姜　川椒

【病例五】　吴江　王右

肝脾两伤，气血凝滞，少腹结瘕，胸腹膨硬，脐突青筋，食入不舒。脉虚左弦,症虚病实,攻补两难,姑拟温中调气化瘀。

当归 郁金 青皮 砂仁 桃仁 延胡索 丹参 乌药 肉桂 三棱 牛膝 煨姜

二诊 脾湿胀症,腹膨绷急光亮,囊腿悉肿,便稀,小水不来,脉弦细尺虚,脾肾皆伤,症势极重,姑拟温中化浊。

大腹皮 茯苓皮 青皮 泽泻 炮姜 川椒 冬瓜皮 厚朴皮 车前子 大戟 甘草

(二十四)痞气

【病例】 李左

脾积曰痞气,在右肋下。痰气凝滞,胃脘右旁作痛,食后反饱,脉象左弦右沉,脾阳困顿,肝木克之,形寒怯冷,腰腿酸乏,营血已亏,中阳不能旷达,法当温里。

焦白术 干姜(炒) 半夏 当归(土炒) 茯苓 砂仁 参须 木香 陈曲(炒) 陈皮 鸡内金 小茴香 生姜

按 温里之中兼以参须益气,当归养营。

(二十五)腹鸣

【病例】 唐左

腹鸣之症,《内经》有因虚、因寒、因热、因气、因水之五条。仲景云:寒气客而脉不通,气因鸣动应手。盖起去春,始患唇疔,愈后觉气不相续,迄至六月,胸中似有物行动,下至少腹,即作霹拍之声。心虚胆怯,间卧不成寐,起坐则寂然无声,卧则响动,四肢均省。此阳明中虚,冲气逆奔于上。夫冲脉为阳脉之海,起于气街,挟脐上行,会于阳明,冲脉动则诸脉皆动,横行冲激,故作此声。脉象虚细,心脾肾亏,冲气不摄,中虚不能砥柱,久延非宜,急为调营建中,以摄冲任。

潞党参 黄芪 白芍 归身 炙草 枣仁 杜仲 煅龙骨 破故纸(胡桃肉拌炒) 陈皮煨姜 大枣 菟丝子

二诊 投建中以摄冲任,腹鸣稍缓。脉仍虚细而迟,阳明中虚,中乏砥柱,仍宗原法,多服久服,俾中气充旺,冲任不复上僭,渐可向安。

潞党参　当归　枣仁　菟丝子　炙黄芪　炙草　新会皮
杜仲　白芍　龙骨　破故纸(胡桃肉拌炒)　于术　煨姜　大枣

按　腹鸣又名肠鸣,指肠动作声。经谓:"中气不足,肠为之
苦鸣"。本例属阳明中虚不能砥柱,故方以建中汤加味。此类症
候,以肠功能紊乱的病理为主。

(二十六)腹痛

【病例一】　张右　广东

脉细虚寸濡尺弱,脾肺肾三经亏损,气血俱虚,浊阴凝聚下
焦,腹痛已久,胃气受伤,不思纳谷,神疲气短乏力,颇有羸弱之
虞。拟醒脾益胃,胃开食进,方能生长气血,精神自复。

党参(藿香炒)　怀山药　谷芽　佩兰　于术(芝麻炒)　当
归　砂壳　陈皮　炒白芍　小茴香　姜　炙甘草　黑料豆
红枣

二诊　脾肾虚寒,腹痛已久,过投攻克,脾土受伤,食干物
则痛而难运。进扶脾益胃,精神稍振,肢冷稍和,谷食稍振。胃
为卫之本,脾乃营之原,精神气血,素由此出。宗前方进步
主治。

党参　归身　炙甘草　谷芽　黑料豆　广皮(盐水炒)　小
茴香　益智仁　于术　白芍　怀山药　煨姜　红枣

三诊　脾阳较旺,能食干物,腹痛已止,惟是怯冷。命门真
阳不足,拟用益火生土。

党参　当归　小茴香　茯神　甘杞子　破故纸　炙甘草
陈皮　黄芪　白芍　于术　鹿角霜　煨姜　红枣

按　古人或谓补脾不如补肾者,以命门之火,可生脾土也;
或谓补肾不如补脾者,以饮食之精,自能注于肾也。本例症属脾
肾虚寒腹痛,治法由脾及肾,关键在于初诊"不思纳谷"、"胃气受
伤"之故。这是老手笔,先后缓急,井然有序,治脾治肾之争,于
此可以解决纠纷,学到法门。先辈程钟龄曰:"须知脾弱而肾不
虚者,则补脾为亟;肾弱而脾不虚者,则补肾为先;若脾肾两虚,
则并补之。"

【病例二】 李左

脉来弦大而滑,肝脾不和,气与痰滞,腹有痞结,攻窜作痛,大便艰解,痛时得食稍缓,中土已亏,当以养营和中,兼之理气。

当归 白芍 法半夏 乌药 青皮 丹参 炙甘草 薤白头 茯苓 煨姜

二诊 投和中理气,谷食较增,腑气亦畅,惟午后肚腹隐痛,得食则缓,络虚冷乘,仍从前法进步。

当归 白芍 焦白术(枳壳炒) 参须 炙甘草 乌药 青皮 桂枝 茯苓 法半夏 煨姜 大枣 饴糖

按 初投养营和中理气,虽谷食较增,但腹痛得食则缓,中土已亏,故二诊用理中建中合二陈。

【病例三】 杭城 钱星初之夫人

脉弦细数,而虚带滞,血少肝虚,木失畅荣,脾气不和,胸腹不宽,或胀或痛,头眩心烦。拟和畅肝脾,以养营血。

香附 冬术 白芍 川断 归身 参须 陈皮 茯苓 枣仁 合欢皮 红枣

按 方取归芍六君加味。

【病例四】 张晓三 右 新桥头

肝脾气滞,腹痛胸脘不舒,呕吐酸水,当温中理气。

乌药 白芍 枳壳 佛手 吴萸 川朴 延胡索 姜 桂枝 青皮 茯苓

按 症属气滞兼寒,故以温中理气为主。

【病例五】 侍左

脾肾阳衰,浊阴凝滞下焦,厥气上升,少腹痛攻胸脘,当温中以泄厥阴。

全当归 台乌药 淡吴萸 上肉桂 云茯苓 荔枝核 青皮 小茴香 法半夏 延胡索 白芍 煨姜

按 方取当归四逆汤合吴萸生姜汤出入。当归温补肝血,肉桂、吴萸、煨姜温中散寒,白芍养血和营,乌药、小茴、荔枝核等缓肝止痛。

【病例六】 泰兴 蔡右

年二十余,腹痛有年,日甚一日。发时胸闷、呕吐、眩晕、神昏、肢搐,逾时苏醒,旋即四肢发现红紫斑疹,透则神识渐清。脉象弦滑,风伏于脾,侵于营分,痰滞于中,气道壅闭,陡然痛作,吐则胃气宣通,伏邪外泄矣。用宣中降浊,兼理伏邪。

半夏　紫丹参　青皮　降香　黑荆芥　厚朴　茯苓　生姜
白蒺藜　大胡麻　郁金

服四剂痛减厥轻,原方加当归、白芍(桂枝炒)。又四剂,呕吐止,肢搐厥逆亦定,以原方加白术调理而安。

按 腹痛有年,证候繁杂,初学者则感到棘手。马先生议证立法,详审具有本原,用药井井有序,非数十年读书阅历,曷克臻此。

医论:胸腹痛

胸腹痛两症,脏腑病因颇多,因寒因热,因气因血,在脉在经,各有不同。今时治胸腹痛,不曰肝气克脾,即曰肝气犯胃,或曰寒气凝滞,一派辛香疏达,气实者应手而愈,气虚者取快一时,旋愈旋发。及其既久,有肚腹膨胀者,有胁肋肿胀者,有败胃不食者,有肠胃燥枯便结者,甚至不可收拾。夫肝之为藏,体柔而用刚,内阴而外阳,感动易而荣养难。失养则燥急,急则横逆,侵侮所胜,虽狡猾之乱,气得疏泄而平,而郁气耗阴一伤也,芳香劫阴再伤也。本以失养而横逆,重以耗劫,外强中干,欲其柔和不凌侮也,难矣。故浊阴充塞,抑不得舒者,宜疏通,木郁则达之谓也。气虚血耗,燥急横逆者,宜调益,急者缓之,损者益之,衰者补之之谓也。体有虚实,病有久暴,调和疏补,各有所宜,岂可一律而行哉?

(二十七)泄泻

【病例一】 金坛 冯右

木旺土衰,胸腹不畅,由来已久,客夏腹痛便泄,迄今未愈。脾肾气陷,门户不藏,阴火上升,口舌红碎,甚则痛难饮咽,胃纳虽强,而脾气日渐下趋,恐有土败木贼之虞。清则碍脾,燥则助热,甚难着手,拟用扶土兼养胃生阴之法治之。

参须　黑料豆　芡实　神曲　怀山药　牡蛎　鸡内金　霍石斛　佩兰　茯苓　于术　干荷叶　橘饼

二诊　脾泄稍减,惟腹胀后重未松,口糜如故。清阳下陷,脾之阴火不藏;拟养胃生阴,升举脾阳。

参须　益智仁　云茯苓　霍石斛　广皮　牡蛎　神曲　黑料豆　柴胡(醋炒)　荷蒂　山药　于术(枳壳炒)　芡实

三诊　脾元较固,腹胀后重亦松,口舌红碎,痛难饮咽。右脉已平,左关尺浮大不钦,阴损阳浮,清燥两难,拟甘平养胃生阴,以钦虚阳。

怀山药　参须　霍石斛　牡蛎　生地炭　炒丹皮　北沙参料豆　粉甘草　毛燕　茯苓　川贝母　荷蒂　广皮

四诊　泄泻虽减,而脾土未和,腹鸣气窜,肺胃有热,呛咳咽疼,口舌红碎。脾喜温燥,肺喜清润,清则碍下,燥则碍上,极难用药,仍拟甘平扶土,兼清肺胃。

北沙参　料豆　麦冬　芡实　怀山药　丹皮　霍石斛　大生地　川贝母　甘蔗皮　粉甘草　元参

另:生附子3克,麝香0.09克,合捣烂作饼,敷足底心,外用膏盖(男左女右)。

五诊　左脉浮大已减,龙雷之火稍藏,口舌红碎稍淡,大便如旧,惟夜分呛咳,又复见血。阴虚火浮于肺,拟滋水制阳,兼清肺胃。

生地　石决明　川石斛　蛤粉(青黛炒)　丹皮　大贝母怀山药　元参　北沙参　大麦冬　广皮　藕　玉露霜

六诊　叠进滋水制阳,左脉已平,肺胃游火已退,舌鲜绛已淡,破碎未痊,大便较实,俱属佳兆。仍养阴以清肺胃。

原方加羚羊角1.5克,去石决明。

按　症属阴损阳浮,用药清燥两难,故先治以甘平,得效后再进步,可谓循序渐进矣。

另外,对虚人擅用养胃阴一法,此亦是孟河先辈费氏、马氏等用药心得也。

又用生附子3克,麝香0.09克同捣烂敷贴足底心,此即釜底抽薪之法,为马先生之经验,此法不仅能治腹痛腹泻,而且能治牙疳腐烂出血等症。

【病例二】 陈右

脉象虚细,左关较弦,脾肾久亏,肝阳偏旺,加以操持过度,心气亦虚。入夏以来,又感寒暑之邪,致患腹痛泄泻,诸疾现已就痊,黎明时肠鸣腹痛,口泛清涎,四肢骨节酸痛,口渴心烦,夜寐不安,饵荤则便薄。舌苔中剥,气阴两伤,中气不能建立,偏寒偏热之剂,在所难投,拟调养心脾,建立中气。

党参 茯神 山药 枣仁 料豆 炙乌梅 于术 炙草
当归 白芍 益智仁 炙黄芪 红枣

二诊 昨晚腹痛未萌,时觉烦躁,卧不安寐,少腹气逆冲胸。夫人卧血归于肝,气归于肾,血少肝虚,肾气少藏,仍调营建中,兼纳肾气。

原方去料豆、乌梅,加牡蛎、龙骨。

按 初诊调养心脾之营,二诊加以镇摄纳肾。此方不滋不燥,妙在乌梅、白芍与甘草、红枣同用,即《内经》酸甘化阴之意。

【病例三】 孔左

太阴脾湿,浮肿便溏,当补脾温中。

党参(姜汁拌炒) 车前子 鸡内金 青陈皮 焦白术(枳壳拌炒) 熟附子 怀牛膝 生熟苡米 上肉桂 巴戟天 福曲 茯苓 泽泻 杜仲 姜

按 太阴脾湿是病因,浮肿便溏是见证,补脾温中是治法。寥寥数语,言简意赅。

【病例四】 何左

湿热内侵,痛泻脉数。

生茅术 广藿梗 白芍 川朴 川连 陈皮 赤苓 泽泻

按 胃苓汤治湿,川连治热。

【病例五】 沈左

木郁中伤,脾土败坏,便泄腹痛,谷少神羸,脉来虚涩,症势极重,急扶土调中。

参须　怀山药　煨木香　大白芍　谷芽　冬术(枳壳炒)茯苓　益智仁(盐水炒)　陈皮　伏龙肝　煨姜

按　人参须用量要重,可以急救元气。上方乃异功散加味。

【病例六】 过右

过食不能运化,非胀即泻,乃胃强脾弱也,法当温补己土。

党参　制于术　广木香　炒扁豆　云茯苓　菟丝子　怀山药　陈皮　炒白芍　煨姜　红枣

按　补脾为主,脾健食物能运。方以参苓白术散加减。

【病例七】 吴左

脾肾阳虚,积湿不化,脾泄数年,有时大便不爽,清浊交混,阳不转旋,当温养脾肾,兼理气化浊之治。

潞党参　白术　云茯苓　炙甘草　小茴香　苡米　破故纸　泽泻　枳壳　木香　荷叶　煨姜

按　参、术、苓、草、煨姜、破故纸,温养脾肾,余药理气化浊。

【病例八】 徐右

久泻不止,色脉少神,脾肾阳衰,清气不升,殊非轻恙。

党参(炒黄)4.5克　制于术 4.5克　云茯苓 6克　炙甘草1.2克　菟丝子(炒)6克　炮姜炭 1.5克　炒白芍 4.5克　煨木香1.2克　广皮 4.5克　干荷蒂 2个

二诊　党参 9克　云茯苓 6克　煨肉果 1.2克　炙甘草1.2克　制于术 4.5克　炒白芍 4.5克　补骨脂(炒)6克　炙五味1克　炮姜炭 2克

丸方:

炙绵芪 60克　制于术(土炒)90克　云茯苓 60克　菟丝饼60克　煨肉果 15克　补骨脂(炒)46克　姜炭 15克　炙五味9克　炒白芍 60克　霞天胶 60克　炙甘草 15克　砂仁末 15克为细末,姜枣汤泛丸。每早服 10～12克,开水送下。

按　上方益气扶脾温肾,参以理气。以参苓白术散合四神丸加减。霞天胶即牛肉胶。

(二十八)便秘

【病例一】　辛左

大便秘结,脉来沉迟,下焦阳气不运,治以温润。

熟地12克　杞子6克　淡苁蓉6克　紫石英(煅)9克　制川附2.4克　归身6克　郁李仁6克　炒牛膝6克　广皮4.5克　松子仁9克

按　脉沉迟,阳不运,温养首推附子。

【病例二】　朱右

脏液干枯,大便燥结,仿东垣通幽意。

生地　归身　淡苁蓉　郁李仁　红花　炙升麻　柏子霜　黑芝麻　紫石英(煅)

按　滋养津液之中,参以升麻之升,石英之降,红花以活血,真得东垣之神髓矣。

【病例三】　邢右

血虚津少,肠府失濡,便难粪如弹丸,魄门破碎,拟滋阴润燥。

小生地　鲜苁蓉　天麦冬　炙龟板　油当归　大麻仁　玄参　风化硝　白蜜

按　此方于滋阴润燥之中,妙在风化硝一味以通降之。方为益血润肠丸加减。

注:魄门指肛门。魄,古通粕。糟粕由肛门排出,故称。

(二十九)便血

【病例一】　袁左

经谓:结阴便血,初结一升,再结二升,三结三升。阴气内结,始因受寒,继之寒化为热,血从便出。夫心主血,脾统血,肝藏血。大肠本无血,心脾亏损,阴络被热熏蒸,乃渗入大肠而下,数年来不时举发,肢酸足乏,偏于右边,胸胁有时作痛。肝循两胁,脾络胸中,心脾既亏,阴不歙阳,不能和气。脉虚濡,右关尺沉而带滑。而有痰饮宿疾,饮乃水化,脾肾气衰,水谷之精,不归正化,悉成饮矣。久之防有偏枯之患,拟养心调脾,佐之育肾,多服乃佳。

当归　党参　怀山药　炒白芍　仙半夏　阿胶珠　酸枣仁　焦于术　黑料豆　地榆炭　女贞子　炙甘草　续断　广皮　红枣

二诊　进养心脾之剂,尚属平平,脉象沉细,惟右尺洪而带滑。阴伤湿热蕴于下焦,血得热则肠红,见时魄门痒热,心胸亦热。血分远近,近出肠胃,远自肺肝而来,肺与大肠相表里,气不摄阴,肝不能藏,故血出如注。仍从前法进步主之。

当归　焦于术　党参　白芍(炒)　合欢皮　旱莲草(酒炒)　茯苓　女贞子　阿胶珠　黄柏　陈皮　炙甘草　丹皮(炒)　荷叶(炒黑)　红枣

按　益气养阴,调养心脾,既有痰饮宿疾,方中宜加二陈。

【病例二】　蔡右　35岁　常州

心主血脉,统于脾而藏于肝。肝脾两亏,虚而生热,阴络伤而血下溢,肠红如注,腹痛便溏,谷少神疲,欠寐头眩,干呛无痰,肺气不肃,肝热上升,拟调脾肃肺柔肝,引血归经。

怀山药9克　北沙参9克　当归(土炒)4.5克　炙生地9克　白芍4.5克　料豆9克　广皮(盐水炒)1.8克　茯神6克　炙甘草1.2克　炒丹皮4.5克　丹参4.5克　于术(土炒)4.5克　甜杏仁10粒

【病例三】　广德　蒋左

经曰:"北方黑色,入通于肾,开窍于二阴"。故肾司二便,与膀胱相为表里。膀胱主气化,肺主气,与大肠相表里。恙起去秋疟病之后,积湿在中,肠胃之气不利,传送失司,气化不及州都之官,二便坠胀,腑气不爽。入春以来,溺频不利,溺后遍身经脉抽掣,卧则大便不禁,日中便见,频致污衣,腹膨而鸣,粪后有血。脾肾两亏,气陷湿随,清浊交混,门户不藏,慎防脾败。拟扶脾理气,兼顾下元。

参须　茯苓　川黄柏　炙甘草　怀山药　料豆　煨姜　益智仁　木香　白术　丹参　乌药　荷叶

按　气不足，溲便变，故以扶脾益气为主。

【病例四】　虞左

脾统血，肝藏血。湿热伤阴，阴络伤则血渗大肠，或鲜或紫，魄门坠胀，谷食不香，脾肾两亏，中虚气陷，血不循经而入络。拟扶土养营，兼以理气渗湿之治。

黄柏炭　当归　丹皮　党参　木香　赤白芍　炙甘草　蒲黄（炒黑）　怀山药　白术炭　荷叶炭　红枣

按　地榆炭、槐花炭亦可加入。

(三十) 心悸、怔忡

【病例一】　陈左

思虑过度，心脾受亏，脾郁生涎，木郁化火，胸腹不舒，肉𥆧心悸，左乳根动跃，食不甘味，痰涎如沫，梦泄耳鸣，心脾肾三脏皆亏，拟养心脾以和肝胃。

当归　紫丹参　法半夏　茯神　远志肉　北沙参　枣仁　陈皮　合欢皮　山药　木香　北秫米

按　此归脾汤合半夏秫米汤出入。

【病例二】　澄江　顾云山孝廉

操劳太过，心肾皆亏，木郁不畅，冲阳上僭，少腹气逆填胸，心悸胆怯，头眩惊惕，偏身经脉蠕瞤。冲脉隶于肝肾，起于气街，二脉动则诸脉皆动。抱恙已久，虑有怔忡之患。养心肾以镇冲阳，更宜静养为要。

当归身　龙齿　白芍　生地　柏子仁　沙苑　合欢皮　云茯神　酸枣仁　炙远志　炙甘草　紫石英　龙眼肉　红枣

另服归脾丸。

按　养心肾，镇冲阳，另服归脾丸以补脾营，方甚妥贴。

【病例三】　娄左

思虑烦劳，心神过用，心阳下吸肾阴，阴不上承，君相之火，上干虚里。虚里者，胃之大络。乳根动跃，头额筋惕，寐汗淋漓，心阳虚不能外卫,肾阴虚不能内荣,久延防有忪忡之患。拟养阴育肾,兼以柔肝。

北沙参　大麦冬　龙齿　石斛　丹皮　生地　云茯苓　女贞子　石决明　大丹参　元精石　煅牡蛎

【病例四】　何左

脉象沉细而数,两寸小弱。心肾营阴不足,肺气亦虚,精神不振,动辄心忪,四肢乏力,舌光红无苔,谷食不香,当养心脾,佐之育肾。

党参　怀山药　枣仁　茯神　料豆　佩兰　沙苑　生地炭　龙齿　冬术　橘皮　炙甘草　莲子

按　方治兼治心脾肾诸脏,其中又以养心脾为主。

(三十一)胸痹

【病例一】　扬州　陆左

扬州陆姓,胃病十六年,遍治无效,得洋烟始痛止,久之亦不应,年甚一年。胸痛掣背,喘息抬肩,不能安卧,胸脘膨胀,腑气旬余一解,诊其脉弦大搏指,舌苔垢白,此即《金匮》胸痹不得卧,胸痛掣背之候。痰垢积留胸中,溢于经脉,循脉而溢于背。胸中为清阳之府,如离照当空,不受纤翳,地气一上,则真阳蒙遏,膻中之气,窒塞不宣。肺胃相灌输,肺肠相表里,肠胃又同腑,胃为浊阳,肺气不降,金源中涸,便闭浊结,阴翳愈甚,故痛势愈张。遂以半夏瓜蒌薤白白酒汤方,一剂痛减半,至十六剂而瘥。

按　此即《金匮》瓜蒌薤白半夏汤也。瓜蒌薤白通阳治胸痹,半夏以逐痰饮,白酒轻扬以行药势。

【病例二】　张左

肺胃不和,痰郁气滞,胸膺闷胀作痛,食入不舒,当通阳化浊。

制半夏　全瓜蒌　薤白头　郁金　枳壳　新会皮　茯苓　干姜　砂仁　佛手

按　胸中为阳之位,浊阴弥漫,胸阳不展,此胸闷胀痛食入不舒之所由来也。方用瓜蒌薤白汤加味,通阳化浊,理气宽胸,宛如日照当空,阴霾四散矣。

【病例三】　毛右

肝脾不和,湿痰浊气,互结于中,胃阳不司通畅,以致胸咽梗塞,食入不舒,腑气不爽。拟通阳化痰泄浊。

制半夏　广皮　厚朴　茯苓　陈佛手　薤白头　旋复花　干姜　广木香　枳壳　川郁金　生姜

按　此枳实薤白桂枝汤合温胆汤出入。功在通阳开结,化痰泄浊。

【病例四】　孙左

脉来滑大,左甚于右,气虚夹痰,头眩肢麻,脘胸板闷,二便不畅,下部乏力。拟和营畅中,兼化湿痰。

法半夏　茯苓　新会皮　当归　丹参　怀牛膝　瓜蒌(炒香)　薤白头　枳壳　郁金　苡米　佛手　竹茹

二诊　胸脘较舒,湿痰较化,宗前法进治。

制半夏　当归　丹参　新会皮　怀牛膝　瓜蒌子　生苡米　茯苓　旋复花　炒枳壳　大砂仁　姜　佛手　竹茹

按　以证候论之,头眩肢麻,脘胸板闷,是痰湿恋阻,清阳不升之故;以脉论之,滑大为痰,故拟理气化痰之剂。至于下部乏力,参以当归、丹参、牛膝和营之品。

【病例五】　葛左

胸次作痛,六脉模糊,乃由湿痰所阻,清阳不运,仿平胃法。

茅术　法半夏　干姜　赤苓　川朴　陈皮　瓜蒌皮　苏子　杏仁

按　模糊者,滑脉也,往来流利,似糊而实滑。平胃加味,专治湿痰。

【病例六】　瞿右

忧郁不舒,生阳日窒,胸痹呕逆,恐其成格。

旋复花(泡)　法半夏　干姜　益智仁(炒)　瓜蒌皮　代赭石(煅)　橘白　郁金　炒白芍

按　病从忧郁而起,日久即成关格,比比皆是。今人所谓精神因素致成癌症者也。

(三十二)头痛

【病例一】　王左

阴虚脾弱,胃失冲和,肝火湿热上升,头疼耳鸣,谷少面黄乏力。拟养阴调脾和胃。

当归　怀山药　丹皮　陈皮　茯苓　北沙参　泽泻　料豆蒺藜　菊炭　荷叶　红枣

按　头疼耳鸣,阴虚肝火上升也;谷少面黄乏力,脾弱胃不和也。

【病例二】　蔡右

头痛而起疙瘩,恶寒发热,雷头风也。清震汤治之。

升麻　马勃　茅术　薄荷　连翘　黄芩　黑山栀　僵蚕甘草　大青叶

按　雷头风,湿热之上盛也。易曰:"震为雷",故取清震之名,实即疏泄湿热之剂。

【病例三】　王右

头痛膈胀,少阳郁热也。治以清疏。

柴胡2.4克　连翘6克　赤芍4.5克　广皮4.5克　黑山栀6克　郁金4.5克　瓜蒌皮6克　石决明12克　木通3克

按　膈胀即两胁作胀,属少阳经,故以柴胡为君。方取景岳柴胡疏肝饮加味。

【病例四】　周左

肝为风木之脏,风阳上升,偏头痛作,年年举发,脏阴不足,宜滋水柔肝。

大生地　羚羊角　钩钩　白芍　石决明　菊花　白蒺藜天麻　当归　乌芝麻

按　此方滋水柔肝,用药精炼,方中羚羊角价昂,可以甘菊花代之。

【病例五】　华右

风热郁遏少阳,右偏头痛,半面红晕,目赤泪多,口㖞,风轮黄膜,邪热由少阳而致。肺胃血脉用事,虑有失明之患,急以清疏。

羚羊角　蝉衣　淡芩　连翘　丝瓜络　黑山栀　甘菊　丹皮　元参　赤芍

又用生军末,以蛋白调涂太阳穴。

按　上方甚合,宜加黄连黄柏更佳。

【病例六】　南浔　沈左

少阳乃身之侧,与肝为表里,水亏不能涵木,阳化内风,驱痰上升,右偏头痛,甚则满头抽掣,迄今数年,动劳短气乏力,痰多肢节酸麻,口甜舌苔白腻,脉细尺寸关洪兼滑,肾虚阳不潜藏,阳明湿痰不清。拟调肾柔肝,兼和阳明,以化湿痰。

北沙参　橘红　菊炭　牡蛎　丹参　怀牛膝　黑芝麻　蒺藜　茯苓　制半夏　料豆　竹茹　荷叶

按　头痛之原因甚多,但概要言之,可分为风、热、湿、痰、气虚、血虚、食郁等几种。本例乃水亏不能涵木,阳明湿痰为患,其方治十分妥贴。

(三十三)肝风

【病例一】　黄左　福建

脾肾不足,心气亦虚,内风萌动,上扰清空,头额肩臂走窜作痛,精神疲困,欠寐魂梦不安。拟育阴柔肝,兼养心肾。

北沙参6克　大丹参4.5克　乌芝麻9克　干荷叶6克　当归4.5克　柏子仁6克　夜交藤9克　生地9克　炒白芍4.5克　杭菊2.4克　黑料豆9克　煅牡蛎9克　蚕沙6克　红枣3枚

二诊　肝为风木之脏,需肾水以济之,血液以濡之。血少肝虚,内风萌动,上扰阳明,头额昏痛,下午尤甚,肩臂筋脉,不能自如,动则作痛,络脉不荣,精神疲困。拟滋水柔肝。

生地9克　天麻6克　白蒺藜(鸡子黄炒)9克　干荷叶6克　当归4.5克　柏子仁6克　煅龙齿9克　乌芝麻9克　黑料豆9克　阿胶4.5克　粉丹皮4.5克　煅磁石9克　炒白芍

4.5 克 甘菊 2.4 克

按 肝风治标之法,当清风火;治本之法,则当育阴柔肝。

【病例二】 赵右

血不养肝,肝风内动,气机不利,脘闷呕吐,左肢走注作痛,上及头颈,蒂固根深,难以速效,拟养营柔肝。

当归 紫丹参 白芍 黑料豆 明天麻 川续断 合欢皮 牛膝 蒺藜 红枣

按 症属血虚风动,故以养营柔肝为主。

【病例三】 史右

持斋有年,肠胃已薄,血液衰少,肝木失之涵养,阳化内风,走窜经络,肩背作痛,窜及胁肋,心悸头眩,口舌作干,便艰欠寐。左脉弦大而劲,如循刀刃,脏阴亏损已极,急为滋培肝肾,以熄虚风。

大生地 两洋参 柏子仁 炒白芍 大麦冬 阿胶珠 女贞子 当归身 川石斛 黑料豆 夜交藤 毛燕窝 红枣 黑芝麻

二诊 原方去当归,加元参、丹参。

按 纯是滋阴养血。

【病例四】 钱左

脉来左关洪大,右关沉滑而不足,血虚肝旺,变幻生风,阳明又有湿痰,头目眩晕,谷少胃呆,右腿骨节筋脉不利,步履乏力。年逾八旬,气血已衰,慎防跌仆之患。急为养营熄风柔肝,兼和阳明之治。

炒生地 当归 菊炭 白芍 牡蛎 枸杞子 续断 白蒺藜 法半夏 参须 陈皮 怀牛膝 黑芝麻 红枣

按 高年眩晕,养营为主,化痰为辅。

【病例五】 尤左

血虚风动,头眩口眼㖞斜,拟养血熄风。

全当归 4.5 克 蔓荆子 4.5 克 僵蚕 4.5 克 冬桑叶 6 克 白芍 6 克 杭菊 6 克 丹参 4.5 克 蒺藜 9 克 天麻 1.5 克

秦艽4.5克

按　此方合古人"治风先治血,血行风自灭"之旨。

【病例六】　景右

脉细弦涩,营血久亏,肝阳化风上扰,头巅作痛,牵掣脑后,卧不能寐。拟养营熄风。

藁本　菊花　川芎　白芍　当归　蒺藜　杞子　天麻　柏子仁　蔓荆子　红枣

二诊　养营柔肝熄风,夜寐已酣,巅顶痛亦渐好,脉弦细舌苔白,复受暑湿之气,内热骨节作酸,当先治其标。

荆芥　蚕砂　苡仁　当归　秦艽　蒺藜　菊花　丹参　茯苓　桑枝　姜皮　荷叶

按　养营熄风治其本,复受暑湿,理应先治其标。

(三十四)眩晕

【病例一】　志彛云　左　光绪六年九月二十三日

志彛云尚书过我延诊,自述眩晕耳鸣,小溲色黑不畅,诊其脉系水亏湿蕴下焦,心火肝阳内动。用养阴渗湿清肝之法。生地、龟板、北沙参、黄柏炭、女贞子、丹皮、麦冬、怀山药、料豆。

二诊　十二月初二日

自述头眩耳鸣,诊其脉洪大而滑,此阴伤火郁,湿蕴下焦,用养阴清肝渗湿法,三剂后再诊。

按　方治颇切病,然患者湿蕴下焦,方治似可考虑加入车前,泽泻。

【病例二】　张左

眩晕一症,《内经》之论,属木属虚;仲景之论,以痰为先,而虚兼之。眩晕多年,频见梦泄,阴精亏损于下,阳气浮越于上,阴下注则遗,阳上冒则晕。谚云:无火不生痰,无痰不作眩。昔瘦今肥,动辄头目轰热作胀,短气神蒙,身强项直,如坐云雾之中,觉胸腹痞闷,气似窒塞。细揣病情,乃下虚上实,痰郁于中,脾气不能展输,肾阴不能上承,浮阳不能下降。拟和中化痰理气,镇摄肝阳,未知当否?

当归　沉香　磁石　明天麻　新会皮　白芍　北沙参　柏子仁　茯苓神　潼白蒺藜　鸡子黄　青铅

按　和中化痰,应加半夏。

【病例三】　嘉善　张碧山先生

脉来两尺沉细,左关细弦,右关沉滑。以脉论之,心肾之阴不足,水不涵木,肝阳化风上扰,脾经湿痰藉以上升。头目眩晕。胃足阳明之脉,起于鼻交频中。风与湿痰袭入阳明之络,当额似有物笼罩。平素嗜饮,湿胜中虚,腹泻有年,又有痰气,攻动有声,得食即止,脾源亦弱。木失水土滋培,虑风木鸱张,有偏枯之患。拟调营柔肝,以熄风阳,兼和阳明湿痰。

北沙参　丹参　蒺藜　法半夏　荷叶　当归　茯苓　白芍橘红　菊花　红枣

二诊　头者六阳之会,诸阴邪不能上越,惟风阳可到。眩而痛者,风火也。右脉浮弦沉滑,病在少阳阳明二经。昨进熄风化痰,未见增损,高顶之上,药力难以骤到,且心肾之阴素亏,脾土又薄,未宜骤补,始先清头目,愈后再为调理。

当归　法半夏　蔓荆子　橘红　竹茹　荷叶　北沙参　白芍　蒺藜　白芷　丝瓜络　黑芝麻

三诊　培养心脾,柔肝育阴。

柏子仁　黑芝麻　当归身　生地　丹参　法半夏　云茯苓冬白术　白芍　蒺藜　料豆　陈皮　菊炭　红枣

按　风阳与湿痰并患,虽心肾之阴素亏,脾土又薄,宜先清化,后商调补。

【病例四】　章右　泰兴

肾水不足,加以操劳,心火肝阳上升,头眩耳鸣,心忪目花,口鼻火生。拟滋水以制阳光。

北沙参　菊炭　元参　黑料豆　天麦冬　川石斛　怀山药合欢皮　丹皮　石决明

二诊　一水以济五火肾是也。烦劳伤阴,心火肝阳浮越于上,以致眩晕耳鸣,心忪咽干作呛,口鼻火生。进滋水制阳,脉数较静,阴气稍复,阴火较欽,宗前法治。

大生地　丹皮　女贞子　天麦冬　北沙参　川石斛　牡蛎
象贝母　杏仁　黑料豆　黑芝麻　元参　甘菊炭

膏滋方　加阿胶、茯神、龙齿、石决明、毛燕。冰糖收膏。

按　症属肾水不足,以致心火肝阳上升。先生宗王太仆法,壮水之主,以制阳光。

【病例五】　钱左　上海

肝为风木之脏,赖肾水以济之,血液以濡之。烦劳伤阴,水不涵木,心火肝阳内动,头目作眩,甚至倾跌,急为滋水柔肝,更宜静养为要。

大生地　归身　白芍　龙齿　柏子仁　西洋参　料豆　茯神　沙苑　川贝母　牡蛎　杭菊　黑芝麻　红枣

二诊　脉数较静,风阳稍平,不宜思虑烦劳,当静以摄之,滋以养之,徐徐调治。

生地　西洋参　当归　女贞子　丹皮　白芍　沙苑　杭菊　龙齿　牡蛎　怀山药　杏仁　柏子仁　黑芝麻　红枣

按　烦劳则阴伤,心肝火动。药宜滋,心宜静。

【病例六】　俞左

脉来寸浮而动,关尺沉细,水亏于下,心火肝阳上浮,阳明胃经又有湿痰,头目眩晕,虚火时升。当滋水柔肝,以熄风阳。

大生地　龙齿　白芍　当归(盐水炒)　茯神　牡蛎　料豆　北沙参　法半夏　陈皮(盐水炒)　丹皮　黑芝麻　荷叶

二诊　肾主封藏,肝司约束,阴亏于下,肝肾失藏纳之职,龙雷之火易于上僭,中气又乏,不能砥柱。气升胸闷,头目昏胀,虚火之症,起伏无定。投镇摄之法,已获小效,肢麻已好,腹中动气不平,惟觉胃呆谷少,卧着两足筋搐。肝营不足,心不藏神,仍以前法加减。

炙生地　炙龟板　法半夏　当归　白芍　牡蛎　女贞子　潼沙苑　灵磁石　元精石　合欢皮　佩兰　红枣　黑芝麻

三诊　人身卫气,昼行于阳,夜行于阴,日中则阳气隆,夜半则阴气胜。阳气不得下交于阴,上午则精神稍爽,夜半则气逆填胸,头目昏胀,梦多遗滑,神魂扰攘。夫气为血帅,气浮则血不能下行经脉,故腘肉削,筋强乏力。仍填纳下焦,以钦浮阳。

熟地　炙龟板　归身　龙齿　沙苑子　鲍鱼　法半夏　白芍　高丽参　五味子　柏子仁　枣仁　红枣

按　眩晕昏胀,梦多遗滑,不得不填纳下焦以钦浮阳。三诊选药颇有深意。

【病例七】　王左

肝为风木之脏,全赖肾水以济之,血液以濡之,肾脏阴亏,肝木自燥,燥则风火俱升,故上午头眩,口燥意热;腰脊作酸,血不足也;胁肋作痛,气不和也。宜滋水柔肝之治。

当归　生首乌　北沙参　黑料豆　丹参　新会皮　夜合花　柏子仁　橘叶　杭菊花

按　头眩、口燥、腰酸,滋水柔肝甚合。但胁肋作痛,宜加川楝子、延胡索以疏之。

【病例八】　徐左　六十七岁

形丰脉弦滑,舌苔白腻,舌旁紫暗,气虚痰盛,舌本觉胀,语言难涩,平素善茗,湿胜中虚,加以操劳,心脾又亏,眩晕嘈杂,溺如米泔,均是湿痰为患。夫肾脉络舌本,脾脉络舌旁,痰阻舌根,内风暗动,防有眩晕跌仆之虞。拟熄风化痰通络。

丹参　半夏　石菖蒲　僵蚕　郁金　当归　杭菊　蒺藜　苡仁　茯苓　橘红　竹茹　姜

按　此方以化痰为主。丹溪曰"无痰不作眩"旨哉斯言。

(三十五)中风

【病例一】　海盐　马赞斋州牧

体质素丰,气虚痰盛,五年前舌本作强,语言不爽,渐至两手无力,不利把握。去夏跌仆昏厥,逾时苏醒;嗣后足膝软弱,不能自持,日渐形瘦,大便旬余一解,先结后溏;有时气升痰上,呕吐粘痰食物,即神昏耳鸣,四肢益复不收。今春以来,音低气弱,谷食颇减。脉象沉小而滑,两寸较浮,右尺不足,舌腻苔黄。肝脾肺肾四脏俱亏，阳明湿痰不化。经云："心脾受风则舌强不语。"又云："肾虚脉痿则舌暗难言。"二者虚实不同。河间以为内风招风令人昏厥；东垣以为元气不足则邪凑之如风状；丹溪以为湿热生痰生火生风，令人僵仆。三子之发挥，均以内虚立论。尊体气分素亏，加以操劳主事，内火招风，脾经之湿痰藉以上壅，厥中之后而成风痱。音低者肾气衰也；肉脱者脾土衰也；气馁者肺金之衰也；筋脉软弱者肝营虚也。虚中夹实，拟固本培元，兼清阳明痰湿。然病势深沉，恐难奏效，犹恐气升痰涌，昏厥再至，则患属非轻矣。

台须　菟丝子　怀牛膝　归身　沙苑　怀山药　桑寄生
陈皮　牡蛎　云茯苓　白芍　半夏　红枣

二诊　昨进固本养营，正气稍复，虚热未清，谷食不思，脉细而数，舌苔腻黄，口干面色浮红，阴损阳浮，阳明湿蕴生热，当脐冲气筑筑动跳，语音不扬，肾阴益亏，中阳不摄，阴津不能生承，金无所润，肺气耗损，则音不宣。拟用养肺胃培肝肾，兼清痰热之治，俾胃开食进，阴气自复矣。

洋参　麦冬　料豆　川贝　谷芽　当归　怀山药　白芍
陈皮　茯神　牡蛎　毛燕　半夏　粳米

按　胃气为本，有胃则生。

【病例二】　史左

体质阴虚，肝风内动，右肢偏中，头眩肢麻足弱，久延非宜，拟养阴柔肝，徐徐调治。

当归　紫丹参　川断肉　牛膝　法半夏　明天麻　白芍
黑料豆　菊花　生地　红枣

按　阴虚风动，当养阴柔肝，此治本之法也。

【病例三】　宁波　江左

经谓三阳发病偏于左。气虚湿痰入络，右肢不遂，筋节酸痛，脉弦滑带急，虑其复中，当养营祛风，化痰利节。

当归　丹参　川断　黄芪皮　怀牛膝　制半夏　云茯苓
白芍　五加皮　天麻　桑枝　竹茹

二诊　肢节酸痛较好，惟步履乏力，大便作溏，气虚脾弱。

脉象尚带弦急,虚风未尽。当益气扶脾,兼熄风阳。

党参　黄芪皮　白芍　焦白术　明天麻　制半夏　当归　五加皮　川断　川牛膝　云茯苓　桑枝　橘络　红枣

按　气虚湿痰入络,用药双方兼顾。

【病例四】　朱伟生　左　直隶候补府

右寸脉濡,关尺弦细沉滑。气分不足,脾有湿痰,外风引动,客于脉络,营卫不利,右手巨指次指麻木,数月来上及臂臑,艰于握管,久延防有偏风之患。拟和营祛风舒络。

当归　丹参　半夏　威灵仙　橘络　天麻　桂枝　生甘草　秦艽　蚕沙　五加皮　桑枝

按　麻木由于气血不足,古云气虚则麻,血虚则木。又湿痰恋阻,脉络不宣,亦患麻木,此症兼而有之。

偏风即偏枯,亦称半身不遂。此类病由医师向患者及时作"中风预报",颇有深意。

【病例五】　赖左

营血不足,肝风驱痰上升,舌本作强,头目眩晕,肩筋脉作痛,甚则呕吐,防成类中。拟养营熄风,和胃化痰之治。

当归　法半夏　天麻　秦艽　僵蚕　蚕沙　竹茹　丹参　菊花　白芍　橘络　桑枝

按　选药甚精,再加制南星、刺蒺藜更佳。

【病例六】　范左

烦劳思虑,致损心脾。虚风内动,阳明湿痰,藉趋于络,四肢麻痹不用,忽忽不知人事,舌喑难言,风痱症也。舌苔滑腻而黄,阳明湿痰内蕴,先为养营熄风,兼和阳明,以化痰湿。

大丹参　半夏　茯苓　当归　白蒺藜　天麻　僵蚕　远志　北沙参　橘红络　川贝　竹茹

按　舌苔滑腻而黄,湿痰之明证。案中虽未及脉,以病情度之,谅必滑脉。

【病例七】　桐城　牛浩然茂才

经云:心脾受风则舌强不语。又云:肾虚脉痿则舌喑难言。

二者虚实不同。舌强年久，延经三载，痰黏而腻，下部乏力，脉弦右滑，左寸浮洪。烦劳伤阴，心火肝阳内动，阳明浊痰藉以上乘，阻于舌本，虑有类中之虞。拟育阴柔肝，兼以化痰通络之治。

北沙参　当归　石菖蒲　半夏　远志　怀牛膝　制天虫　竹沥　料豆　橘红络　蒺藜　桑枝

按　此亦疏补兼施，寓补于化之法。

【病例八】　李右

心脾受风，舌强言謇，口角流涎，脉象弦滑，当熄风化痰清络。

制半夏　僵蚕　橘红　北沙参　丹参　白蒺藜　茯苓　远志　菊花　竹二青(姜汁炒)　苏子

按　此方亦以化痰为主。

(三十六)不寐

【病例一】　无锡　杨钺翁

心主藏神，因惊动肝，肝阳扰犯君主，神不安舍，舍空痰火居之，烦扰不寐。脉象沉洪兼滑，舌苔腻黄。拟养心柔肝，以清阳明之治。

南沙参　丹参　石决明　生甘草　琥珀　竹茹　山栀　秫米　制半夏　茯苓神　龙齿

二诊　痰火较平，肝火较降，脉象沉候尤洪，阴虚夹湿，又值湿土司令之时，还宜养阴柔肝，兼清阳明。

北沙参　丹参　龙齿　抱茯神　山药　料豆　石斛　秫米　制半夏　炙甘草　竹茹

按　阴虚痰火内扰，烦扰不寐，上二方可取法。

【病例二】　项左

阳不交阴，寤不成寐，饮食日减，脉来弦数，暂用半夏泻心法，以图向安。

川连1.5克　炒枣仁9克　橘皮5克　远志5克　法半夏5克　石决明12克　麦冬9克　生甘草1.2克　茯神6克　竹

茹1.2克

按 川连以泻心火,半夏以化胃湿,此即半夏泻心法,不必搬用全套半夏泻心汤之药。

【病例三】 姚右

心烦头晕,寤不成寐,五火内炽,左脉弦大,治以苦泄。

川连1.5克 茯神9克 石决明12克 郁金4.5克 法半夏4.5克 炒枣仁9克 龙胆草3克 白芍3克 黑山栀4.5克 橘叶4.5克 竹茹1.2克

按 左脉弦大,心肝之火盛,用药偏重苦泄。方以黄连温胆汤合龙胆泻肝汤意。

【病例四】 徐左

心脾营损,肾阴又亏,屡屡不寐,食少便溏,腰腿酸痛。拟归脾汤加减。

党参 怀山药 龙齿 酸枣仁 百合 杭白芍 于术 紫丹参 茯苓 炙甘草 莲子 龙眼肉

按 归脾汤乃宋严用和所创,以治二阳之病发心脾。曰归脾者,从肝补心,从心补脾,率所生之藏而从所统,即所谓隔二之治。

【病例五】 崔右

恙由惊恐受病,惊则气乱心也,恐则气下肾也。心肾气虚,神志不能内守,闻声则惊惕不宁,彻夜不寐,谷食胃口日减,今夏又增腹痛便泄,胃气益疲,举动气促,不思食谷,心脾肾三脏皆亏。心虚则胆怯,以致魂梦不藏。先为调养心脾,俾谷食健旺,再商峻补。

参须 于术 怀山药 茯神 枣仁 佩兰 广皮 料豆 丹参 远志 法半夏 红枣

二诊 心脉较起,肝脉较大,肝阳似微萌动,咯痰稍爽,喉际微梗,无足虑也。仍调养心脾之治,俾谷食如常,再商峻补。

原方加川贝母,潼沙苑。

按 调养心脾,使胃气来复,谷食增进。盖脾胃为后天之本,古人云:有胃则生。

【病例六】 屈右

心脾肾三经亏损,木失畅荣,气化为火,扰犯于中,君主不安,心神恍惚,头眩火升。拟调营柔肝,兼养心脾。

当归　白芍　茯神　陈皮　炙生地　龙齿(煅)　怀山药　冬术　炙草　枣仁　党参　红枣

按　此方以养营为主。方以归芍六君加味。

【病例七】 郁右　常州人

肾水不足,不能涵木,君相之火上升,心神不安惊惕,卧不成寐,头眩肉瞤,胸闷作恶,舌苔灰黑,浊痰在胃,胃失下降。拟养阴秘中,以安君相。

南沙参　石斛　石决明　合欢皮　麦冬　元参　茯神　青果　黄连(酒炒)　竹茹　枇杷叶　丹皮

二诊　惊惕稍定,君相之火稍平,舌苔灰黑未化,胸咽不舒,肺胃之气不展,浊痰不清,溺后混浊,澄澈有底,此败精宿于精关,变而为浊。拟养阴清肝,兼舒肺胃。

南沙参　丹皮　枳壳　茯苓　麦冬　石斛　甘草　竹茹　炒山栀　黄连　石决明　枇杷叶　鸡子黄

三诊　脉数较静,阴火较平,肝部犹弦,厥气未和,上干心胃则心胸烦闷,肉瞤筋惕。舌苔前半已化,中后灰黑而腻,阳明浊痰未清,吞吐黏痰酸水。阴分曾亏,未便滋补,还以养阴清肝和胃。

南北沙参　甘草　丹皮　龙齿　茯苓神　枳壳　山栀　鸡子黄　天麦冬　川贝　竹茹　西琥珀　石决明　河井水各半煎。

服四帖后胸宽去枳壳,加郁金;如舌苔不化,加青盐半夏;如不寐,加秫米。

按　用药胸有成竹,丝丝入扣。

【病例八】 无锡　秦谈卿

烦劳太过,心肾营阴交亏,肝阳扰动,逆扰君主之神,气不归舍,舍空则痰火居之。心胆自怯,健忘少寐,动则气喘,头眩目花,胸脘不宽。拟养阴柔肝,兼和阳明,以清痰气。

北沙参　法半夏　抱茯神　黑山栀　龙齿　琥珀　石决明
丹参　麦冬　郁金　竹茹　青果

二诊　心肾较安,健忘较好,惟动则气升作喘,头鸣而眩。脉象两尺尚洪,龙雷之火不藏,拟滋水制阳,须宜静养为是。

北沙参　龟板　抱茯神　元参　川黄柏　石决明　石菖蒲
麦冬　龙齿　丹皮　生甘草　半夏　竹茹

按　健忘少寐,头鸣而眩,时下此病甚多。动则气喘,胸脘不宽,老年人患者亦较多,此案用药,足可取法。

(三十七)郁证

【病例一】　杨右

郁之一症,共有六条:气、血、痰、火、湿、食也。脉象虚弦左细,右关浮弦滑疾。郁损心脾,肝胃不清,痰气阻滞于中,胸脘不舒,饮食入胃,则气闭神昏,牙紧肢冷,背俞作胀,吞酸作吐;脾阳不升,浊痰上蒙清窍,左目红丝,瞳神缩小,视物不明;胃浊不降,大便艰难;目眶青黑,痰滞于脾;经来腹痛,木郁不达。拟和畅肝脾,化痰舒郁。

丹参　制半夏　橘红　郁金　蒺藜　枳壳　山栀　茯苓
远志　竹茹　石菖蒲　佛手

按　方中已用山栀,应加丹皮以配之。

【病例二】　林右

郁损心脾,木不条畅,胸咽作梗,心悸腹鸣作痛,食不甘味,拟调畅心脾,以舒木郁。

党参　山药　远志　酸枣仁　郁金　白术　佩兰　煅龙齿
龙眼肉　当归　炙甘草　金橘叶　广木香　红枣

二诊　进养营合妙香散,养心脾以开郁,心神较安,胃亦较苏,前法进治。

党参　酸枣仁　远志　佩兰　炙甘草　陈皮　麦芽　红枣
白术　茯苓　当归　龙眼肉　广木香　煅龙齿

膏方：

潞党参 90 克　沙苑 60 克　当归 45 克　佩兰 45 克　炙甘草 12 克　龙眼肉 90 克　炒白术 45 克　煅龙齿 90 克　怀山药 90 克　茯神 60 克　木香 15 克　合欢皮 45 克　白芍 30 克　枣仁 90 克　香附 30 克　红枣 125 克

煎汁 3 次，冰糖 250 克收膏。

按　养心脾为主，舒肝郁为辅。

【病例三】　姚左　卢州府

胃之大络，名曰虚里，入于脾而布于咽。恼怒动肝，肝阳上升，虚里受病，始则会厌作梗，似有物阻，继之胸闷嗳气，食入不舒。拟抑木畅中。

蒺藜 9 克　茯苓 6 克　郁金 4.5 克　乌药 2.4 克　陈皮 3 克　法半夏 4.5 克　当归 4.5 克　丹参 6 克　枳壳 3 克　金橘叶 10 片　砂仁 1.8 克　佛手 1.5 克　苏梗 3 克

二诊　嗳气已减，会厌亦舒，胸脘又复作痛，厥气未和，治宜宣泄。

当归　蒺藜　法半夏　镑沉香　茯苓　木香　槟榔　佩兰　乌药　陈皮（盐水炒）　枳壳

原方去槟榔，加玫瑰花、南沙参、生姜 30 克，煎汤泛丸。

按　此即梅核气症，多由肝郁气滞痰凝，咽部痰气互结所致。《金匮》所谓："咽中如有炙脔"，吞之不下，吐之不出。常兼见胸脘痞闷，气郁不畅，呃逆恶心。治宜解郁化痰为主。

【病例四】　宋右

脉象沉弦细缓，肝脾郁而不达，气化为火，神明被扰，有时神志不清，语无伦次，迄今四年，胸脘不畅，痰郁气痹，虑成癫痫之疾。拟解郁化痰，以清神志。

丹参　橘红　枳壳　蒺藜　云茯苓　竹茹　郁金　龙齿　佛手　丹皮　川贝母　制半夏　合欢皮

二诊　抑郁成病，似乎风痰，神志不甚了了，乍明乍昧。脉弦细带急，气郁化火，火动痰升。仍清通神明，以舒木郁。

丹参　远志　西琥珀　郁金　蒺藜　制半夏　川贝母　龙齿　石菖蒲　麦冬　柏子仁　竹茹　合欢皮

三诊　脉象左关较平,右脉沉而涩滞,肝脏之风阳较静,心脾之郁未舒,气不畅达,神呆默默不语,耳音不聪。拟调畅心脾,以开机窍。

归身　川贝　制半夏　丹参　茯神　香附　石菖蒲　远志　柏子仁　郁金　陈皮　北沙参　佛手　橘叶

按　病由抑郁而来,当以解郁为主。

【病例五】　汪右

上升之气由于肝,肝逆之来必犯胃腑。由胃至肺,散于分肉之间,觉脉络壅胀,仰卧则胸膺绷紧。肺主气,管摄一身,肺气不能周行,痹郁于上,拟用四磨饮加味。

槟榔0.6克(磨冲)　乌药0.6克(磨冲)　沉香0.6克(磨冲)　郁金0.6克(磨冲)　白蒺藜　石菖蒲　炙远志　法半夏　新会皮　云茯苓　姜

二诊　叠进四磨饮,胸次较舒,脉象弦急之象已减。咳嗽痰不爽,腑气不畅,舌尖麻辣,气郁化火,湿痰因气而滞,还宜宣畅。

香附　沉香　法半夏　郁金　丹参　苏子　枳壳　陈皮　小草　乌药　川楝皮　金橘叶

按　病从气郁而来,治宜疏化为主。

(三十八)癫狂

【病例一】　福晋　右　光绪六年(庚辰年)八月十六日

太后旨下,命马文植至宝公府为福晋诊脉。福晋为慈禧皇太后同胞姊妹,故又命佽医士及内务府司员翁同往,着李总管先行。知道遵旨退出前往,宝公府门卫森严,规模壮丽,文植进诊,审是癫病,已十年卧床不起,但食生米,不省人事。诊毕辞不可治,公爷坚命立方,因拟泻心汤加琥珀、龙齿、麦冬、竹茹。

二诊　八月二十日

据云已两日不食生米,神气亦稍安静,用原方加减。

按　泻心汤泻其火,加琥珀等四味,安神生津之品,虽不能痊愈,亦能取效一时耳。

【病例二】　通州　陈星槎　孝廉

脉沉细微数,左关弦,右关小滑,沉主郁,细乃阴亏,滑为痰,数为热。心脾不遂,气化为火,液变为痰,痰火上逆,心包神明蔽障,以致多虑,神志不甚了了,如癫如痴,时明时昧,夜寐不稳。舌苔灰黄,腑气三旬未通,痰热蕴于阳明。拟育阴柔肝,兼通神明,以化痰热。

麦冬　丹参　郁金　黑山栀　竹茹　川贝母　甘草　石菖蒲　瓜蒌仁　制半夏　辰茯神　石决明　琥珀　青果

二诊　日来痰火得宁,舌灰已退,腑气通调,脉息滑数之象已平,惟沉弦细。心脾之郁,木失畅荣,神识呆钝,志意不乐,疑虑不决。当养心脾,以畅舒木郁。

当归　橘红　抱茯神　郁金　法半夏　生甘草　丹参　香附　合欢皮　枣仁　远志　石菖蒲

三诊　右脉较起,左部尚沉,木郁不畅,志意不遂,心胸时觉恐荡,心脾不足,拟用归脾加减。

参须　橘红　远志　于术　枣仁　合欢皮　归身　香附　木香　半夏　炙甘草　石菖蒲

四诊　脉沉较起,木郁稍舒,神识亦慧。夜卧烦扰,疑虑不决,痰郁于脾,心气有偏,从心脾调治。

西洋参　龙齿　远志　橘红　合欢皮　石菖蒲　降香　辰茯神　当归　炙甘草　枣仁　竹茹　半夏

按　脉细滑数,舌苔灰黄,化痰清热为主。舌灰退,脉数平,当养心脾。方取归脾合定志丸加减。

【病例三】　羊城　韦左

经谓神伤思虑则肉脱,意伤忧焦则肢废。思劳抑郁,心脾不遂,木不调达,气化为火,阳明浊痰藉以上趋,神志不灵,卧且少寐,四肢颤震乏力,脉沉弦急右滑,癫病之象。当解郁化痰,佐清神志。

丹参　半夏　茯神　川贝　橘红　竹茹　蒺藜　远志　石菖蒲　甘草　郁金　瓜蒌子

二诊　脉来弦滑之象已减,痰火稍平,寐亦稍安,惟腑气不利,还宜清通神明,以降痰热。

制半夏　丹参　川贝　郁金　橘红　麦冬　竹沥　远志　石菖蒲　瓜蒌子　蒺藜　茯神　青果

三诊　痰火较平,神志较爽,颤震稍好,惟步履乏力,心脾之郁未舒,营气尚仍不足,再宗前方进治。

前方去青果、川贝,加当归、桑枝。

四诊　左脉较平,肝阳稍降,右关弦而疾,阳明痰气未清,步履神志均见爽健,还宜前法。

北沙参　制半夏　瓜蒌仁　橘红络　蒺藜　石菖蒲　丹参　胆星　川贝　郁金　麦冬　竹沥

又接方　加当归、粉甘草、竹茹、远志、茯苓、桑枝,去麦冬。

按　少寐颤震,神志不灵,解郁化痰兼以清降,诸恙均退矣。

【病例四】　江西　朱玉圃　六十七岁

秋间两足软弱,服地黄、升麻、吴萸、贝母、料豆、当归、白术、白芍等剂,遂致头眩倾跌;嗣进高丽参、熟地、附子、香附两剂,神识昏昧,不时躁扰,妄言如痴;更进祛风劫痰药不应效,邀往诊治。切其脉沉细数,左关较右弦大,面目甚红,彻夜不寐,胡言妄语,声不壮厉,舌上微有白苔,溺赤大便四日未解,乃为之立方案云:心主血而藏神,肾藏精与志,平素操劳,心肾皆亏,肝气又多抑郁,气化为火,液变为痰,痰火上忤心包,君主被蒙,以致神识不清,语言无序,夜分躁扰如狂。脉象沉细而弦,右关较盛,沉为郁,细为阴亏,弦乃气滞。尊年气阴已亏,木郁不达,无实火实痰,若见洪大,定有发狂等变。目下惟有养心神,舒木郁,俾气平火熄,得寐乃安。

当归　北沙参　远志　川贝母　云茯苓　丹参　郁金　合欢皮　蒺藜　法半夏　竹茹

二诊　肝木较平,神安能寐,稍思纳食,妄言亦减,面红稍退。原方去蒺藜、川贝,加石菖蒲。

按　心肾皆亏,又多气郁,以养心神,舒木郁治之,诸恙皆减。故治病必问其起病之根源。

【病例五】　马右

恙由惊恐起见,惊则气乱,伤乎心也;恐则气下,伤乎肾也。心胆气偏,痰涎沃乎心包,神志瞀乱,痼不成痴,或歌或笑,或泣或悲,饮食倍于曩昔,阳明痰火有余,成为癫症。拟用泻心温胆法。

朱砂拌麦冬　石菖蒲　黄连　琥珀　川贝母　郁金　橘红
石决明　枳实　粉甘草　元参　猪心血　竹沥

按　泻心治火,温胆治痰。

【病例六】　中州　王右

心肝郁而不遂,气化为火,液变为痰,痰火上升,神志被蒙,语言错杂,或悲或喜。拟解郁化痰,以清神志。

辰麦冬　瓜蒌仁　郁金　竹茹　生甘草　远志　琥珀　川贝　法半夏　胆星　石菖蒲　茯神　龙齿　青果

二诊　神志稍清,惟颧红则病发。原方加黑栀、竹沥。

按　解郁化痰,切合病机。

【病例七】　方左

心主血而藏神,肾藏精而与志。肾阴不足,木挟相火上升,阳明浊痰,藉以上趋,以致神志不灵,语言不爽,常多喜笑。经谓:"神有余则笑不休"。又云:"心气热,则下脉厥而上,上则下脉虚,虚则生脉痿"。故两足筋脉缓纵,行步拘挛。抱恙年余,难期速效,拟养阴柔肝,以清神志,徐徐调治。

北沙参　远志　丹参　法半夏　麦冬　橘络　茯苓　女贞子　生甘草　当归　郁金　姜汁炒竹茹

二诊　脉象左关细弦,右尺沉候,动而带滑,余部平平。肾脏阴亏,水不涵木,木旺生火生风,相火内寄于肝,肝阳一动,相火随之上忤心包,阳明痰浊因之上扰,以致神志不灵,常生喜笑。心脉络舌本,脾脉络四肢,热痰入络,脉络虚则血不自荣,舌本作强,语言不爽,足肿筋脉缓纵而不能自持。且阴精不时摇动,龙雷之火不藏。仍以育阴柔肝,以清神志。

生地(蛤粉炒) 玄武板 女贞子 黄柏 法半夏 北沙参 麦冬 远志 元参 当归 橘络 竹茹

三诊 脉象较静,龙雷之火渐藏,惟机窍未灵,语言未爽,筋脉缓纵未收。仍宗原法进步主之。

生地 玄武板 女贞子 法半夏 橘络 丹参 北沙参 远志 石菖蒲 龙齿(煅) 桑寄生 竹茹

丸方加当归、白芍、黄柏、旱莲草。

按 此症以养阴为主,清化为辅。

【病例八】 杨左

心郁化火,脾郁生涎,痰热上忤心包,神志不清,语言昧乱,夜不能寐,势成癫疾。拟清通神明,以化痰热。

大丹参 薄橘红 川贝母 黑山栀 石菖蒲 云茯苓 川郁金 琥珀 丹皮 麦冬(朱砂拌) 生石决 枯矾 青果

按 清化痰热选药甚精。上方取定痫丸合白金丸化裁。白金丸又名郁矾散,由白矾、郁金二味组成。白矾酸咸,能除顽痰;郁金苦辛,能去恶血;痰血去则心窍开而疾已矣。

【病例九】 葛右

脉弦左大,心脾肝郁不遂,气化为火,液变为痰,痰火上升,神智有时不清,默默不语,虑成癫疾。宜通神明,以清痰气。

紫丹参 粉丹皮 大贝母 云茯苓 法半夏 薄橘红 川郁金 石决明 石菖蒲 瓜蒌仁 远志肉 竹二青 橄榄膏

二诊 痰火较平,惟神智尚未全爽。仍清通神明,兼制肝阳。

大麦冬 法半夏 郁金 琥珀 粉丹皮 紫丹参 薄橘红 大贝母 茯神 远志 石菖蒲 粉甘草 南沙参 龙齿

清水煎橄榄 500 克,石决明 250 克,取汤为丸。

按 方取定痫丸合橄榄膏,功在开郁、涤痰、清心、安神。橄榄膏又名青果膏。

【附】　橄榄膏制法：取橄榄 5 千克，敲损，入砂锅煮数滚去核，入石臼捣烂，仍入原汤煎腻，出汁易水再煎，煎至无味，去渣，以汁共归一锅，煎浓成膏。用白明矾 25 克，研粉入膏搅匀。每日早晚各取膏 9 克，开水送服。或初起轻者，取橄榄咬损一头，蘸矾末入口嚼咽，橄榄之味更美，至愈乃止。马先生曰："此方不特能治痴癫，即小儿惊风后，手足有时抽搐，神呆目定，均可服之。"

【病例十】　宋左

心肝郁而不遂，气化为火，液变为痰，痰火上升，神明为之蔽障，神呆不语，夜卧不安，头面四肢瘙痒。脉沉数右滑，舌苔腻黄，痰热内蕴阳明，已成癫疾。拟清心胃，化痰解郁，兼通神明。

沙参　丹参　法半夏　郁金　茯苓　石菖蒲　橘红　远志　川贝母　生甘草　竹茹　琥珀

按　清火先清心、化痰先和胃。

【病例十一】　汪右

心肝郁而不遂，气化为火，痰随火升，上忤心包，君主被蒙，神呆目定，语言不经，寤不安寐，势成癫疾。当解郁化痰，以清神志。

丹参　法半夏　石菖蒲　远志　郁金　茯神　琥珀　甘草　川贝　龙齿　竹茹

二诊　解郁化痰，神志稍清，夜寐稍酣。舌苔右半灰黄，脉弦细数。阳明痰热未清，再宗前法。

原方加黑山栀、麦冬、青果。

另：枯矾 0.6 克　濂珠 0.6 克　猪血拌研下。

按　珠矾以猪血拌研，真有巧思。方取归神丹合白金丸加减。

【病例十二】　山阴　朱左

脉象左三部细弦而数，右部沉洪而滑。木郁化火，阳明痰气不清，脘中迷闷，神志欠灵，头昏两耳欠聪，夜寐少卧，痰火扰动于中，君主被蒙，如癫如痴之状。拟解郁清肝，兼清阳明，以降痰热。

89

郁金　川贝　生石决　甘草　丹参　黑山栀　橘红　龙齿
竹茹　石菖蒲　青果　法半夏　麦冬

二诊　脉象仍弦细微数,右部沉洪之象已退,阳明痰热已降,夜寐稍酣。耳闭,脘中仍觉迷闷,口干而热,厥阴气火未宁,仍从解郁清肝,兼清阳明痰热。

原方去青果,加琥珀、茯神。另加服青果膏。

按　痰火扰动,如癫如痴,拟方化痰为主,清热为辅。

【病例十三】　松江　沈左

心主藏神,心气有余,则喜笑不休。恙起多年,卧中喜笑,甚至起坐,不由自主,脉象左部浮大而弦。此肝阳扰乱君主,神志不藏显著,癫痫之疾。拟育阴清肝,以安神志。

辰麦冬　竹沥　川贝母　生甘草　青果　灯蕊　川黄连
丹皮　龙齿　石决明　琥珀

按　此方清肝安神,佐以涤痰,用药甚精。

(三十九)痫厥

【病例一】　廖右

肝胆郁热,腷胀神昏,六脉弦紧,惟恐痫厥。

川连1.5克　钩钩12克　橘皮4.5克　郁金4.5克　法半夏4.5克　黑山栀4.5克　炒蒺藜9克　茯神6克　石决明12克

按　此痫症之初也,先治痰火。

【病例二】　金右

脉象沉弦兼滑,肝脾不和,痰郁气滞,痫厥多年,发时火升心荡,旋即昏闭,肢搐流涎。此龙雷之火,鼓激痰涎,上忤心包,气机不利。拟和肝脾清痰气,以制龙雷。

丹参　龙齿　远志　蒺藜　郁金　半夏　茯苓　橘红　北沙参　佛手　川贝母　竹茹

按　此方以龙齿制龙雷,可加牡蛎、蛤壳协助之。

【病例三】　江左

脾肾素亏,去夏时感病后,阳明痰气未清,肝阳化风上扰,昏晕肢搐咬牙，迄今一年，夜分必发，四肢常冷，头额昏痛，谷少成痰，精动滑泄，少阳气火填胸，脾肾气伤，厥逆之气，上干中胃，已成痫厥痼疾，不易调治。拟培脾肾，以制肝逆。

参须　冬术　当归　白芍　法半夏　陈皮　炙草　茯苓　蒺藜　乌贼骨　煨姜　红枣

二诊　痫厥稍退轻减，饮食较增，惟少腹䐜胀未松，日来腹痛便不爽利，湿浊滞于气分，精关频滑，气不固摄。拟和脾止泄，并纳肾脏。

参须　于术　归身　青皮　乌贼骨　橘饼　怀山药　炙甘草　乌药　蒺藜　法半夏　姜　红枣

三诊　痫厥见轻，少腹硬满未松，精关不固，食入停中不运，脉象沉细而迟，脾肾阳衰，风木侮土。拟调脾肾，以熄肝风。

参须　丹参　当归　郁金　夜交藤　青皮　桂枝　白芍　蒺藜　天麻　柏子仁　煨姜

【病例四】诸左

抑郁伤肝，思虑伤脾，痰气痹郁于中，痫厥气闭痰壅，头目眩晕，宜疏气解郁。

郁金　白蒺藜　天麻　制香附　杭菊花　法半夏　茯苓　瓜蒌仁　橘红　远志　石决明　金橘叶

按　此即解郁舒肝之治法。

医论：痫厥

丹溪以痫厥为痰热；河间以为热甚生风，火痰必兼风化；《内经》则以肾虚为本。肾水不足，龙火上升，雷火相从，化为内风，故作搐搦。搐搦则遍身津液逼迫而上，随气逆而出于口，填塞其声音，迫之如畜鸣，五脏皆得而病也。后人谓为牛、马、猪、羊、鸡五痫之名，治以攻风劫痰，治不中法，疾多不止。不知始宜清其痰热，继当滋肾以潜其龙雷，五脏安和，阴气内摄，阳不上升，火安其位，可转重就轻，轻斯止矣。又有郁闷之人，亦得此疾，盖心郁化火，脾郁生涎，肝郁则木不条达，气道不利，屈无所伸，怒无由泄，经脉壅闭，痰滞脏腑。亦卒然昏仆搐搦，口目牵掣，法宜解郁舒肝,久之亦宜调补。如小儿之痫,有因惊而得者,有得于母腹中者。惊属风痰,惊作三次,则变成痫。此乃痰热恋于膈间,一时气道壅塞,故昏冒肢搐,治当豁痰为标,补肾为本。其得于母腹中者,名之胎痫,盖子脐系于胞蒂,随母呼吸,母有所惊,随呼吸得之,邪舍于肾。小儿初生亦不即发,必待外邪触感而作,有数月后发者,有三五日后发者,亦宜标本兼顾,庶而就痊。

(四十)痹证

【病例一】 陆右

营血素亏,昔年有风痹之患,阳明之脉不荣,又受外风,右肩臂痛,肌肉发浮,运脉而痛可止,乃血脉不能流贯。脉象弦细虚涩,常多不寐,血虚明征,拟养营舒络之治。

当归　白芍　生地　丹参　续断　黄芪皮　桂枝　炙草
夜交藤　秦艽　甜瓜子　桑枝　红枣

酒药方:去甜瓜子,加枣仁、冬术。

按　血虚风痹之症,以《金匮》黄芪桂枝五物汤化裁。

附方

黄芪桂枝五物汤(《金匮要略》)

黄芪　芍药　桂枝　生姜　大枣

〔功效〕益气温经,和营通痹。

〔主治〕血痹证。症见肌肤麻木不仁,脉微而涩紧。

【病例二】 湘城　钱左

肝肾血亏,虚而生风,脾虚生湿,营卫不和,络脉不利,四肢麻痹不仁,指节屈伸不利,耳鸣腰背轰热,虑成风痹痿躄之症,宜和营熄风,兼舒脉络。

归身　白芍　丹参　桂枝　续断　秦艽　怀山药　蒺藜
甘菊　苡仁　桑枝皮　红枣

【病例三】 吴左

肝肾不足,寒风湿邪,袭于下焦,留于脉络,股腿痛痹,连及足踝,发时寒热,业已有年。当养营温通经络。

当归　白术　巴戟肉　五加皮　木瓜　秦艽　丹参　川续断　萆薢（盐水炒）　苡米　桂枝　川牛膝　桑枝　陈酒

又方：姜皮60克　蕲艾60克　木瓜60克　红花60克　丁香14粒

上药煎汁两大碗，用紫花布十方，剪如护膝样，浸于药汁内，日晒夜浸，收干为度。每层用硫黄细末掺少许夹好，再用黑布一层，作面着肉扎贴。

又方：细辛　荜拨　草乌　官桂　共研细末，撒包脚布上包即愈。

按　寒湿浸袭，引起股腿痛痹，用养营温通经络甚合，但不易速效。外用药汁收入布内，着肉扎贴，此法甚妙，可以采用。

【病例四】　桑左

人身之中，气为卫，血为营。营行脉中，卫行脉外，营卫流行失度，客风从风门而入。始见项强，继之肩背两臂筋脉不利，头昏耳鸣目花，胸闷作哕。血少肝虚，脾气郁滞，脉象左沉，右部浮弦细数，法宜养血祛风，佐以理气。

当归　丹参　蒺藜　夜交藤　续断　白芍　陈皮　橘络　菊花　制半夏　秦艽　桑枝

二诊　养血祛风，兼理气滞，耳鸣胸闷稍好，惟头目未清，肩臂经脉不利，骨骱作响。得汗稍松，缘系伏风在内，邪溢汗解之义也。太阳行身之背，自项后直抵足端，故四肢筋脉皆不展舒。仍原方加减。

当归　丹参　白芍（桂枝炒）　天麻　蚕砂　秦艽　续断　夜交藤　蔓荆子　生地（红花炒）　蒺藜

又方：蕲艾　川草乌　桂枝　威灵仙　羌活　陈酒

煎汤以布淋汁熨之。

按　血少肝虚之体，祛风必先养血。方中白芍以桂枝炒，和营卫也；生地以红花炒，生新血必祛瘀血也。

【病例五】　赵左

下体痹痛，脉来细软，此系水中无火，法当温补。

熟地15克　炒归身4.5克　炒杜仲9克　川断4.5克　杞子4.5克　鹿角霜6克　金毛脊4.5克　牛膝炭6克

丸方：

党参90克　杞子90克　虎胫骨156克　金毛脊46克　熟地156克　炒归身60克　龟板胶60克　沙苑子60克　制于术125克　炒杜仲90克　云茯苓90克

为细末，桑枝膏丸。每早服12克，开水送下。

按　此症汤方取左归，丸方取虎潜意。

【病例六】　黄右　黄桥

伤湿，左足外踝，痛至腿膝，麻冷难于任步，拟养血温经。

当归　五加皮　怀牛膝　狗脊　桂枝　制附子　生地　巴戟天　秦艽　独活　木瓜　红枣　陈酒

按　此《千金》独活寄生汤化裁。

【病例七】　汤左

经云：痹生于湿，湿为阴邪，阳微则湿胜。湿邪流窜经隧，痹而且肿，动则作痛，舌苔满白，非湿而何？虽似中风，实非中风。经隧之病，若投滋腻，则经络愈形壅滞，湿无由泄，病者不知，医者须究其源。鄙意拟辛温通络，络湿一清，则气血流贯，恙斯减矣。

苍术　小朴　白茄根　独活　秦艽　当归　苡米　茯苓　海风藤　桑枝　兼服活络丹。

二诊　痹之为病，湿胜则肿，寒则多痛，风则多动。今四肢关节肿痹，经脉隧道，皆为湿困，胸膺不畅，清阳不运。昨方稍效，宗原意主之。

原方去朴、术，再服数帖。

三诊　痹症已见轻减，苔亦较化，惟是汗多，动彻不寐。肥人气虚，责之于痰，且时值夏热，最易伤阴耗气，兼之平素操持，心营又损，卧中惊惕，神不安舍，但络湿未清，未能滋补，宜养营通络，兼养心气。

当归　夜交藤　丹参　柏子仁　茯苓　苡米　独活　秦艽　蚕砂　川牛膝　桑枝

四诊　痹症以湿为主,风寒兼之。湿为阴邪,阳虚则湿胜。治法皆以辛温,开通经络为主,则痹自已。经治之后,恙势虽减,而腰半以下,尚觉板重不舒,指节虚浮未尽,络湿未清,经气不行,不宜峻补,宜和营卫舒经络,佐渗湿邪。

当归　白芍　川断　桂枝　茅术　川牛膝　参须　秦艽　独活　海风藤　五加皮　桑枝

五诊　痹之一症,不外乎风、寒、湿三气杂合。痹自外生者,则阳受之,命曰风痹;自内生者,则阴受之,命曰湿痹。今四肢浮肿,筋脉拘急不和,舌苔满白,湿邪痹郁经络,气机不遂,还宜利湿通络为是。

茅术　云茯苓　苡仁　乌药　蚕沙　川牛膝　丝瓜络　当归　赤芍　秦艽　桑枝

按　《素问·痹论》谓:"湿气胜者为著痹",著者,著而不去,故曰:"湿胜则肿"。此症关节肿痹,明是湿邪为病,故用辛温通络,三诊以后参以养营。

【病例八】　过左

经云:身半以下,湿中之也。肝肾阴亏,脾湿下注,脚气作痛有年,每交湿令则发,今则痛移腿膝,膝盖浮胂,屈伸不利,已成湿痹之患。右臂筋脉起瘰如贯珠,此乃湿痰流窜经络。脉象左浮弦而细数右细。拟养营宣通经络。

归身　蚕沙　竹茹　法半夏　苍术　川断　五加皮　苡仁　秦艽　橘红　桑枝

另:服指迷茯苓丸、三妙丸各半均服。

又洗方:姜皮　苍术　归尾　威灵仙　葱　白加皮

二诊　湿痹肿痛稍减,脉数略和,络湿渐有化解之机,宗前方治之。

原方加丹参、萆薢、牛膝。

按　湿痹肿痛,汤丸并进,效果较速,方药可取。

【病例九】　潘左

湿痹一月有余,膝踝肿胀,动则作痛,脉弦细舌白,络湿未清,营血未能流贯。拟养营通经络之痹。

茅术　独活　黄柏　赤芍　萆薢　川牛膝　薏苡仁　桔梗
五加皮　威灵仙　当归　桑枝

二诊　湿痹痛减,肿热未清,筋脉抽掣,入暮多热,阴虚络湿不清,仍养阴通络。

炙鳖甲　薏苡仁　防己　陈皮　川黄柏　苍术　独活　桑枝　秦艽　归身　川牛膝　萆薢　丝瓜络

按　方取四妙散加味。

【病例十】　薛左

湿痹,两足踝跗肿痛数年,不时举发,筋脉抽掣,阴虚络中有热,当养营利湿通络。

当归　黄柏　炙鳖甲　秦艽　独活　丝瓜络(炙)　萆薢
赤芍　牛膝　防己(酒炒)　地龙两条(用竹刀剖去泥,酒洗)
桑枝　陈酒

二诊　原方去当归、牛膝、独活、秦艽,加:玄武板、元参、地骨皮、知母、天冬、羚羊片。

三诊　湿痹足跗肿痛已减,跟踝肿热未退,夜分作痛,痛如火燎,仍养阴清络。

黄柏　防己　秦艽　参三七　丝瓜络　萆薢　炙鳖甲　独活　木通　忍冬藤　知母　川牛膝　络石藤

另:服滋肾丸6克,开水下。后又服知柏地黄丸6克。

洗药方:紫苏9克　白芷6克　没药8克　独活9克　木瓜9克　葱30克　煎水洗。

按　初诊养营利湿通络,三诊见其夜分作痛,痛如火燎,当以养阴清络,方中宜加生地、丹皮。

【病例十一】　龙左

足太阳为阳明之纲领,行身之背。风湿相乘,腰酸背痛,卧难转侧,指节作麻,虑成痹患。当开泄太阳。

桂枝　防风　前胡　独活　蚕沙　赤芍　陈皮　海风藤
秦艽　羚羊角　丝瓜络　桑枝

二诊　昨进开太阳法，背痛略减，痛在心肺两俞，入暮为甚，卧难转动。素禀阴亏肝旺，恙起于疟，病后微作咳嗽，腑气不爽，四肢关节，酸麻欠利。脉象弦数，左甚于右。此暑湿之邪未清，复受外风，袭于脉络，经气不行。湿为阴邪，故入暮为甚。肺为气之主，管摄一身，与大肠为表里，肺气亦不周流，仍宜昨法，参以畅肺化痰。

前胡　杏仁　法半夏　蒺藜　秦艽　橘络　羚羊角　蚕沙　桂枝　茯苓　竹茹　桑枝

三诊　背为胸中之府，肺位最高，附于脊之第三椎，肺气不能展输，湿痰流于脉络，背俞作痛，转动维艰。进开宣泄降之法，痛势稍减，脉亦稍和，惟腑气未通，不时作嗳，四肢筋脉欠利。上脘不行，则下脘不通，还宜宣畅肺气。

全瓜蒌　杏仁　枳壳　法半夏　枇杷叶　丹参　橘络　丝瓜络　秦艽　蒺藜　羚羊角　茯苓　竹茹

四诊　背痛似如负重，作于丑寅之时，四肢酸软乏力，进开太阳宣肺气，痛势略缓。痛时觉心烦意热，坐卧不安。脉象左关浮细而弦滑，右关沉候洪滑，风兼湿痰，流于经隧。丑时气血注于脾，疟病之后，邪留于肝，少阳与肝为表里，为一身之枢机，厥少不和，故起伏有时。拟宣畅气血，兼和厥少。

当归　丹参　柴胡　羚羊角　法半夏　白蒺藜　丹皮　钩钩　枳壳　丝瓜络　夜交藤　杏仁　竹茹

五诊　背痛已减，惟足酸麻无力。脉象细数而弦，右关沉候洪滑，湿蕴太阳阳明，仍宜畅气血以通络。

当归　丹参　防己　丝瓜络　羚羊角　钩钩　黄柏　夜交藤　秦艽　丹皮　柴胡　蒺藜　桑枝

六诊　背痛已减大半，惟四肢肌肉筋脉之痛依然，两足犹甚，意热口黏。脉息弦数之象已减，两关沉候尚洪，阳明湿热与木火内蕴，筋脉为之燔灼，拟养阴清络之治。

羚羊角　细生地　木通　丹皮　钩钩　石膏　黄柏　丝瓜络　荷叶筋　知母　丹参　桑枝

七诊　脉象沉洪已减,左关尚弦,伏风未清,余湿未尽,足掌麻痛,难于步履,小溲不畅,阴虚气不化湿,拟养阴清气化湿,兼理伏风。

中生地　当归　大白芍　鳖甲　黄芪皮　桂枝　焦白术草薢　苡米仁　防风　泽泻　橘络　桑枝　阿胶

八诊　进和营卫以祛风湿,四肢麻痛已减,惟小水欠利。阴虚气不化湿,宗前法加减。

中生地　当归　黄芪皮　桂枝　草薢　泽泻　台乌药　防风　苡米仁　阿胶　怀牛膝　白芍　石菖蒲　桑枝

九诊　阴亏肝旺之质,湿热之邪,留滞营络。肌痹大势已退,惟两足指掌麻胀作痛,腿膝酸软。小溲燥气,热湿不清。拟育阴调营,兼宣络利湿。

中生地　当归　白芍　草薢　豨莶草　丹参　桂枝　淮川七　续断　陈皮　龟甲　桑枝　红枣

十诊　湿邪已去八九,下部惟觉软弱,营阴未复,当培养脾肾。

中生地　当归　女贞子　怀山药　怀牛膝　料豆　肥玉竹西洋参　续断　阿胶　陈皮　桑枝　红枣

按　此症甚复杂,阴亏肝旺之体,患疟之后,厥少不和,邪湿留于太阴阳明,先生立法,第一步开泄太阳,以太阳为阳明之纲领。第二步宣畅肺气,以肺主一身之气也。第三步宣畅气血以通其络。第四步养阴清络,木火内蕴,伤阴灼筋,非清养不可。最后一步培养脾肾以复其阴。

【病例十二】　许右

湿痹两足外拐,当利湿通络。

当归　焦苍术　泽泻　防己　苡米　晚蚕沙　丹参　川黄柏　茯苓　五加皮　秦艽　川草薢

按　上方乃《证治准绳》加味二妙散化裁。

【病例十三】　张左

膝为筋之府,足三阴所过之地。脾肾不足,湿邪逗留经络,左膝髌肿数年,不甚作痛,湿痹症也。拟利湿通络。

当归 防己(酒炒) 苍术(炒) 草薢 秦艽 桂枝 黄柏(酒炒) 法半夏 川牛膝 五加皮 苡米 桑枝

按 利湿通络之中兼以养营。方以四妙散合河间陵风汤出入。

【病例十四】 邓右

本属湿体,前年下痢之后,积湿不清,脾之健运失常,肢时浮肿,腿膝转动不灵,步履乏力,湿邪由络入经,防成痹痿之患。当养营调脾利湿。

焦白术 当归 茯苓 苡仁 五加皮 丹参 法半夏 陈皮 怀牛膝 续断 料豆 桑枝(酒炒)

按 湿困脾虚,营阴不足,调脾利湿与养营合用。

【病例十五】 傅左

阴虚络热膝痛,发热口渴,当养阴清热。

羚羊片 赤芍 丹皮 炙鳖甲 丝瓜络 天麦冬 秦艽 炙龟板 女贞子 石斛 桑枝

服一帖膝痛大减,发热亦轻,仍从原法。原方去龟板、女贞子;加黄柏、防己、山栀、川牛膝。

按 此热痹也,先以养阴清热,继进清热利湿。

【病例十六】 陆左

风湿相搏,上下四肢,走流作痛,古称周痹。恙已数十年,不易速痊。凡新邪宜急散,宿邪宜缓攻,以动药搜剔之。

全蝎 蜣螂虫 地龙 川乌 麝香 炙乳没 露蜂房
无灰酒煮黑大枣为丸

按 病有新旧,治有缓急。提出"凡新邪宜急散,宿邪宜缓攻",此乃治则之纲要。动药者即虫类药也。

又按 《类证治裁》谓:真气不能周于身,浑身痹痛者,谓之周痹。类似今之游走性关节炎。

【病例十七】

白虎历节风,两手腕肿热作痛,防成残废,急宜疏风解毒一法。

　　羚羊角　京赤芍　蚕沙　石膏　淡黄芩　左秦艽　羌活
丝瓜络　粉甘草　地龙　汉防己　大木通

　　按　白虎历节风，痛痹之一证也。以其痛循历遍身百节，故曰历节；以其痛甚如虎咬，故曰白虎历节。类似现代医学急性风湿性关节炎。

　　【病例十八】　周右

　　风湿袭于三阳之络，两手指节拘挛，麻痛直至肩脊，虎口大肉微消，势成四爪风症。拟养营利节。

　　当归　秦艽　赤芍　甘草　海风藤　桑枝　蚕沙　防风
生姜　丝瓜络　羌活

　　另：指迷茯苓丸。

　　按　汤药养营利节以治风，丸药专化湿痰。

　　医论：白虎历节风

　　风名白虎历节者，因来之迅速，手腕骤然肿痛，如虎之咬，呼号不已，医者每视为疡毒，最易错误。此乃手三阳经，风火湿邪，伤于血脉，火性急速，忽然而来，久则经脉拘滞，伸曲不利，成为残废。症虽名风，不可以风药例治，反增肿痛，忌投温剂，并忌艾灸，只宜清其络热，肿痛退后，再以活血通经，营卫贯通，自能复旧，否则终身不为用矣。

　　(四十一)痿证

　　【病例一】　陈左

　　肝藏血主筋，肾藏精主骨，位处下焦，肝肾阴亏，湿邪袭于经络，腰背股腿作痛，不能转侧，下部乏力，频频梦泄，齿牙无力，难以咀嚼，精血内亏，虑成痿羌。拟培肝肾，兼舒脉络。

　　丹参　狗脊　料豆　当归　川断　女贞子　旱莲草　生地
黄柏　桑寄生　络石藤　丝瓜络　红枣

　　按　此方滋养肝肾兼清脉络。

　　【病例二】　费左

　　两足酸软，六脉浮数无力，症属骨痿，由阴虚内热所致。宗虎潜法。

熟地(炒松)15克　杞子6克　炒归身4.5克　炙龟板9克
虎胫骨15克　炒川柏4.5克　知母4.5克　川断肉9克　厚杜
仲9克　广皮4.5克

按　此丹溪先生法,治痿症甚佳。

【病例三】　钱左

肝藏血主筋,肾藏精主骨,脾统血而主肌肉,三阴不足,精血
内夺,气血不能荣运,以致两足麻痹乏力,足踝内外筋脉牵掣,上
及股胯,小溲涓滴,有时不禁,行步蹒跚,势成痿恙。当温养下
焦,兼培阳明,以和气血。

生黄芪　当归　熟附片　五加皮　续断　熟地　厚杜仲
党参　巴戟天　桑寄生　天麻　酸枣仁　淫羊藿

二诊　进培气血,温通达下,行步稍觉灵便,麻痹如故,营卫
未和,原方进治。加炒白术、宣木瓜,去酸枣仁。

三诊　脉象细缓,右关尚带弦涩,血少精伤,无以荣养筋脉,
以致足弱艰行。经治后二便较好,步履亦见轻松,宗前法进治。

熟地　鹿角　党参　牛膝　熟附子　巴戟天　淫羊藿　宣
木瓜　当归身　冬术　炙黄芪　厚杜仲　五加皮　续断

按　温养下焦者,即补益肝肾也;培阳明者,即养胃生阴
也。此宗治痿独取阳明之旨,使胃纳水谷,化精微,五脏得所
禀,以行血气,濡筋骨,利关节也。三诊方取景岳右归丸化裁,
选药精炼。

【病例四】　余左

营卫两虚,风与湿痰入于经络,四肢痹痛经年,右股腿尤
甚,大肉瘦削,骨骱肌肤糙黑,时如针刺,湿邪逗留经络,气血无
以流贯,是痹成痿之象。脉象沉弦细数,左部虚软,肝脾肾三脏
皆亏。痰嗽颈项疬核,形神羸弱,症势非轻。拟调营卫,化痰
通络。

参须　当归　炙生地　制半夏　丹参　续断　怀牛膝　大
白芍　茯苓　狗脊　夜交藤　甜杏仁　桑寄生　红枣

二诊　进调营卫,化痰舒络,经脉稍舒,少腹腿胯响动作痛,腰股微肿,络虚湿袭,抱恙已久,脉弱神衰,气血皆弱,难期速效,仍以原方进步。

大生地　参须　续断　木香　制半夏　五加皮　当归　狗脊　怀牛膝　白芍　丹参　柏子仁　桑寄生　红枣

按　久病气血皆弱,方用益气养营化痰通络甚妥。

【病例五】　葛右

营卫不和,痰湿入络,四肢麻痹作痛,继之腿足软弱,不能站立,颈背似有物压,胸脘不舒,谷食不运。脉来两关弦滑,络痰不清,阳明之脉不荣,不能束骨而利机关,痿躄大症。拟和营卫,宜通脉络。

当归　明天麻　橘络　怀牛膝　川续断　大丹参　法半夏　竹茹(姜汁炒)　秦艽　桂枝　广皮　云茯苓　料豆　白蒺藜(酒炒)　桑枝

按　此方半和营卫,半化痰湿。

【病例六】　朱左

湿热蕴于下焦,膀胱气化不利,胞痹胀痛,小溲点滴不畅,渴饮作恶,腿足麻木不仁,上焦气化无权,肺胃均失下降之旨,痿躄重症,宜养阴肃肺,以渗湿邪。

北沙参　乌药　枳壳　竹茹　云茯苓　冬葵子　怀牛膝　车前子　石菖蒲　萆薢　葱

又方:淡豆卷、麝香。共捣烂涂脐中,外贴膏药。

二诊　痿躄二便不利,肚腹胀痛,得嗳小溲始通,气滞下焦,拟理气分消。

北沙参　麦冬　黑丑　琥珀屑(研冲)　萆薢　川楝子　上沉香　炙甲片　云茯神　川牛膝　车前子　小茴香

另:服滋肾丸。

按　痿躄并发二便不利,临诊时极为常见,治从理气分消入手,内服药再加外治,足资后学取法。

【病例七】　邓右

经曰："诸痿起于肺,治痿独取阳明,阳明主润宗筋,宗筋主束骨以利机关也"。阴虚热蕴阳明,肺受炎蒸,阴津不能下输,带脉拘急,腰如束带,二便不利,腿足麻木而无力,痿躄已成。拟养阴而兼清肃肺胃。

北沙参　大麦冬　黄柏　茯苓　石斛　全瓜蒌　萆薢　车前子　丝瓜络

按　养阴生津兼清肺胃。

【病例八】　薛左

经云："肺热叶焦,发为痿躄"。夫肺受热蒸,清肃不降,湿热陷于下焦,入于经隧,始则二便闭胀,旋即两足痿软,不能举动。经今三年,虽能步履,而筋脉缓纵,小水不多,肺肾两亏,风阳夹痰,扰乱心脏,以致狂妄不休。脉来躁疾,防有厥逆之虞。急为镇摄虚阳,兼清痰火。

柏子仁　茯苓　沙苑　枣仁　法半夏　当归　龙齿　丹参　川牛膝　真琥珀　童便　郁金

按　神明被扰,狂妄不休,用陈金汁优于童便。

【病例九】　曾右

脾湿内蕴,郁于脉络,两足酸痛,筋脉缓纵,不能站立,痿躄大症。拟养营以利关节。

焦苍术　川黄柏　苡米仁　川牛膝　丝瓜络　川萆薢　当归　秦艽　川续断　丹参　料豆　五加皮　桑枝

按　此亦三妙散加味,不用独活而加川断,助当归、牛膝以利关节也。

【病例十】　武林　徐芝培

四肢属脾,脾湿入络,营卫不利,以致四肢麻痹,足肚酸胀跗肿,虑有痿痹之患。拟和营通络利湿之治。

五茄皮　甘草　萆薢　川黄柏　川牛膝　苍术　独活　桑枝　陈皮　秦艽　防己　当归须　薏米仁

按　痹者闭也,痿者萎也。但痹久亦易转痿。和营防其痿,利湿通络治其痹。

医论:痿

经谓:五痿皆生于热,而起于肺。以肺为五脏华盖,主大气管一身,行属金而性畏火,火邪销铄,则肺阴耗散,气不能周行于身,五脏皆因而病,皮肉、血脉、筋骨不能荣,而痿成矣。治痿取阳明者,谓宜辨其有余不足而取之,非泥于补也。果其气虚夹热,原可用补,若为湿热、湿痰、阴虚,不且犯实实之戒乎!古法莫详于东垣,王念西、张石顽一再引申其义,尤为详备。考胃居中脘,仰承肺而下属脾,湿热蕴胃,热必上熏于肺,湿必下入于脾,火炎上而水就下者也。肺金本燥,热则愈燥,而血不荣养百骸;脾土本湿,湿则愈湿,而气不能运行四末,上枯下湿,痿躄以成。其湿痰流注者,不过四肢软弱,或腰脚麻木。大要气虚者必兼湿,阴虚者必兼热,而湿与热各有重轻。近世痿症,有腰如束带,身半以下麻木,少腹作瞋,便难溺涩,两足浮肿者,本由土气壅遏,湿热沉滞下焦,经隧不通,上焦气化不行所致。甚至肌肉疡腐者,为偏温偏补所误也。其治法不外乎清肺养阴,通络利湿,热清湿化,血脉自荣,痿可起矣。参、芪、白术,断不可投。至湿痰流于脉络,和其营卫,化其痰湿,宣其脉络,自可就痊。

(四十二)麻木

【病例】 顾左

脉弦细右部虚涩,脾肺不足,气馁中虚,夹有湿邪,清阳不升,营卫不和,以致谷不馨香,四肢麻木,神疲乏力。胃为卫之本,脾乃营之源,营卫出于脾土,气不足则不能旁达四末。法拟养营调中。

归身　元参　丹参　黑料豆　茯苓　白术　桃仁　陈皮佩兰　半夏　荷叶　红枣

二诊　精藏于肾,肝为之约束,气为之固摄。气馁中虚,夹有湿痰,一时气道壅闭,则头晕肢麻,不能自主,乃厥逆之萌。平时溺后精沥,谷食不旺,中虚显著。进养营调胃之法,尚合,再以前法进步。

川石斛　党参　北沙参　白术　陈皮　半夏　茯苓　沙苑
乌贼骨　当归　料豆　蒺藜　红枣

按　气馁中虚，夹有湿痰，此案药方兼而有之。

(四十三)脚气

【病例】　孙左

脚气多年，加以操劳怫郁，厥气乘脾，腹痛气攻腰膂，络湿不
清，脾阳不能达于四末，股冷作酸，膝踝浮肿，谷食减少，以至湿
胜阳虚，气机不利。拟温脾肾泄厥阴，以化寒湿。

焦白术　白附子　桂枝　当归　炒小茴　巴戟天　淫羊藿
川断肉　黄芪皮　煨姜　五加皮　怀牛膝　乌药　胡桃肉
陈酒

按　脚气一症，经所谓缓风，多由蕴湿而成。本例以寒湿为
主，故用药侧重温化，其选药十分精炼。

(四十四)厥证

【病例一】　陈右

经曰："阳气衰于下，则为寒厥；阴气衰于下，则为热厥。"厥
之为病，皆由下虚起见。阳气胜，阴气虚，阳乘阴位，则为热厥；
阴气胜，阳气虚，阳不胜阴，则为寒厥。寒热之外，又有六种之形
症。少阴之厥，腹满心痛；厥阴之厥，腹胀好卧而屈膝。尊阃之
恙，已二十年，作时则嗜卧一日，旋即胸痛吐逆，肢搐神昏，过时
方苏。迩来则举发更勤，今甫定一日，诊得脉象极弱，尺部洪虚，
谷食少进，舌苔中剥，两旁白滑。细揣色脉，中虚夹痰。肝肾之
阴两损，龙雷之火不藏。夫龙火起于肾，雷火起于肝。气火挟痰
上升，神明为之蒙蔽，则神昏嗜卧；冲胃则呕吐厥逆；火动风生，
风木乘土，故四肢搐搦。拟暂进养营柔肝，兼和胃化痰之法；嗣
后再投培养肝肾，佐酸咸钦降之法；俾龙潜海底，雷藏泽中，不致
上冒，庶可杜患。

当归　白芍　丹参　西洋参　法半夏　蒺藜　茯神　郁金
合欢皮　白术　炙甘草　橘红　红枣

按　方中宜加龙、牡，以镇摄龙雷之火。

【病例二】 江右

痰气蒙蔽心胸,神志不灵,四肢软弱无力,甚则强直,不省人事,二便不和,口流涎沫,痰气内闭,百脉皆不能宣通,痰厥之候,防成残废。拟清通神明,以宣痰气。

丹参　白蒺藜　鲜竹茹　法半夏　橘络　川郁金　琥珀(研冲)　远志　川贝母　茯神　明天麻　石菖蒲

按　方中可加竺黄、胆星。

【病例三】 顾右

脉沉两尺细弱,两关浮弦,肝肾之阴不足,木郁化火,脾郁生痰,肝气上升,阳明浊痰,随之壅塞,心胸迷闷,甚则昏厥,四肢战栗。当和肝脾,兼化痰浊,舒气解郁。

郁金　香附　远志　石菖蒲　蒺藜　当归　陈皮　制半夏　丹皮　竹茹　佛手

【病例四】 常郡　卞起晋

羔起受凉,停食寒滞,互结胃中,气道壅闭,陡然厥逆肢冷。苏醒之后,叠次更衣,滞气已下,寒湿之邪,乘虚下陷,入于厥阴,面赤载阳,足冷茎缩,躁扰不宁,舌强语言不出。舌苔白腻,脉象左部沉细而迟,尺短右部模糊,几不应指,真阳离散,势极危险,急用四逆法,望回阳乃吉。

附子　干姜　白芍　陈皮　炙甘草　吴茱萸　茯苓　制半夏　薤白头

另:服独参汤。

按　厥逆肢冷,脉象沉细而迟,四逆汤证也。另服独参汤,即四逆加人参汤意。

【病例五】 龚左

肝为风木之脏,赖肾水以济之,血液以濡之,中宫敦阜之土气以培之。水土并亏,不能滋培,肝木肝阳,逆奔而上,心胸松悸,头眩咽中梗介,甚则四肢战栗,遇风则肌肤凛凛,遇热则头面火升,或作咳呛,脉象弦细而急,虑成肝厥之疾。拟调营柔肝,以熄虚风。

当归　白芍　蒺藜　柏子仁　法半夏　焦冬术　茯神　丹参　陈皮　龙齿

按　此方调营柔肝,兼以和中宁神。

【病例六】　望门　陈右

阴虚木郁,阳明胃经又有湿痰,肝阳化风上扰,胸膺迷闷,头痛肢麻,甚至昏厥,肝厥重候。拟养营熄风化痰。

归身　制半夏　甘菊花　沉香　橘红　佛手　竹茹　石决明　茯苓　郁金　蒺藜

二诊　肝为风木之脏,赖肾水以济之,血液以濡之。阴虚木郁化气,上扰阳明,气道壅窒,心胸痞闷,肢麻耳鸣,甚至昏厥,苏后头目胀痛,谷少神疲,中土已亏。拟养营柔肝调中之法。

归身　白芍　冬术　天麻　沙苑　半夏　陈皮　芝麻　牡蛎　丹参　甘菊　蒺藜　柏子仁　红枣

按　阴虚肝风,胃有湿痰,此方面面顾到。

【病例七】　新安　程左

内经云:“阳气者,烦劳则张,精绝,辟积于夏,使人煎厥”。煎厥者,如熬煎之状。阴亏于下,阳气弛张,风火痰煽不宁,唇口手足牵掣,耳鸣肤腠痒痛,二阴觉热,嘈杂易饥,煎厥重候。拟清阳明,以降痰热。

南沙参　天麦冬　竹茹　生甘草　钩钩　橘红　羚羊角　元参　丹皮

二诊　阴虚火动,龙相不潜,变为内风,手足牵掣,肤腠挠制,舟中未能安睡,龙雷之火益张。拟滋水以制阳光。

生地　白芍　阿胶　料豆　鸡子黄　女贞子　龙齿　牡蛎　西洋参　麦冬　茯神　红枣

按　初诊方偏于清化,谅未见效,二诊滋水以制阳光,差强人意。

【病例八】　湖州　邵小生星伯

心营肾阴不足,冲阳不潜,少腹气升,则头痛面红颧赤,口燥牙疼;散于四肢,入于肾脏,则精气滑泄。升时得食物可缓,此阳明中虚,不能砥柱。夫冲脉起于气街,隶于肝肾,即雷火也。经云:"阳气者,烦劳则张,精绝,辟积于夏,使人煎厥"。久之恐酿成斯疾。拟方养心肾,兼培中土,以折冲阳。

大生地　西洋参　怀山药　柏子仁　云茯苓　奎白芍　料豆皮　左牡蛎　芡实　青龙齿　大麦冬　莲子

二诊　人身之气血,譬如权衡,一胜则一负,阴亏则阳旺。水不涵木,龙雷之火不藏,气自少腹上升,胸胁作痛。得甘物少缓,中土又虚。气有余,便是火,火灼胃津,故口燥舌干裂纹。夫少火生气,壮火食气。壮火者即龙雷之火也,非苦寒可以直折。滋以降之,甘以缓之,介以潜之,俾雷藏泽中,龙潜海底,阴平阳秘,精神乃治。

西洋参　生地　合欢皮　丹皮　柏子仁　川石斛　龟甲　玄参　龙骨　麦冬　茯神　淡菜

按　此案以甘寒滋水为主,参以介类潜阳。

【病例九】　瞿左　安徽

肾水不足,不能涵木,肝阳上升,脾胃之津被耗,火升头眩口干,甚则昏晕,心忪汗出冷,虑成煎厥之候。不宜烦劳思虑,拟滋肾柔肝,兼养脾胃。

生地　茯苓　石斛　龙齿　当归　牡蛎　北沙参　柏子仁　丹皮　麦冬　杭菊花　黑料豆　女贞子

按　煎厥出《素问·生气通天论》等。指内热消烁阴液而出现昏厥的病症。多因平素阴精亏损,复感暑热所致。另《素问·脉解》则曰:"肝气当治而未得,故善怒,善怒者名曰煎厥"。

(四十五)汗证

【病例一】　冯右

脉象沉细而弦,两尺下垂。肾水自亏,心脾郁而不遂,气血偏阻,左偏头汗,胸腹不舒,精神困乏,欠寐耳鸣。当养心脾,兼以舒郁。

参须　陈皮　法半夏　当归　沙苑　远志　丹参　茯神

合欢皮　怀山药　炒白芍　红枣

按　此方气阴两顾。

【病例二】　蒋右

脾肾两亏,气少外卫,阳明之热蒸于上,食饮头汗,腰酸乏力,触凉则寒热交作。当营卫并调,兼欲汗除蒸之治。

当归　白芍　怀山药　女贞子　牡蛎　新会皮　料豆　玉竹　参须　川续断　白茯苓　红枣

按　既云营卫并调,方宜少加桂枝、甘草。

【病例三】　常郡　吴左

肾主五液,入心为汗,自入为精,精充则气旺而神依。昔年曾患遗泄自汗,嗣后又增呛咳痰红,数年来诸恙稍平,而自汗未止。脉细虚数,心肾交亏,阴不欲阳,气不卫外,面色㿠白无神,损怯堪虞。当益气固阴,以养心气。

怀山药　淮小麦　当归　炙甘草　抱茯神　玉竹　黄精　黄芪皮　麦冬　牡蛎　红枣

二诊　自汗遗泄,日中则下寒上热,夜间则下热上寒,业已多年,迩来又增呛咳气促,喉有痰声。脉左细弦涩,右部濡弱尺短。气血久亏,肾虚水泛,闭藏失职。幸胃气尚强,犹可支持,拟用贞元饮加味。

当归　白芍　熟地　怀山药　党参　炙甘草　百合　沙苑　合欢皮　制半夏　牡蛎　核桃肉　沙糖

另服:八仙长寿丸。

按　遗泄自汗,心肾交亏,用贞元饮加味益气固阴。不偏寒,不偏温,冲和适胃,久服自效。

【病例四】　单左

肾水不足,胃气不和,肝阳上升,食后反嘈,左偏头汗,有时痰吐夹红。人之汗如天之雨,乃阳气郁蒸,胃液升腾而上。治宜育阴柔肝,兼和中胃。

北沙参　怀山药　牡蛎　茯神　料豆　枇杷叶　女贞子　丹皮　玉竹　合欢皮　枣仁　红枣

(四十六)肿胀

【病例一】 王左

脉弦缓,缓属湿,弦为气滞。湿阻气分,肝脾不和,少腹作胀,二便不爽,胀满之萌,急为理气分消。

乌药 枳壳 茯苓 青皮 车前 苡米 泽兰 薤白头 瓜蒌 佛手 郁李仁 姜皮

按 湿阻气滞之证,方中再加川朴、半夏更佳。

【病例二】 胡左

湿肿病延四年,发于夏,衰于秋,愈于冬。今值辛丑,太阴湿土司天,湿令早行,肿病举发,腹膨腰满,少腹坚硬,腿足肿而木硬,成为石水之症。小溲数而不畅,似觉不禁,动则作喘,脾肾阳衰,气不化湿。姑拟东垣天真丹温下法,以逐寒湿。

肉桂 沉香 小茴香(盐炒香去心用) 破故纸(炒香) 萆薢(酒浸炒香) 杜仲 琥珀 葫芦巴(炒香) 巴戟天(酒炒去心) 煨黑丑(盐炒香) 没药

按 沉香、茴香以理气,琥珀、没药以活血,萆薢、黑丑以利水,肉桂、故纸、杜仲、芦巴、巴戟以温脾肾之阳。

【病例三】 仪征 郑右

肝胃痛吐多年,嗣增喘咳足肿,次年益甚。少腹胀满,肢冷喘汗,腿足肿而木硬,二便不利。脉沉细如丝,右三部似不应指。脾肾阳衰,水积胞中,成为石水,症势极险。早服黑锡丹4.5克,晚进天真丹一剂。次日二便已行,喘亦稍定,经事行而色淡,觉心烦内热,原方加当归,仍进黑锡丹4.5克,天真丹6克,煎方仍照天真丹,加附子、延胡,又两剂,肿势较退,喘亦定,仍前丸煎。用真武理中,又两剂,病退三四,腑气四日未通,加郁李仁12克。服三剂,恙退八成,仍真武、理中,加当归、巴戟、破故纸、杜仲、小茴、苁蓉,加皮调理而愈。

按 石水为水肿病之一种,《医门法律》认为即单腹胀。张景岳曰:"凡水肿等证,乃肺脾肾三脏相干之病,盖水为至阴,故其本在肾;水化于气,故其标在肺;水惟畏土,故其制在脾。"本例症属脾肾阳衰,故侧重温肾健脾。至于攻逐一法,仅属权宜之计。

【病例四】　姜右

脾湿胀症,腹澎面浮肢肿,咳嗽气逆,症势非轻,急宜肃肺分消。

苏子　法半夏　苡米　青皮　泽泻　江枳壳　茯苓　桑白皮　杏仁　大腹皮　前胡　炒莱菔　姜皮

按　此方以五皮饮分消并加入肃肺之剂。

【病例五】　苏右

阳明之脉荣于面,夹口环唇,下交承浆。风入阳明脉络,与里湿相合,以致颧面眼包,不时肿胀,肌肤木厚,样如虫行。素本肝脾不足,拟养营祛风,兼理阳明,以化湿痰。

当归　青防风　白芷　川芎　苍术　白蒺藜　粉甘草　陈皮　苡仁　僵蚕　生姜

按　证属外风与里湿相合,故用药表里双解,标本兼顾。

【病例六】　荣左

风与湿邪,合而为胀,始病面肿,暨及四肢胸腹,小溲不利。拟疏风利水。

厚朴　枳壳　前胡　姜皮　杏仁　荆芥　大腹皮　泽泻　苡仁　桑白皮　陈皮　石楠叶(煎汤代水)

按　证属外风与内湿相合,故用药从表里两解之法。石楠叶味辛而苦,有祛风逐湿固肾之能。

【病例七】　安左

风与邪合而为胀,胀自面起,以及胸腹四肢,咳嗽足冷,小溲不利,脉沉细紧。拟疏风利湿。

前胡　杏仁泥　桑白皮　桂枝　茯苓皮　大腹皮　姜皮　姜半夏　薄橘红　泽泻　赤豆　冬瓜皮

按　此五皮饮合五苓散加味。

111

【病例八】　孙右

肝脾不和,浊阴凝聚于里,清浊不达,少腹膨硬,按之作痛,食入不舒,防成胀满,急为温中理气化浊。

　　当归　小茴香　小青皮　延胡索　台乌药　茯苓　熟附片
泽泻　山楂　砂仁　鸡内金　煨姜　椒目

　　按　选药甚精，浊阴凝聚非姜、附不可。

【病例九】　屈左

　　营血不足，肝脾不调，肚腹作胀，气陷于下，则小溲不爽，势
成气胀之症。法当养营理气化浊。

　　当归　丹参　乌药　延胡索　青皮　石菖蒲　茯苓　泽泻
枳壳　怀牛膝　小茴香　生姜

　　按　肚腹作胀治以理气化浊，营血不足，故加养营。

【病例十】　郭左

　　形羸脉沉细而涩，舌苔满白，素属湿体，湿为地气，肺为天
气，湿困于里，气道不利，肺气不能周行于身，湿由脏腑而外廓，
胸胁皮肤，无处不至。现下遍体疮痍已愈，惟胸背胁肋胀痛，大
便不利，小溲涓滴，肚腹渐膨，能坐而不能卧，颇有胀满之虞。膀
胱为州都之官，津液藏焉，气化则能出矣。天气不降，地道不利，
拟肃肺分浊，小水畅行，是为要着。

　　西琥珀　冬葵子　牛膝　茯苓　通草　瓜蒌皮　萆薢　沉
香　泽泻　蟋蟀干

　　按　此症重点小溲涓滴，肚腹渐膨，故用利水为要着。

　　二诊　肿由乎湿，胀由乎气，肿胀之症，不越脾肺肾三经。
气不行水，土不防水，以致水湿泛滥，胸腹胀满，腰背胁肋作痛，
不能平卧。昨日药后，大便两次，小溲依然涓滴，腰髀肿而乏力，
不能任步，少腹硬坚，按之作痛。湿积膀胱内胞，拟通利泄浊，冀
小水畅行为要。

　　血琥珀　滑石　沉香　茯苓　椒目　槟榔　川楝子　萆薢
泽泻　牛膝　桑皮

　　按　上方取沉香琥珀丸加减。

　　三诊　昨晚肚腹胀势较甚，气冲胸肋，不能安卧，黎明下体
发现红点，胀势略松，是湿热外达之机。大便一次觉热，小溲色
赤，湿蕴生热，上焦气化无权，以至膀胱不行。脉象较昨流利，惟

右寸尚带细涩，肺气不能宣布也。拟肃肺以通利三焦，三焦通则上下诸气皆通矣。

全瓜蒌　滑石　萆薢　沉香　茯苓　煨黑丑　木通　泽泻牛膝　琥珀

按　此方肃肺之药似少。

四诊　脉象细缓，按之有神，细为血少，缓为气虚。湿困于脾，清阳不能舒展，以致浊气不得下降。少腹痛胀虽减，而腰如束带，气升则痛，四日未得更衣，小溲依然涓滴，脾气壅滞，积湿不行，左右肿甚，不能任步。舌上腻苔已化，只有薄白一层带燥，底现红色，阴阳气化无权。拟养阴舒气，兼理二便，勿进攻味，缓缓调治。

沙参　茯苓　萆薢　郁李仁　郁金　全瓜蒌　当归　黑丑泽泻　薤白头　川楝子　陈香橼

按　方云不进攻味，因气阴并伤之故，然大便不行小溲涓滴，不得不用通利之剂。

医论：肿胀

肿胀之症，《灵枢》有水与肤胀、鼓胀、肠覃、石水之旨。《金匮要略》以水病分而为五，曰：风水、皮水、正水、石水、黄汗，寒热虚实，靡不有之。迨至唐宋著述，诸家各申其义，宜温宜补，宜汗宜导，无不详备。近时之著述者，但以水与肤胀，立论立方，属之于寒。其风水、正水、石水、黄汗诸种，略而不言，属热者不论，殊失经旨。如目窠微肿，腹中始有水气。《金匮要略》云：有因于风者，水为风激，因风而病水也。若不急早疏导，迨至遍行周身，如江河之水泛滥，必致决裂。夫水由渐而来，由渐而甚。初起之时，如越婢防己二汤，即《内经》开鬼门之则也；如舟车浚川，即洁净府之则也。予未敢特创一方一解以为立异，惟宗前贤之法论治。东垣有天真丹一方，以之治正水、石水颇验。正水即少阴肾水之正病，石水即里水，水积膀胱内胞，而少腹坚满，小水不利，囊腿肿而木硬，水之潜伏，屹然不动，即水泛于上而致喘咳，亦服之有效，故特录之。

天真丹

沉香 30 克　琥珀 30 克　巴戟天(酒炒去心)30 克　茴香(盐炒香去盐用)30 克　肉桂 30 克　补骨脂(炒香)30 克　葫芦巴(炒香)30 克　杜仲(炒去丝)30 克　草薢(酒浸炒香)30 克　牵牛子(盐炒香)30 克

上十味为细末,用元浸药酒,打面糊为丸,如桐子大,每服五十丸至七八十丸,空心温酒下。

天真丹治下焦阳虚,脐腹痛冷,腿肿如斗,囊肿如升,肌肉坚鞕,按之不窅,是皆形气不及之病,非因寒而肿鞕也。阳虚湿至则肿,阳气去则坚如石,不因寒而肿鞕者,则非理中真武之通阳,舟车神祐之去湿矣。盖阳去肉坚,当以辛香走气,起阳破坚;阳虚湿至,当以辛热利水,逐湿消肿。细绎是方,用沉香入肾,消风水之肿毒;琥珀达命门,利水道,破坚瘕;巴戟天疗脚气寒湿;葫芦巴搜下焦冷气潜伏;茴香辟膀胱冷气,除下焦气分之湿;补骨脂暖腰膝,逐囊湿;杜仲健腰脊,除阴下湿;肉桂除下焦沉寒痼冷;草薢味苦,疗痿痹,去下焦风湿;牵牛子性大热,除气分之湿,三焦壅结,脚浮水肿。以上诸药,辛香者居多,其苦辛无香,或藉酒浸,或令炒香,俾阳通湿去,其肿自消,肌肉自柔,于以迎阳,下返积气全形,命曰天真,形不坏也。

(四十七)癃闭

【病例一】　沈左

小溲点滴不出,小腹胀痛,乃湿热郁于小肠,膀胱气化不利,当清热利湿散结。

川草薢　泽泻　云茯苓　滑石　通草　乌药　炙甲片　石竹花　甘草梢　车前子　琥珀屑

外用大田螺 1 个,麝香 0.3 克,捣烂后贴脐上。

按　既有湿热、膀胱气化不利,黄柏、知母、肉桂可以加入,取通关滋肾丸意。

【病例二】　史左

疮疡后,热毒闭结膀胱,小溲点滴不通。脉象虚数,舌光无苔,内热阴伤,肺气不能下降,急拟养阴下气化热。

南沙参　冬葵子　琥珀屑　石竹花　甘草梢　通草　桑皮
车前子　鲜生地　地骨皮

另:五香丸用车前子煎汤送下。

按　既有热毒,银花、连翘亦可加入。

【病例三】　张左

《内经》云:"膀胱者,州都之官,津液藏焉,气化则能出矣。"恙由病中虚馁远行,脏阴凝结,致成癃闭之患。

广木香　血余炭　炙龟板　桃仁　红糖　牛膝　牡丹皮
川萆薢　红花　当归　冬白术　莲心

按　此由瘀血凝结,故以活血化瘀为主。

附方

治癃闭方(录《王宝廉抄本》)

白菊花根

〔制法〕将上药捣烂。

〔用法〕用生白酒冲和,取酒汁温饮。

又方:

皂角、葱头、王不留行各数两,煎汤坐浸熏洗立通;若妇人用葱数茎,塞户内,外再熏洗,其通尤速。

(四十八)淋浊

【病例一】　高左

脉沉小滑数,阴虚湿热内蕴,下注小肠膀胱,小溲淋涩作痛,当清火腑。

石竹花　滑石　山栀　丹皮　萆薢　生甘草　泽泻　通草
车前子　黄柏　灯芯草

二诊　经清火腑,小溲涩痛已减,亦较清长,脉象仍滑数,湿热未尽,还宜前法。

细生地　天冬　知母　黄柏　甘草梢　萆薢　天花粉　黑
山栀　车前子　泽泻　灯芯草

按　第一方清理湿热为主,第二方养阴与清理湿热并用。

【病例二】　曹左

便浊茎痛,心遗热于小肠也。仿导赤散意。

细生地12克　木通3克　赤苓6克　淡竹叶6克　丹皮4.5克　甘草梢1.2克　泽泻3克　血珀(研冲)1.5克　黑山栀4.5克

按　此方养阴清热,利湿化瘀。

【病例三】　张左

肝火湿热下注小肠,小溲淋浊,茎头肿胀,色稠而黄,当以清利。

萆薢　黄柏　丹皮　赤芍　石竹花　甘草　天花粉　银花　茯苓　车前子　泽泻　通草　细生地

按　上方以萆薢渗湿汤合知柏地黄丸出入。

【病例四】　唐左

白浊之症,有心肾不足者,有阳明湿热下趋膀胱者。有日已久,刻感风温,客于肺胃,引动内痰,发热恶风,有汗不解,咳嗽右胁作痛,口苦舌白。宜清理肺胃,以降痰热。

薄荷　老苏梗　橘红　枳壳　黄芩　瓜蒌皮　杏仁泥　贝母　通草　竹二青　桑叶　枇杷叶

按　白浊为旧疾,风温为新病,宜先治新病。

【病例五】　柳左

湿热下注,小便浑浊如膏,遇劳即发,五淋中之劳淋是也。

黄柏　知母　赤白苓　海金沙　泽泻　石菖蒲　田字草

按　虽然遇劳即发,但小便浑浊,还当清化湿热。

【病例六】　张左

恙因劳碌,湿热注于小肠,淋浊作痛,拟用导赤散加味。

木通　滑石　细生地　丹皮　石竹花　粉甘草　黄柏(盐水炒)　泽泻　黑山栀　车前子　淡竹叶　赤苓

按　此方以养阴清火为主。

116

【病例七】　江西　汪左卿

胞痹溺涩,出白作痛,业已年余,烦劳饮冷更甚。脉沉细缓,乃肾虚寒克下焦,水道不宣,留于胞内,阳气不达,以致或通或涩,此即为劳淋冷淋是也。拟温命肾,以宣气化。

东洋参　巴戟天　肉桂　茯苓　益智仁　石菖蒲　草薢　菟丝子　乌药　韭菜子　煨姜　小茴香

二诊　二剂稍好,前方加附子。

按　脉沉细缓,虚寒明证,故以温肾为主。

【病例八】　光绪六年十月十二日

内大臣志蔼云尚书来寓,邀至前门为其令亲某诊治,且云:知不出门已久,奈其病非妙手不起。余辞不获,同往诊视,系淋血之症。年甫二十,病经三月,形神羸瘦,脉细虚数,阴伤火郁。用犀角地黄加龟板、天冬。

按　淋血羸瘦脉细虚数,上方滋阴清热甚合,可加小蓟炭、蒲黄炭。

【病例九】　朱左

溲血作痛,少腹坚,大便秘,脉来紧大,下焦郁热所致,恐有瘀滞。

制军9克　瓜蒌皮9克　炒延胡4.5克　琥珀末(冲)1.2克　归须4.5克　黑山栀4.5克　甘草梢1.2克　赤苓6克　桃仁6克　泽泻3克

按　此方以活血化瘀为主。

【病例十】　李左

湿火下注小肠、小溲淋涩作痛,甚则夹血,茎头红肿,拟黄连解毒汤。

黄连　鲜生地　木通　丹皮　赤芍　石竹花　黄芩　生甘草　黄柏　天花粉　滑石　萹蓄

按　山栀、连翘亦可加入。

【病例十一】　黄左　23岁　广东

肾司二便,膀胱为藏溺之府,肺为水之上源,肺肾两亏,膀胱之气,焉能自足。小溲频数,起自幼年,下部乏力,气虚于上,蛰藏失职,拟益气固阴。

党参　怀山药　冬术　牡蛎　沙苑　炙甘草　山萸肉　白芍　益智仁　菟丝子　茯神　料豆　鱼肚

二诊　气虚阴虚,肾少蛰藏,小溲频数有年。膀胱为州都之官,与肾为表里,主于气化。肺虚于上,肾虚于下,而气又不固,拟金水并调,以摄下元。

炙生地　玉竹　怀山药　麦冬　沙苑　桑螵蛸　山萸肉茯神　牡蛎　党参　料豆　鱼肚

三诊　今日而觉咽干口苦,食后仍难消化,脾弱而阴气不升,肾水又亏,拟养阴和胃。

怀山药　佩兰　茯苓　党参　于术　炙生地　料豆　谷芽新会皮　芡实　沙苑　鱼肚

四诊　咽干较好,食入稍舒,平素小溲短数,掌心汗出如洗,气虚阴虚,脾湿胃热,郁蒸旁达四末。仍养阴和胃,兼清湿热。

藿香　黄柏　炒于术　沙苑　党参　炒生地　芡实　茯苓怀山药　陈皮　佩兰　料豆　牡蛎　鱼肚

按　用药面面俱到,理法俱备。

【病例十二】　吕左

便闭小溲淋沥,尻骨作痛,口干作渴,阴虚肺气不降,膀胱气化无权,拟肃肺开痹。

北沙参　革薢　紫菀　枳壳　麦冬　冬葵子　大生地　车前子　杏仁　黄柏　泽泻　推车客(炙灰冲服)

二诊　理气化湿,小溲稍畅,色亦较淡,惟肠鸣作胀,按之则痛。水积胞中,气化不行,拟分清降浊。

北沙参　黄柏　丹皮　枳壳　茯苓　络石藤　白通草　乌药　石菖蒲　川革薢　郁李仁

按　推车客又名蜣螂,有定惊、破瘀、通便、攻毒等作用。二诊分清降浊甚合,方以革薢分清饮加味。先生善用络石藤,据报道该药能促进血液循环,并有抗菌作用。

【病例十三】　嵇左　泰兴

阳明湿浊,下趋小肠膀胱,便溺如膏,有时阻塞不通,此五淋中之膏淋是也。拟分清降浊。

北沙参 泽泻 粉甘草 络石藤 象贝母 黄柏(盐水炒)
丹皮 陈皮 川萆薢 苡米 茯苓

按 膏淋者便有脂腻如膏,浮于溺面是也。多见于乳糜尿
合并尿路感染患者。

(四十九)溺血

【病例一】 陈右

溺血之症,痛者为淋,不痛者为尿血。恙已半年,有时成块
阻塞,脉沉细软数,左部较弦。阴虚君相之火,下移小肠,逼于营
分,拟养阴清肝,以安营分。

北沙参 茯神 旱莲草 大生地 粉甘草 阿胶(黄柏末
拌炒) 天麦冬 血余炭 大丹参 炙龟板 粉丹皮 藕

按 小蓟炭、蒲黄炭可以加入。

【病例二】 韩左

饮邪喘急有年,肺肾气虚,脾虚不能统血,渗入小肠,溺血成
条成块,小溲频数。现下血止,小溲未畅,泄热作痛,脉象结细,
谷食减少。阴伤气弱,热蕴小肠,殊属重候,姑拟益气养阴,佐之
渗湿。

西洋参 麦冬 茯苓 怀山药 当归 阿胶珠 血余炭
丹皮 甘草 车前子 黄柏炭 茜草 毛燕 藕

按 益气养阴,渗湿清热兼而有之。

(五十)消渴

【病例一】 郑左

消症有三:渴而喜饮为上消;消谷善饥为中消;饮一溲一是
谓下消。上中俱病,连投养阴,已愈七八,惟小溲尚甜,脾经之热
未蠲。还宜金水并治,兼补脾阴。

西洋参 天麦冬 五味子 天花粉 佩兰 石斛 大生地
女贞子 玄武板 怀山药 梨汁 毛燕

按 小溲尚甜,所谓糖尿病也。一派滋阴之品,加入一味芳
香之佩兰,甚佳。

【病例二】 诸右

消谷善饥为中消,考古治法,中消滋肾者,使相火不得攻胃也。当此高年,少阴不足,阳明有余,宜景岳玉女煎。

生地 麦冬 生石膏 知母 甘草 怀牛膝 料豆

按 滋少阴之阴,清阳明之热。

(五十一)遗精

【病例一】 许左

思劳太过,心脾受亏,气郁不舒,肝阳内动,胸闷咽干,心悸头昏,无梦而遗,当滋水制阳,兼养心脾。

炙生地 怀山药 茯神 远志 龙齿 沙苑子 料豆 合欢皮 女贞子 陈皮 牡蛎 北沙参 金樱子

按 无梦治肾,更加咽干,当以滋水为主。

【病例二】 吴左 常州

阴虚肝旺,阳明胃经夹有湿热,火掩精窍,频频滑泄,小溲数而不畅,甚则出而忽缩,此气化不及州都。拟养阴清气化火。

北沙参 丹皮 料豆 络石藤 黄柏 茯苓 甘草 麦冬 怀山药 女贞子 泽泻 玉竹

按 此阴虚湿热为患,故养阴兼清利湿热。

【病例三】 庄左

精藏于肾,肝为之约束,气为之固摄,木旺水亏,肝阳内动,以致阴精煽惑,频频滑泄,内热火升,四肢怯冷。经云:实火可泻,虚火可补。法宜壮水制阳,以固精气。

西洋参 牡蛎 抱木茯神 熟地 料豆 广皮 黄鱼肚 金樱子 芡实 乌贼骨 龙齿 沙苑 怀山药

二诊 阴虚水不制火,龙相不僭,精得热而动,滑泄、腰背酸楚乏力,内热火升,烦扰欠寐,口干目涩,阴不敛阳,当壮水以制龙雷。

生地 天冬 牡蛎 川石斛 旱莲草 玄武版 女贞子 料豆 丹皮 龙齿 茯苓 北沙参 淡菜

按 滑泄,腰酸,少寐,口干,目涩,内热,火升,此皆阴不欹阳之证。王太仆曰："壮水之主，以制阳光，"旨哉斯言。

【病例四】　赵左

心之所藏者，神；肾之所藏者，精。心肾交亏，龙雷鼓动，精得热而妄行，频频遗滑，目眩耳聋，水火不交，致成未济之象。宜滋水养心，兼制龙雷。

生地　龙齿　牡蛎　女贞子　玉竹　麦冬　沙苑　怀山药　料豆　茯苓　金樱子　北沙参

按　水性就下，宜使之上；火性炎上，宜使之下。水上火下名之曰交，交则为既济，不交则为未济。

【病例五】　陈左

精藏于肾，肝为之约束，气为之固摄。心动神驰，气有不固，见色即遗，频频梦溲，溺后精沥，宜益气固精。

党参　怀山药　潼沙苑　云茯神　黑料豆　粉丹皮　麦冬　女贞子　黄鱼肚　金樱子　山萸肉　莲子

按　当守此益气固精法，后当结合补肾清心法治之。

【病例六】　易左

藏精于肾，肝为之约束，气为之固摄，无梦而泄，责之肝肾之虚，宜固摄下元。

熟地黄　怀山药　党参　潼沙苑　乌贼骨　花龙骨　全当归　冬术　鱼肚　酸枣仁　杜仲　左牡蛎

丸方：

熟地黄　山萸肉　酸枣仁　党参　焦冬术　杭白芍　茯苓神　当归　杜仲　花龙骨　菟丝饼　香砂仁　潼沙苑　怀山药　黑料豆　陈皮　枣肉生地水泛丸

【病例七】　侍左

心肺属阳，在上天道也；肝肾属阴，在下地道也。冲行身中，督行身后，两脉皆隶乎肝肾。久病滑泄，下元根蒂已亏。冲阳上僭，自少腹盘旋而上，横绕腰间，上冲脑顶。遍身惊惕，面红颧赤，甚于戌亥，二时正值阳明气衰，厥阴旺时也。气火下降，则达及前阴作痛；下至足底，则足燥热。脉弦细而数，肝肾不足，龙火不藏,中虚不能砥柱。拟摄纳肝肾,进建中汤。

　　熟地　　山萸肉　　白芍　　菟丝子　　归身　　灵磁石　　炙甘草　冬术　　西洋参　　青铅　　沙苑子

　　另:服肉桂七味丸。

　　按　　肉桂七味丸导火归元,磁石、青铅镇摄冲阳,龙牡亦可加入。

　　【病例八】　俞左

　　肾为先天立命之本,脾为后天资生之本,两本有亏,不能滋培肝木,相火内动,有梦而遗;阴津无以上乘,阳冒于上,两目羞明,常见黑花,腹鸣大便作薄。当培水土以柔肝木。

　　炙生地　　怀山药　　沙苑　　参须　　木香　　茯神　　料豆　　乌贼骨　　牡蛎　　芡实　　金樱子　　红枣

　　按　　生地用炙,不欲其太凉,腹鸣便薄,木香多用有效。

　　方取秘元煎出入。

　　【病例九】　李绍成　　左　合肥

　　精气神为人生三宝,精藏于肾,神藏于心,气藏于肺,实根于肾。脉象虚涩,血少精伤,全赖后天辅助,谷食健旺,方能生长气血,荣养肢体百骸,故脾为生身之本。咳嗽滑泄,精气外出,业已有年。经外感之后,中气亦虚,神疲乏力,谷食不香,微寒泛酸,胃阳不振,胃为卫外之本,脾为养营之源,拟温养脾胃,兼建中阳。

　　别直参9克　　茯神6克　　炙甘草1克　　焦于术6克　　炒淮药6克　　枣仁9克　　炒小茴3克　　芡实9克　　益智仁6克　　白芍4.5克　　木香1.5克　　佩兰4.5克　　煨姜2片　　红枣5枚

　　按　　方以归脾汤加味。

　　【病例十】　杨左

　　阴虚肝旺,精关不固,无梦而遗,谓之滑精。经以有梦治心,无梦治肾。左关弦大,肝阳下扰精窍。拟滋水柔肝,合丸常服。

　　生地　　龟板　　怀山药　　丹皮　　山萸肉　　沙苑　　党参　　鱼肚茯神　　黄柏　　紫河车　　于术　　菟丝子　　旱莲草

按　方中可加白芍柔肝,胡桃肉益肾。上方乃固阴煎化裁。

【病例十一】　包左

中虚脾损,痰气痹郁,胸脘不舒,肝阳上升,干呛痰中夹红,腰酸足软,痔血遗精,肾阴亦亏,胃气不降,咳嗽不爽。拟养阴和胃,兼调脾肺。

北沙参　丹皮　赤芍　茯苓　料豆　沙苑　丹参　归身　怀山药　杏仁　合欢皮　红枣

二诊　恙由思虑过度,心脾受亏,痰气痹于中都,营不内守,痰嗽屡次见红,胸脘不舒,噫气不爽,上下似不相续,梦泄腰酸,卧而少寐,多梦纷纭,神不归舍,肾虚精关不键。拟养心肾以舒脾郁。

参须　远志　柏子仁　茯神　合欢皮　佩兰　甜杏仁　沙苑　丹参　枣仁　怀山药

三诊　心脾稍舒,脘亦稍畅,中气较立,惟夜寐未酣。拟用归脾汤。

党参　当归　远志　柏子仁　抱木茯神　枣仁　佩兰　沙苑　合欢皮　料豆　怀山药　红枣

按　肾阴亏,胃不和,痰嗽夹红,肺脾肾同病,拟归脾汤补脾营为主。

【病例十二】　荣左

肾之阴亏,则精不藏;肝之阳强,则气不固。频频梦泄,业已有年,下午火升,闻声惊惕,下部怯冷,冷则囊茎俱缩,气升亦缩。缘肾水耗竭,上不制君火,中不能润肝,下不能滋肾,故相火上炎,以致精关不固。清滋不应。书云:实火可泻,虚火可补。龙雷之火不藏,肾气不能上交于心,君火无由下降,拟交通心肾,安其魂魄,五脏安和,而精自固矣。每早间进七味丸9克,肉桂七味去泽泻,加麦冬。

大生地　山萸肉　茯苓神　当归　白芍　苡米　五味子　上肉桂　白芥子　冬术　酸枣仁　黄连　井河水煎

按　虚实兼到,亲切不浮。

【病例十三】 惠左

脾肾两亏，精气不固，频频梦泄，业已数年，头眩目花，四肢乏力。拟调脾胃，固摄下元。

生地 怀山药 芡实 麦冬 茯神 潼蒺藜 女贞子 东洋参 龙齿 黑料豆 左牡蛎 金樱子 莲子

按 程钟龄曰："若脾肾两虚，则并补之。药既补矣，更加摄养有方，斯为善道。谚有之曰：药补不如食补。我则曰：食补不如精补，精补不如神补。节饮食，惜精神，用药得宜，病有不痊焉者寡矣。"此皆要言妙道也。

上方为秘元煎化裁。

(五十二)阳痿

【病例一】 陈左 广东

肾为水脏，而真阳寓焉。水弱肝虚，真阳不旺，精不充其力，阳事不兴，已经四载，有时咽干，头痛齿痛。拟养阴中之阳，清肾中之火，俾精来化气，气来生阴，自能入彀。

麦冬 全当归 黑料豆 杜仲 大生地 潼沙苑 枸杞 菟丝饼 茯神 怀山药 潞党参 小海参

二诊 阳痿之症，有精不足者，有由命门火衰者，有湿热伤肾者。脉象左部平平，惟右关尺小弱。缘脾肾两亏，精气不足，进益气生阴之法，甫服四剂，脉症平平，抱恙有年，难与速效，宗前原方加减。

党参 菟丝饼 潼沙苑 大生地 枸杞 全当归 车前子 黑料豆 女贞子 麦冬 远志肉 小海参 杜仲

三诊 男子以八八为数，年逾六旬，阳事不兴，理之常也。正在壮年，阳痿四载，缘先天禀赋之薄。迭进益气生阴之法，右脉较起，肝火较平。拟填精益水，交合心肾为治。

潞党参 潼沙苑 杜仲 全当归 菟丝饼 甘杞子 远志 炙生地 麦冬 女贞子 怀山药 黄精 广皮 车前子 鹿筋

服二十剂后，加鹿鞭一条合丸。

按 此症既有咽干、头痛、齿痛，治以养阴为主；加枸杞、菟丝、鹿筋等为阴中之阳。

【病例二】　汪左

精生于坎，运出乎离，久病遗泄，心脾肾亏，气又不固，阳道欠兴，兴而易泄，精不充其力，拟育阴以固精气。

炙生地　怀山药　党参　潼沙苑　料豆　龙齿　茯神　女贞子　杜仲　麦冬　莲子

(五十三)强中

【病例】　张左

心主血而藏神，肾藏精与志，肾水久亏，龙雷之火不藏，冲阳内动，相火随之，自气海关元逆奔而上，直至头巅。心神怔悸，欠寐耳鸣，阳事易兴，精关不固，颇似强中之候。急为壮水养心，以摄冲阳。

大生地　龙齿　牡蛎　茯神　料豆　北沙参　女贞子　天冬　川石斛　怀山药　丹皮　龟板

按　可加黄柏、知母。强中又名内消，出《诸病源候论》。指阴茎勃起坚硬，久久不痿而精液自泄的病证。治宜滋阴泻火为主。

(五十四)疝气

【病例一】　丁左

肝足厥阴之脉，循阴器而络睾丸。脾肾两亏，寒湿之邪入厥阴气分，睾丸胀大，劳碌受凉则痛，腰酸足乏。左脉弦涩，右脉细弱，营血又亏，当培脾肾，以泄厥阴。

潞党参　当归　白芍　冬术　云茯苓　小茴　（盐水炒）怀牛膝　炙甘草　乌药　料豆　煨姜　苡米仁　红枣

按　此归芍六君加味。

【病例二】　邱左　22岁

脾肾两亏，寒客厥阴气分，腹痛腰疼，左丸偏坠。又有喉鹅，两耳时闭，阴伤气不和也。当调气养营，以泄厥阴。

当归　白芍　乌药　炙荔枝核　川续断　丹参　川楝子青皮(盐水炒)　补骨脂　北沙参　炙甘草

【病例三】 薛左

肝足厥阴之脉,循阴器而络少腹。寒邪乘之,腹痛牵引右丸,气攻于胃,吞酸作嗳,厥疝之候,拟温中散寒。

当归 茯苓 煨姜 荔枝核 青皮 川楝子 台乌药 小茴香 陈皮 吴萸 炙甘草 肉桂 白芍 法半夏

按 此《宝鉴》当归四逆汤合天台乌药散出入。

附方

天台乌药散(《医学发明》)

乌药 木香 茴香 青皮 良姜各15克 槟榔2个 川楝子10个 巴豆10粒

〔制法〕先将巴豆微打破,同川楝子用麸炒,候黑色,去巴豆及麸,余药研细末。

〔功效〕行气疏肝,散寒止痛。

〔主治〕寒凝气滞而致小肠疝气,小腹牵引睾丸痛。

〔用法〕每服3克,温酒送服。

【病例四】 周左

气虚夹湿,肺胃不和,痰嗽胸闷,四肢疲乏,左少腹气疝胀坠,脉虚弦右滑,当调营理气,兼化湿痰。

当归 制半夏 茯苓 杏仁 怀牛膝 丹参 橘红 乌药 江枳壳 料豆 川楝子 生姜

按 此天台乌药散合二陈汤出入。

【病例五】 武进 曹左

肝肾不足,营卫不和,寒入厥阴气分,致成气疝,阴囊两旁,肿如蛋大,劳则胀坠,寒热胀痛,当养营疏肝渗湿。

全当归 白芍 炙甘草 泽泻 青皮 台乌药 软柴胡 小茴香 白术 桂枝 生姜 红枣

按 此当归四逆汤加味。

【病例六】 郭左

肝木克脾,中阳不运,挟有湿痰,脘痛吞酸,气攻背肋少腹,气疝下坠肾囊,辛劳即发。宜抑木温中,以化湿痰。

桂枝　法半夏　陈皮　茯苓　熟附片　干姜　砂仁　小茴香　党参　白术　红枣

按　此附子理中汤合二陈汤加减。

【病例七】　广东　张左

肝足厥阴之脉,循阴器而络睾丸,气虚湿寒下袭,狐疝坠痛。拟益气养营,温泄厥阴。

生黄芪　炙甘草　白芍　法半夏　升麻(醋炒)　泽泻　肉桂　云茯苓　焦白术　当归　炒小茴　潞党参

二诊　昨进益气温下,狐疝坠痛已减,原方进步治之。

原方加巴戟天、青皮。

三诊　狐疝坠胀已减其半,而痰嗽又发,二者皆寒湿为患,湿痰随气升降也。仍昨法参以肃肺。

生黄芪　潞党参　焦白术　云茯苓　小茴香　破故纸　肉桂　橘红　青皮　白前　半夏　杏仁　白芍　炙甘草　姜红枣

四诊　狐疝较平,夜半痰嗽未能尽止,积饮未清,用苓桂术甘加味。

茯苓　肉桂　白术　甘草　党参　黄芪　青皮　白芍　小茴香　杏仁　苏子　制半夏　破故纸　姜

五诊　益气温下,诸症较减,饮亦渐化,前方进治。

云茯苓　肉桂　青皮　小茴香　白芍　苏子　白芥子　党参　旋复花　制半夏　破故纸　煨姜　白术　炙甘草　炙黄芪　红枣

六诊　益气温下,颇合法度,痰嗽已止,狐疝坠胀已减其半,从前法治。

原方去青皮,加杞子。

七诊　气疝已愈六七,咳嗽已止,惟湿痰未清。痰即火之湿也。原火不足,脾乏健运,仍温养下焦,三阴并治。

原方去旋复花,加当归。

丸方：

别直参 90 克　上肉桂 18 克　制半夏 77 克　炙甘草 18 克　上黄芪 90 克　破故纸 37 克　炒小茴 37 克　当归 46 克　葫芦巴 46 克　款冬花 46 克　白芍 46 克　杏仁 60 克　杜仲 60 克　杞子 60 克　广木香 18 克　陈皮 30 克　茯苓 90 克　苏子 60 克

上药为末，生姜 60 克，红枣 125 克，煮烂为丸。每服 9 克。

八诊　痰嗽已止，狐疝又微坠胀，中气又弱，肝肾尚少固摄，拟调中温摄下元。

炙黄芪　潞党参　焦白术　陈皮　炙甘草　制半夏　当归　白芍　肉桂　炒小茴　厚杜仲　甘杞子　破故纸　煨姜　红枣

九诊　经治以来，疝平嗽止，坠胀亦好，小溲长而色赤，气化已行，湿邪下达，均属佳征，仍以原方进治。

潞党参 9 克　炙黄芪 9 克　新会皮 3 克　白术 4.5 克　甘杞子 4.5 克　肉桂 1.2 克　法半夏 4.5 克　炒白芍 4.5 克　厚杜仲(盐水炒)9 克　茯苓 9 克　炙甘草 1.2 克　煨姜 2 片　木瓜 3 克　破故纸(盐水炒)6 克　炒小茴 3 克　当归 4.5 克　红枣 2 枚

膏方：原方去木瓜，加续断。

按　狐疝又名小肠气、阴狐疝。多因肝气失于疏泄而发。病发时腹内部分肠段滑入阴囊，阴囊时大时小，胀痛俱作，如狐之出没无常，故名。此即腹股沟疝。本例狐疝而兼痰嗽，较难治疗，马先生用药秩然有序，丝丝入扣。因气陷而用益气养营，因疝病而用温泄厥阴，因痰嗽而用肃肺化痰，因积饮而用温阳化饮，最后以调中温摄下元，以膏方十全大补出入，以便巩固疗效。

【病例八】　沈左

疝有七种：寒、水、气、血、筋、狐、癫是也。子和论之最详。左睾丸胀硬，木不作痛，日渐长大，至横骨之旁。脉象细缓，舌苔腻黄，小水不清，湿邪入于肝络，防成癫疝。拟辛温达下，以化浊湿。

炒苍术　黄柏(酒炒)　泽泻　青皮　金铃子(打)　乌药

桂枝　当归　白芍　炙甘草　萆薢(盐水炒)　生姜

按　此二妙散加味。《儒门事亲》谓"癫疝,其状阴囊肿锤,如升如斗,不痒不痛者是也。得之地气卑湿所生。"此症颇似血丝虫病导致继发性鞘膜积液。

二、时病

(一)感冒

【病例一】　景左

脉象左关弦强,右寸沉濡。阴虚肝旺,肺气不足,刻下兼有感冒,咳嗽喉痒,鼻流清涕,先以清疏,邪解之后,为调理。

牛蒡子　前胡　桔梗　橘红　法半夏　桑叶　杏仁　生甘草　茯苓　枳壳　姜皮　象贝母

按　体质阴虚,病患感冒,治当先疏其邪,后养其阴。

【病例二】　薛右

恶寒发热,头痛身疼,脘闷无汗,脉来弦紧,卫阳疏而风寒外袭,例用辛温解散。

羌活　苏叶　川朴　法半夏　防风　桔梗　杏仁　广皮姜　葱白

按　头痛身疼恶寒发热无汗,非麻黄汤证乎?惟脘闷为湿阻之证,故用羌、苏、朴、半之类,同是辛温,既能解散风寒,又能化湿,此孙思邈取仲景之法以发展也。

(二)春温

【病例一】　北京　汪左

今时治温病,皆不脱伤寒圈子,一见发热咳嗽,即荆、防、前胡,一有寒热,即小柴胡汤。予在京时,有汪姓之子,患春温症,恶寒发热,其父来告:"服小柴胡汤,两剂稍好",予窃异之。越日云:"寒热又作,加以胁痛,询柴胡汤须加减否?"予随口应之:"加通草、枳壳。"越七日,二鼓时邀予诊视,见神识昏沉,左手足抽搐、喘汗,舌边尖绛,中后苔薄黄,脉细软数无神,尺部稍大。此热入厥阴,内风煽动,有痉厥之变,不可救药。求赐一方,用定风珠法,生地、元参、琥珀、竹茹、丹皮、北沙、牡蛎、天冬、白芍、龙齿、川石斛、甘蔗汁,一剂,徐徐饮之。次早又诊,云:"服药一时许,即风定神清,脉亦起,热亦缓",仍原方。明日又诊,病又减,七日未得更衣,加蒌仁、川贝、法半、荸荠、海蛰,去白芍、龙齿、琥珀、牡蛎,嘱服两剂。越两日又诊,脉转弦数,似恶寒热,予云:"今日须服柴胡,加鳖甲、丹皮、北沙、川贝、甘蔗,两剂可愈。"予告其故,令郎乃阴虚体质,外感风阳,入于肺之卫,初起即用柴胡,邪犹未涉少阳,是开门纳盗,引之入里,故次日即见胁痛。嗣后虽服芩、栀清里,而邪乘虚陷入厥阴,故痉厥至矣。今转危为安,厥少之邪,究未能达,今之用柴胡者,乃引邪出表之意也,果两剂而愈。

按　审证精细,论亦透彻,用药灵巧,可法可学。

【病例二】　陆左

温邪候余,烧热不解,热邪冲犯阳明,呕吐不已,吐甚带血,急为和胃泄热。

川黄连　鲜石斛　连翘　灯草　南沙参　黑山栀　黄芩
麦冬　天花粉　法半夏　芦根(打汁一杯冲)　引青竹茹

按　发热呕吐带血,故清胃热为主。

附方

春温方

鲜生地30克　连翘18克　银花18克　山栀9克　广郁金9克　杭菊花9克　天花粉9克　竹茹9克　冬桑叶9克　薄荷(后下)4.5克　丹皮9克　竹叶9克　甘蔗皮30克

〔功效〕解表清里,泄卫透营。

〔主治〕治春温(未病者可防,既病者可治)

〔用法〕上药煎服,病重者另服神犀丹一粒,竹叶汤送下。咳嗽痰多者,加杏仁、川贝;热重、口渴、大便闭、小便赤者,加知母、滑石、芦根。

(三)风温

【病例】　周左

风温外感,肺胃之痰火内蕴,始则咳呛,继之发热,已经八朝,曾经发厥,神识时明时昧,痰中夹红,痰热蒙蔽于上,日前便下黑粪,滞浊已行,而肺胃之痰热未降。脉象沉细弦数,两寸模糊,阴分已伤,虑有痉厥之变。拟甘寒泄热和阴。

石斛　麦冬　天花粉　丹皮　青蒿　大贝　橘红　瓜蒌皮　杏仁　淡竹叶　鲜梨

二诊　温邪热势稍缓,肺胃之痰火未降,频作咳呛,而痰出不爽,咳甚则面颊发红而汗出,神识不清,痰热蒙蔽于上,气降则痰行,神识亦爽。今晨便血成块,热入营分,逼血下行。脉象弦数,两寸已不模糊,似有转机,仍拟甘寒育阴,清热降痰。

天麦冬　南沙参　瓜蒌仁　川贝母　海浮石　丹皮　兜铃　橘红　鲜石斛　杏仁　桔梗　蛤粉　梨汁　枇杷叶露

按　既是热入营分,银花、连翘、赤芍均可加入。

(四)暑证

【病例一】　汪右

身热头胀,脘闷烦渴,暑邪伤气,当清上焦。

香薷2.4克　白杏仁9克　连翘6克　干佩兰6克　藿梗4.5克　蔻仁2克　银花4.5克　鲜荷叶4.5克　大豆卷9克

按　李士材云:"夏月之用香薷,犹冬月之用麻黄也"。暑必挟湿,故用杏、蔻、藿、佩以治脘闷;暑热熏蒸,故用银翘、荷叶以治烦渴;更用豆卷以助香薷达表耳。

上方取新加香薷饮加减。

【病例二】　郁左

暑风伤肺,发热汗少,头胀咳呛,舌布白苔,脉左弦数,姑拟辛解。

香薷2.4克　桔梗2.4克　杏仁9克　制半夏3克　荷叶1角　荆芥4.5克　枳壳4.5克　杜藿4.5克　橘红4.5克

按　此方疏风宣肺,兼以化湿。

【病例三】　徐左

寒暑湿阻滞于中,胸痞作恶,头目昏晕,四肢乏力,正气散加减主之。

厚朴　藿香　半夏　郁金　茯苓　枳壳　青皮　神曲　砂仁　乌药　生姜　佛手

按　如舌苔浊腻,制茅术亦可加入。

(五)湿温

【病例一】　郭左

湿温化燥,内热胸痞,苔灰而燥,渴不多饮,夜卧烦扰。拟泻心合小陷胸法。

黄连　干姜　枳实　瓜蒌仁　法半夏　茯苓　通草　郁金　橘红　川贝　青皮　竹茹　枇杷叶

二诊　湿温热势较退,灰苔亦化,舌仍干燥,渴不多饮,胸痞未舒,湿浊弥漫于中,还宜苦辛泄降。

黄连　干姜　法半夏　郁金　枳实　茯苓　杏仁　苏梗　瓜蒌　枇杷叶

按　湿浊弥漫,热不得泄,宜加蔻仁、藿香、厚朴芳香化湿之品。

【病例二】　合肥　李梅生观察

素禀阴虚肝旺,太阴脾经又多痰湿,夏秋以来,吸受暑湿之邪,入于膜原,复冒新凉,以致寒热交作。作无定时,热多寒少。今朝得大汗之后,顷呕吐痰水,脉弦大而数,舌苔白而淡黄。此太阴之湿与阳明之热相合,痰热蒙蔽于中。热甚则神识欠明,恐酿成湿温之候,急为泄热宣中,以观如何?

青蒿　陈皮　赤苓　通草　枳壳　杏仁　半夏　白蔻　川贝母　枇杷叶　竹茹　苏梗　佛手

二诊　湿热遏伏膜原,寒热似疟,膜原在阳明表里之半,阳明者胃也。脾与胃相连,营卫出于脾胃,邪阻膜原,二气交争,故寒热如疟,不可作疟治。昨泄热宣中,舌质转红,苔亦转薄而黄,太阴之湿似化,阳明之热未解,脉仍弦滑,病犹未罢,还宜昨法加减。

　　青蒿　杏仁　陈皮　川贝母　苏梗　竹茹　青皮　半夏　白蔻　赤苓　枳壳　木香　佛手　姜皮

　　按　二诊舌质转红,苔亦转黄,热胜之象,方中宜去姜皮苏梗,加入连翘、山栀。

【病例三】　李左

　　湿温病三候,里热不解,烦扰不安,神识乍昧乍明,舌红苔黄起刺,温邪弥漫三焦,清阳为之蒙蔽,手足时时掣动,势将内陷有痉厥之变。拟清热宣中,以开其闭。

　　黄连　半夏曲　连翘　赤苓　黑山栀　川贝母　干姜　郁金　石菖蒲　竹茹　赤芍

　　二诊　昨诊脉象右关左尺滑大而数,余部沉细,今诊关尺滑大之象转平,舌红稍退,神识稍清,热势未缓,太阴之湿与阳明之热相合,热蒸于上,故神识明昧不常。仍宗泄热宣中法。

　　原方去竹茹、川贝,加竹沥、竹叶、丹皮。

　　三诊　两进姜连泻心,宣泄中下,舌苔较化,烦扰较定,神识已清。热在丑未寅申之交,下体尤甚,脾湿胃热,涉及厥阴,仍前法兼清肝热。

　　原方去菖蒲,加泽泻。

　　四诊　姜连泻心已进五剂,热势已退其七,惟谵语如见鬼神,大便七日未解,脉右关滑数,热蕴于阳明,舌苔又增黄腻。

　　麦冬(朱砂拌)　琥珀　连翘　竹沥　瓜蒌仁　竹叶　淡芩　郁金　川贝母　茯苓　半夏

　　五诊　谵语稍好,热势未退,腑气未行。

　　原方去半夏,加风化硝。

　　六诊　热仍未退,口渴舌苔转白、根厚腻黄。

　　原方去郁金、黄芩,加萆薢、知母、天花粉。

　　七诊　今朝下黑粪,先燥后溏,脉反数甚,神识明昧,邪乘虚陷,下体之热犹甚,齿板唇干,舌苔已化。拟养阴清热。

细生地　丹皮　知母　天花粉　水通　鲜石斛　麦冬　竹叶　鲜芦根

八诊　热犹不减,神识稍清,舌转碎化,热陷下焦阴分,肾胃之阴被劫,脉细虚数,慎防陷变。

青蒿　甘蔗露　细生地　天麦冬　丹皮　川石斛　鳖甲　元参　茯神　阿胶　鸡子黄

九诊　营分之热稍清,脉数稍静,痊犹未安,谵语已减,神情清爽,似属转机。

琥珀　濂珠粉　细生地　天麦冬　鲜石斛　天花粉　鳖甲　竹叶　毛燕　芦根

按　湿温证,须分热轻湿重,湿轻热重,湿热并重。此案初诊已三候,烦扰不安,苔黄起刺,明是湿轻热重,热邪弥漫,胸中清旷之区,变为尘雾之乡。清热宣中,连进五剂,热势虽退,谵语仍有,大便未解,热蕴阳明。但因病程较长,未进通降,致使腑气未行。后加风化硝,两剂始下黑粪。但齿板唇干,阴液将涸,急进养阴清热,病得转危为安,亦云幸矣。

(六)冬温

【病例】　吴江相国　庚辰年(即光绪六年)十二月二十一日

是日宫中张灯结彩,珠联璧合,盛饰迎年,蔚为丽景。余未进内时,军机大臣王夔石侍郎过寓,嘱视吴江相国,意甚汲汲。散值后即往诊,系冬温,自十四日起,寒热咳嗽气喘,燥热不退,舌绛苔黄,便闭,面有黑气。谛观前方,已用生地、白芍等药,邪热内陷,颇难措手。用清肺降热方,嘱服一剂,明日当再拟议。

二诊　十二月二十二日

辰初进内时途遇王侍郎,告以吴江相国病势甚剧。复诊喘咳稍平,以原方加川石斛、沙参。

三诊　十二月二十三日

病已减半,于原方减去白薇、青蒿,加梨、麦冬。

四诊　十二月二十四日

脉有变动,喘势复增,据云:昨晚病已大愈,因祀灶致劳,触发旧恙。拟清补法，嘱其家中慎密扶持，虑有他变。

按　此症初起咳嗽气喘寒热，理宜宣肺清热。生地白芍滋阴之品，反使邪热内陷。迨至舌绛苔黄便闭面黑，已难措手矣。先生用清肺降热之剂，竟得喘咳稍平，酌进清养之品，适合病机。不料调护不慎，祀灶致劳，以致喘势复增。可见调理服药，须两相配合，不可偏废也。

医论：温热论治

《素问·至真要大论》曰："风淫于内，治以辛凉，佐以甘苦；热淫于内，治以咸寒，佐以苦甘；湿淫于内，治以苦热，佐以酸淡。"此治风暑湿温之至要者也。风温者，阴气素亏，春初阳气开张，厥阴风木，为气之始，风从火化，火盛金衰，从手经而入。始于手太阴，伤于肺之卫，发热恶风，头痛咳嗽，胸膺不畅，宜以辛凉轻剂投之。病在手经，不可杂入足经之药，发散消导，伤其气，损其中，有犯劫津之戒。先哲有云："温邪忌汗"，恐邪陷入营也。热病最易伤阴，肺与胃相连，由肺入胃，热燥胃津，烦渴引饮，急进甘寒，以护其阴。入于胃之里，则谵语神识明昧，迫近心胞，急进透里清心，此甘苦之治也。立夏前后，即为病热主气，少阴少阳用事之时，亦以辛凉。夏至后为病暑，长夏湿土司令，太阴用事之时，暑必兼湿，宜分暑湿之孰重孰轻。暑为天之气，湿为地之气，天之热气下迫，地之湿气上腾，人在气交之中，触之而即病者，发热头昏，胸闷口渴，暑伤气分，亦宜辛凉清泄，勿施表散，不可杂入中下之味，至湿温由里达表。或贪生冷，或坐卧阴凉卑湿之处，脾寒土湿，湿蕴生热，发热头重而痛，胸闷作恶，病在太阴阳明。初起发热恶寒无汗者，宜辛开苦泄。病在阳明气分有汗者，更不宜表。表则伤其卫劫其液，无有不神昏耳聋，气阴既伤，厥少之风阳旋起，痉厥至矣。若至呕恶，腹痛泄泻，病在太阴阳明之里，湿胜热轻，宜苦温宣泄。再辨舌苔黄白润燥，质之红白，苔之厚薄，红而燥者，又宜甘寒苦泄。此仿古圣之治法。然病无常病，药无常方，当观岁运主气，客气之变迁，临症时细心体察，神而明之，自无差误。冬温之症，治法

135

亦同春温。

至见白痦，此非温邪，乃气液外泄，更不宜用表，当清养肺气而兼泄热。予见有用荆、防、前、柴、豆豉，重伤其气，至喘汗鼻煽，肺将亡矣。如胸闷不饥，邪干气分，不宜消导，如神曲、山楂、厚朴、枳实、槟榔，以削其中气，气伤则邪乘虚陷。若齿干无垢，光而不莹洁者，肾阴已涸，不可救药，若大剂养阴，犹可挽回一二。

(七)疟疾

【病例一】 颜左

邪伏少阳，上入于肺，发热口渴，咳嗽、便泄、溺赤，势成瘅疟。宜和解少阳一法。

沙参 石斛 白通草 柴胡 鳖甲 粉丹皮 青蒿 茯苓 象贝母 酒芩 竹茹 枇杷叶

按 此方取蒿芩清胆汤合小柴胡汤出入。方中青蒿一味，近年来已提取出青蒿素，具有高效、速效、低毒等优点，用于间日疟、恶性疟和脑型恶性疟等均有良效。

【病例二】 祝左

疟疾数月，邪与痰滞不清，脾不转运，胃气不能通降，腹膨作痛，二便不爽，疟蛊重症，急为宣中降浊。

莱菔子 焦福曲 半夏曲 枳实 车前子 青皮 焦山楂 大腹皮 赤苓 苡米仁 川贝母 姜皮 冬瓜皮 佛手

二诊 小溲稍长，大便未畅，胸腹膨硬稍减，胀痛未松。左脉沉弦，右脉虚弱。土虚木损，湿浊凝聚，胃气不能通降，仍宜宣通一法。

莱菔子 川郁金(磨冲) 枳实(磨冲) 沉香(磨冲) 法半夏 瓜蒌皮 车前子 大腹皮 福曲 青皮 赤苓 川贝母 焦山楂 佛手

三诊 寒热已轻，肚腹膨胀亦减，惟脘中胀痛未平，大便不畅，两足浮肿。湿浊滞脾，胃失通降，还宜通腑一法。

川郁金 乌药 郁李仁 薤白头 瓜蒌子 半夏曲 赤苓

大腹皮　车前子　焦福曲　鸡内金　青皮　姜皮　苡米仁

　　四诊　寒热已止,肚腹胀硬亦松。昨偶食生冷,腹鸣水泄,久延恐其脾败,急为理气分消。

　　焦白术　半夏曲　焦福曲　煨木香　砂仁　枳实　茯苓
车前子　苡米仁　怀牛膝　青皮　小朴　鸡内金　姜

　　五诊　久疟脾伤,痰滞于络,胸痞拒按,腹膨足肿。调治以来,腹胀已减,足肿亦松,胸痞如故,大便泄水,谷少神羸,脉细虚数,正虚病实,攻补两难,慎防脾败,姑拟扶脾化浊,泻止食增乃佳。

　　于术(枳壳炒)　法半夏　车前子　木香　料豆皮　鸡内金
陈皮　福曲　谷芽　苡米仁茯苓　砂仁　煨姜　荷叶

　　饭后进水泛十八味资生丸,每服6克。

　　按　先为宣通,继进扶脾养胃。

　　【病例三】　胡左

　　痎疟延久,痰气凝滞于肝络,脾土又亏,食入欠运,左肋疟母。当运脾调营,兼化积聚。

　　当归　白术(枳壳炒)　法半夏　青皮　怀牛膝　砂仁　木
香　茯苓　神曲　首乌　鸡内金　生姜　红枣

　　按　既是疟母,《金匮》鳖甲煎丸可用。疟母即久疟引起的脾脏肿大,治宜活血通络,行气消坚为主。

附方

　　1. 截疟饮Ⅰ号(录《王宝廉抄本》)

　　生地8克　熟地8克　槟榔8克　蜀漆(炒)8克　冰糖8
克　姜3片

　　〔制法〕水煎。

　　〔功效〕截疟。

　　〔主治〕治疟疾。

　　〔用法〕煎服,每日服一剂。

　　按　蜀漆又名甜茶,即常山的苗叶,其抗疟作用较常山强。

马曰:常山虽治疟有功,然究竟太觉峻利,顷附一方,甚为神应可法也。常山四两,陈酒五斤,鸡蛋七枚,砂罐内煮热,疟至时,两手握蛋,冷则易换,至热退汗出而止。久疟用之神效莫测,然而初起,亦不可用。

按　此种给药方法,取其缓缓吸收之意,较为安全,深有巧思。

2. 截疟饮Ⅱ号(录《王宝廉抄本》)

制首乌6克　乌梅3个　槟榔8克　甜茶6克　常山3克　甘草1.5克　细青皮3克　红枣5枚

〔功效〕截疟。

〔主治〕治疟疾久发不止者。

〔用法〕煎服,每日一剂。

3. 三日疟方(录《王宝廉抄本》)

柴胡2.5克　薄荷1.5克　茯苓6克　姜半夏3克　葛根6克　青蒿2.5克　炙鳖甲9克　川贝母6克　陈皮3克　威灵仙3克　肥知母(炒)6克　当归(酒拌)3克

〔主治〕治三日疟。

〔用法〕煎服,久疟加蓬莪术3克。

按　本方妙在补泻互用,虚实皆宜,既不刻削,又不峻补。

类疟

【病例一】　唐右

脉象沉细而缓,气虚夹湿,营卫不和,寒从背起,旋即发热,间日重轻,下部乏力,似疟非疟。拟和营卫,以化湿痰。

当归　制半夏　茯苓　怀牛膝　陈皮　桂枝　炙草　苡米仁　黄芪皮　白芍　生姜　川芎　红枣

按　取桂枝汤以和营卫,二陈汤以化湿痰,又加益气养营以扶其正。

【病例二】　陈左

恶寒内热,不时自汗,症属类疟,培本为宜。

生黄芪6克　川石斛6克　陈皮4.5克　煨姜1片　制首

乌 9 克　白芍 4.5 克　云茯苓 6 克　红枣 4 枚　炙鳖甲 12 克　煅牡蛎 12 克

按　类疟非正疟，气阴两伤，故以益气养阴为主。

(八)痢疾

【病例一】　董右

痢者古称滞下，夏月之痢谓之时痢，乃暑湿热邪、伏于下焦，陷于营分。无形之热，伤有形之血，致成赤痢。经今两月，脉沉细数，舌苔中厚黄燥，阴伤气陷热蕴，补剂未宜，当和营利湿之治。

川黄柏　赤芍　地榆　赤苓　薏苡仁　当归　阿胶　扁豆甘草　丹参　枳壳　荷叶

二诊　服三剂后已减大半，原方去川柏、赤芍，加怀山药、孩儿参。

三诊　服一剂诸症均减。脾为阴土，升为乾健；胃为阳土，降为畅和。恙因痢后，脾肾气衰，惟经停后肝木鸥张，阻隔脾胃交通之气，清浊混淆不分，以致肚腹攻逆作痛，腑气不通，甚则作恶，自夏及秋，已发三次。经谓：脾病善胀，肝病善痛。肝脉布于两胁，脾脉终于胸中。脉象双弦，左关似带动象。营血大亏，气分又弱，腑以通为补，脏以藏为和，拟调营和脾，柔肝化浊。

孩儿参　怀山药　郁李仁　制半夏　牛膝　枳壳　陈皮橘饼　柏子仁　当归

按　脉沉细数，舌苔中厚黄燥，阴伤湿热内蕴，和营兼清湿热。复因肝木鸥张，肚腹作痛，再进调营和脾柔肝化浊，恰合病机。

【病例二】　史右

暑湿陷于下焦，腹满下利红色，小溲赤涩作痛，寒热逗留，年近六旬，久延非宜，拟香连丸加味。

川连　木香　葛根　黑荆芥　甘石散　荷梗叶　黄柏　赤芍　车前

按　下利红色，小溲赤涩，热胜之象。方药甚合。

【病例三】 陈左

脾肾不足，湿邪留于肠胃，侵于营分，便痢红水，粪后兼下紫黑血块，已延数月，脉沉细濡数。当理脾和营，以渗湿热。

丹参 枳壳 煨木香 地榆炭 楂肉 扁豆 焦白术 炮姜炭 茯苓 苡米 粉甘草 灶心土 荷叶

二诊 湿热伤阴，肠红血痢，已延日久，甚下紫色血块，当理脾调营。

丹参 枳壳 黄柏炒阿胶 山药 木香 白芍 扁豆 地榆炭 甘草 料豆

按 养营以清湿热甚合，方中再加黄连更佳。

【病例四】 刘右

久痢脾肾皆亏，肠胃湿浊未尽，气机不和，肚腰撑胀，周时两三行，痢如酱色。当和营理气化浊。

白芍 苡米仁 木香 茯苓 当归 枳壳 黄柏炭 炙草 青皮

二诊 久痢粪如酱色，便时必先腹痛。脉象濡细而数，左关右尺兼滑动之象，阴虚气滞，湿热留阻肠胃屈曲之处，是伏热而非伏寒。拟和营理气化浊。

当归(炒) 木香(炒) 枳壳(炒) 苍术(炒) 乌药 黄柏(炒) 甘草 茯苓 左金丸 盐梅(炙) 灶心土 姜

三诊 脉息象阴而见细数，尺部犹弱，脾肾皆亏，气陷于下，痢仍如酱，腹痛后重，谷食不香，虽有余湿，不宜再利，拟扶土调中。

党参 冬术 白芍(炒) 炙草 煨木香 益智仁 炮姜 茯苓 怀山药 砂仁 谷芽 干荷叶 灶心土

按 久痢脾肾皆亏，谷食不香，治当扶土养胃为主。上方为香砂六君加味。

【病例五】 陈左

红白痢久，脾营脾阳皆亏，当和营调脾，佐之化积。

焦白术 党参(姜汁炒) 益智仁(盐水炒) 山楂肉(红白

糖炒) 云茯苓 黄柏炭 煨木香 炙甘草 秦皮 乌梅炭 赤白芍 引灶心土 荷叶炭(研冲)

按 以参、术、益智调脾,乌梅、赤白芍和营,黄柏、秦皮以清热,木香理气,山楂化积,茯苓利湿,荷叶炭寓清升之意,甘草以和诸药。

【病例六】 李左

暑湿滞于下焦,痢下红白,经月未止,腹胀里急后重,小水不利,腿足浮肿,慎防脾败,急为理气分消。

香连丸 枳壳 青皮 茯苓 当归 大腹皮 车前子 泽泻 苡米 台乌药 荷叶 扁豆衣

按 赤白杂下,里急后重,乃湿滞肠胃,血凝气滞所致。治宜行气和血,所谓"血行则便脓自愈,气调则后重自除"。若赤多则重用血药,白多则重用气药。又因小水不利,故加入利水之剂。

【病例七】 刘左

秋邪病后,热陷下焦营分,少腹胀满,泄痢红黄,阵阵作痛,内热神羸,短气自汗,渴思热饮,耳闭,舌光淡,脉来短促无至,阴伤气弱,症势极重。拟黄连理中汤,扶正祛邪。

川黄连(盐水炒) 焦术炭 煨葛根 炙甘草 煨姜 潞党参 云茯苓 生熟苡米 炙乌梅肉

按 理中者理中焦,培脾扶正。加黄连以清热,乌梅以歙阴,葛根升提,苡米利湿,茯苓既能利湿又能益脾。

【病例八】 袁右

操劳过度,心脾受亏,水谷之精,不归正化,生痰化饮,停留于胃。肝木上犯,则痛吐交作,倾囊涌出,已历有年。气虚中陷,饮邪随之下溢,脾气不升,泄利为之后重,肛坠不收,谷食渐减。脉象虚弦带滑。气阴多伤,肠胃不和,久延防其脾败,急为健脾调营,兼理气滞。

党参 木香 当归(土炒) 于术 枣仁 怀山药(炒) 白芍 茯苓 枳壳 炙甘草 升麻(醋炒) 荷蒂 乌梅

洗方：

五倍子　槐角　当归　枳壳　赤芍　韭根

按　泄利有年，肛门下坠，气虚之明征。用补中益气汤合归芍六君化裁，洗方亦佳。

【病例九】　陈右

肝脾营血久亏，复受寒湿之邪，滞于气分，腹痛泄利红白，胸脘不舒，先为和中分利。

藿香　枳壳　厚朴　青皮　乌药　茯苓　车前子　甘草　姜

二诊　下痢红白已尽，惟泄未止，肚腹作痛，宜调中理气。

吴萸　白术　木香　枳壳　甘草　煨姜　茯苓　砂仁　楂炭　扁豆　车前子　薏米仁

三诊　调养肝脾，以和胃气。

党参　冬白术　茯苓　山药　归身　白芍　川断　佩兰　砂仁　半夏　生姜　红枣　陈皮

按　用药井然有序。

【病例十】　姚安谷　左　上洋

脾肾两亏，湿浊滞于肠胃，气机不展，绕脐作痛，下痢如鱼脑冻胶，迄今数月，后重不爽。脉象弦细尺濡，阴伤气滞，理气和营，以化湿浊。

木香　白芍　炙甘草　乌药　枳壳　灶心土　怀山药　茯苓　乌梅　地榆　当归　煨姜　谷芽

二诊　后重较好，腹痛未除，下痢未减。脉弦细左濡，脾胃阴伤，气陷于下，日内胃不和畅，饮水停顿难消，拟理脾和中。

参须2.4克　焦冬术(枳壳炒)6克　茯苓6克　当归6克　木香1.5克　小茴香(盐水炒)3克　陈皮3克　乌梅(炙)2个　白芍(炒)1.5克　怀山药9克　灶心土(煎汤代水)30克　炙甘草1.2克　升麻(蜜炙)1克　煨姜2片

三诊　昨进理脾温中，兼升清阳，下痢已减，绕脐之痛已除，惟满腹时如刺痛。浊阴未尽，营卫不和，还宜理脾温中，佐之升举清阳。

前方去参须、煨姜，加党参、炮姜炭。

接服方：

当归　炙甘草　怀山药　小茴香　党参　木香　白芍　益智仁　冬白术　续断　茯苓　杜仲　姜　红枣

按　此属慢性痢疾，第一诊理气和营，兼化湿浊；第二、三诊理脾温中，兼升清阳。方以香砂六君合归芍六君加味。

【病例十一】　江阴　刘左

息痢三载，肚腹作痛，舌光红无苔，脉沉细而濡。脾肾两亏，清阳下陷，湿浊之气未尽消除，幸胃气尚强。拟温肾健脾，以化浊阴。

潞党参9克　焦白术4.5克　茯苓6克　炙甘草9克　归身(土炒)4.5克　白芍(炒)4.5克　小茴香(炒)3克　砂仁1.5克　乌梅1个　灶心土(煎汤代水)30克　熟苡米9克　炮姜炭1.2克　红枣9克　益智仁6克

按　息痢者，时发时止也。病久脾肾两亏，清阳下陷，而湿浊未尽，故侧重温肾健脾，以化浊阴。方取归芍六君加味。

【病例十二】　荣左

脾司清阳，胃行浊阴，脾泄多年，清阳不能升举，湿邪由气伤阴，匝月来大便下血，自早至午，腹痛便稀，下午则魄门坠胀，嗳气不舒，频欲登厕。肠胃不和，清浊交混，拟和营理气，以化湿浊。

当归　紫丹参　台乌药　怀山药　赤白芍　炙甘草　枳壳　灶心土　川黄柏　佩兰叶　荷叶　生熟苡米

二诊　进和营理气，腹痛渐平，下痢亦减，惟魄门胀坠痒痛，血垢污衣。湿热滞于肠胃，仍理气化浊之法。

当归　枳壳　秦皮　黄柏　炙甘草　灶心土　木香　丹参　台乌药　荷叶　黄连

按　痢疾之治，伤气分则调气。伤血分则和血，故立法以和营理气。又因湿热未清，故加入清热利湿之品。

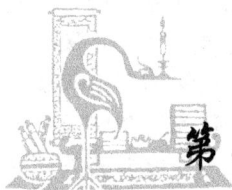

第二篇　外科医案及医论

一、医论

(一)医学概论

医居九流之一,其小道乎!? 而古之以医比相者,又何其重视医也。非以人之疾病,生死所系,有不可丝毫苟且者乎! 汉唐以来,诸名家著述,具在辨病体论治法,以及立方用药,要皆谨慎其事,务求精切。虽所见不同,立言不一,如仲景论伤寒,继以刘河间、李东垣、朱丹溪三家之说,各有专主,然推阐要义,皆能树立,外感内伤,可谓症详而法备矣。今时之医,未始不能治病,病亦未始不以药痊,而能博览旁稽,深求实学,得前贤真髓者谁乎?而未可执一二成书以治病也。天时有寒暑,土气有燥湿,禀赋有清浊,固自不同,而岁运之感,南北之异,嗜好之殊,又自有其偏胜,不能适乎中而协于一。况岁运相感,而今之气候益薄,南北异宜;而今之变迁,又见嗜好殊,尚而今之淫巧尤甚乎! 尝见人之素质,或偏于阳,或偏于阴,阴胜则阳微,阳胜则阴损,阴损则风阳易袭,阳微则寒邪易入。风阳动,寒邪入,又每触于天时之不正,土地之不宜,饮食之不节,嗜欲之不戒。而为之诊视者,宜从阴从阳,标本兼顾;或标实而本虚者,宜寒宜热,尚补尚攻,方药原宜详慎,尤当审其平日体质之强弱,性情之好尚,病之肇于何时？受于何地？发于何因？在气在血？入经入络？属脏属腑？舌苔可辨，脉理可参，一一切按而密勘之，庶克有济。然则病无常病，药无常方，而谓拘泥成法，漫无变通可乎？而又未能舍成法，而师心自用也。古人治一病立一方，何药为君？何药为佐？君以何药而能中病之的？佐以何药而能达病之里？或炒或煅，或姜制或酒浸，或蜜炙或熟用，或生熟并进。孰升孰降？孰补孰泻？孰为攻伐？孰为调和？孰宜辛凉？孰宜甘苦？孰宜咸寒酸淡？若者养营？若者和卫？若者入于经络？若者通乎脏腑？若者治乎三焦？皆几费经营，配合而成，大有精意存乎其间。后之学者，必穷究前人用意之所在，当临症之时，庶得所取法焉。若第挟偏见，妄施方药，则所用不合，每至相反，其贻误匪浅鲜也。甚或粗有所得，即自制汤散，不但失乎古法，而观其药味，生凑陋劣，令人可骇。好奇者辄据之，以为此方出某名师之所制，可以动人听闻，可以增吾声价，而不知某名师之自用，未必能活人，而尤而效之者，无有不误人矣。呜呼！治医而无所领悟，又好恃己见，殆以医为儿戏者，讵不大可哀哉！轩岐评症，原无内外之分，何者内伤诸疾，皆情欲所钟，元气先耗，继及脏腑，脏腑不和，则气血乖错，不能周行于身，而百病见矣。疮疡之生也，六淫伤于外，七情扰于中，气血阻滞经脉，隧道为之壅塞，有随感随发者，有积久而发者，无论恶症险候，即疥癣之小患，无一不由内而达于外。前人治病，在能得其致病受病之由，故瘕癖可以内消，痈疽可以内散，及破溃之症亦可内收，何尝于方脉外另树一帜乎！逮宋元曩间，太医局设方脉、针、疡三科，元·齐德之为御药院外科太医，著《外科精义》，始有外科之名，则内外显判矣。然既判之，而近来著述，诸家每重阐发内科，而于外科辄忽之。将以疮疡之显而易明者，无资乎脉理耶！夫症别内外，纪其名目，千有余条，内症居其三，外疡居其七。前哲浑内外而为一，乃探源之治也；后之所以分内外而治者，殆以思力不及前哲，取其分治易于奏效，又安内重而外轻哉？是所望于达道君子，勿执成说，而范围弗过，既求方脉，而刀圭益精,斯克尽运用化裁之妙也。乎!余侍先大父治医十有六年,观察脉立方,因病制药,辨症之寒热,审寒热之真假,以及症势之轻重缓急,无不细切。而于外科治法,凡手眼所到,亦极精当,达权通变,为人所难及。惜著作所存甚少,庚申红巾扰境,又被毁失。今值闲暇,追述指示诸法,信笔录出,得论症十六则,列于卷首,复搜取数十年来颇有心得者附之,订为一册。奈老病日增,手震足乏,偶一劳思,即作昏眩,所记忆而采入者无多,名曰:《医略存真》。儿辈请付梓,余亦未能恝置,有负先人之苦志云尔。

按　本文原为马培之著《医略存真》自序,阐述数十年之医疗心得体会,对后学者很有指导意义,故作为医学概论列于卷首。

(二)论症十六则

1. 治痈疽大症,须要活变,审定内因外感。如外感者,虽红肿焮痛,断不可遽下刀插降,宜用轻清疏化之法,火毒退,肿自消,脓自出。若用刀过早,不独有血无脓,而且火毒撑激,肿痛更甚,必致滋生他变。

2. 大症腐脱新生时,最易变动。如脉来时大时小,为元气不续。饮食较常两倍,为胃火熏灼,后必有变。此二端伏于隐微,非细心不觉也,待至变时,则不及矣。

3. 发背对口,俱要疮口宽展,脓多易出,肿自消而腐亦脱。若外口小,内腐难出而脓毒过多者,即经所谓肿而不溃因脾弱,溃而不欲为脓饶也,后亦不得收功。

4. 溃疡本忌见血,脓多而稠,间出鲜血,亦无妨碍,惟只可偶见一二次。如脓稀而少,肿不退而血出多者,后必有变。

5. 治痈疽大症,第一要身体轻便,症势虽大,步履转动如常者,十中可保七八。如症势尚轻,行动皆属勉强,后必有变。

6. 治大症大便不妨微溏,小水切不可短数。如小解数而不多者,断难收功,脑疽尤忌,肺肾气败之兆也。

7. 治大症脉象,未溃前要洪大。然洪大而重按空者亦忌,细

147

小软弱不宜。

8. 痈疽大症溃脓之后,一旦忽见音低,此肾气先败,亦必有变。

9. 疔疮疮顶平塌,脉细小者,断不能作脓,必致内陷。凡临大症,审定阴阳,用药必须应手,肿渐退脓渐多者顺。如肿不收,界不清者,亦难收功。

10. 腐脱后新肌不生,肉如板片,脉象大者,亦属不治。

11. 治鹤膝须明阴中水亏火亏。如膝盖肿热,系阴中水亏,与以附子、地黄,肿痛必不能退;只须纯阴调治自效,如知、柏、生地、龟板、鳖甲之类。

12. 对口比发背难治,对口有真伪之别。伪者乃外感风热,滞于血脉,在肌肉以上,最宜审辨,否则贻误非小。

13. 湿热疮痍,年久不敛,或屡愈屡发者,疮甚时稍为清理,后即须调理脾胃,少佐利湿清热,自可断根。盖湿生于脾,郁久不解,湿邪化热,以致疮痍外发。若脾气旺,则运行速,而湿不停,疮痍亦将自愈。

14. 臁疮破沸,经久不敛,世皆以为小恙,不知脓血久流,气血耗损,渐及本原,必须知柏地黄汤,养阴祛湿,或加参、术佐之,长服可冀收口。

15. 孕妇跌伤,胎动肚腹痛甚,甚至大小便闭塞不通,切不可遽行安胎。必须先用破瘀行气法,多则两剂,或一剂,候痛止七八分,再与安胎方。如见症即服安胎药,必致气血凝滞,变生他病,终于不救。先服桃仁、红花、枳壳、青皮、香附、归尾、乌药,使气血流通,即服参、术安胎,此一定之理。

16. 打伤眼睛,立即肿胀,痛不可忍者,须用四物加桃仁、红花、赤芍等。使瘀血消散,则肿收痛定。否则血瘀,致生胬肉,而目损矣。

148　　按　本文原载马培之著《医略存真》内,题为"先大父省三公论证十六则"。马省三先生,乃培之之祖父,精通医理,尤精内外科,此论证十六则,皆数十年读书阅历之心得,尤切中时弊,对后学很有启发。

（三）辨阴疽之疑似并岁运之热证

昔贤以痈生六腑，疽发五脏，有阴有阳，有顺有逆，固已反复详明。近《全生集》复以色之红白分痈疽，疽服阳和汤、丸，不究病因，不辨疑似，凡色未变者，概指为疽而与阳和汤方，以致溃败肿起。不知虚寒凝固之疽，固非阳和汤丸不效，然症类不一，有初如粟米顶白而根红大，或痒或痛者，乃脏腑积热所致。其毒之浅者，发于腠理；毒之深者，发于肉里；初起知痛者轻，不知痛者重。又有暑湿热三气混杂之疽，始终亦不高肿者，非暑热之不能熻肿也。暑伤气，热伤阴，气阴既损，兼以湿邪，故浸淫而类阴象，与阴寒之疽大异。况皮色白者，最多痰症。生头项者，风兼痰也；生胸背腹肋者，气兼痰也；生腰以下者，湿兼痰也；当各因所兼而论治。然又有伏热在内，火从水化而色转白者，有七情之火郁结而色不变者，若不细心体会，一概视为阴疽，投以姜、桂，适足助其热，涸其阴，速其脓耳。大抵皮色虽白，按之烙手，愈按而愈热者，此即阳症。如初按则热，按久之反不甚热；或初按不热，按久之即觉热者，此阴阳参半也，皆不得作阴症论。必按之全不热者，方可指为阴症。病固有阳中之阴，阴中之阳，真热假寒，真寒假热，纯阴纯阳之证易明，而半阴半阳者，在疑似之间，极难审辨，用药最宜详慎。若涉寒凉，遏其阳气，必致内陷。然又须旁参岁气，如光绪五年，岁在己卯，阳明燥金司天，少阴君火在泉，三之气小满至小暑，少阳相火主事，客气又属燥金，夏秋所患皮白诸症，属热者多。如湿痰流注、缩脚阴痰、缓疽诸类，按之均热。四之气大暑至白露，太阴湿土司令，客气虽属寒水，然有伏热在里，一二日后，寒亦化热，当时治法，均以凉剂而效，投温药者十无一消，此岁运之热症也。经云："必先岁气，毋伐天和，"以此知辨病因、究疑似、审阴阳、参运气，至繁至难，非仅恃一言一方即可轻心尝试也。

149

（四）刀针当用不当用之辨

昔岐伯作九针，以治内外疾，五曰：铍针，以取大脓。大脓者,《玉版篇》所谓:"阴阳不通,两热相搏,乃化为脓也。"寒客经脉,血泣不通,卫气归之,不得复反,故痈肿刺取毒血,即汗解之义。失此不治,内腐为脓,更惧于针,听其自溃,势必致筋烂骨伤,腐败不起。是针固疡科之首务,宜切究而夙习也。《全生集》乃谓:疔疮以外,概不用针。譬之水势甚涨,不为疏导,必致决裂,溃败不可拯援,与其奔冲而患甚,孰若疏利而患小乎!大凡外疡肿痛者,脓成至七分,即当针刺。若至十分,空陷必大,甚而肤色紫黯,皮与肉离,溃久不钦,遂成败症,故脓成尤宜早刺。惟皮白而肿,脓在筋骨之间,刺早反泄其气,脓亦难出,必胀至肌肉之上,方可用针。若肿而肤急者,内必是血,慎不可刺。用针之法,宜顺而不宜逆,水性下流,逆则脓兜于下,不易达即不易钦也。至瘿瘤、恶核、石疽、乳岩,及凡坚硬之症,并禁用针,针之立败,其在头项以上,尤当谨慎。《灵枢·九针》云:"形乐志乐,病生于肉,治之以针石;形苦志苦,病生于咽嗌,治之以甘药。"故痈疽可刺,而咽中之症,不可轻刺也。更有溺孔紧小之症、茎梢外皮包裹,马口只有一线可通,溺出胀痛难忍,非用针穿破外皮,则终身疾苦,且不能生育,此又不得不用针处,故特历历叙出,以见刀针之不能不用,而特不可乱用耳。

(五)辨陈氏《外科正宗》之说

痈疽不外乎内因、外因。内因者,喜、怒、忧、思、悲、恐、惊,七情郁结之火也;外因者,风、寒、暑、湿、燥、火,六淫之气也。人之禀赋各有不同,气血各有强弱,六淫伤于外,七情动于中,各随其脏腑之偏胜而中之,即内恙亦然。今之业疡医者,每执《正宗》一书,攻、消、补、托成法。然其论治似偏于补,有禁用针刀,并追蚀之药,如乳岩、瘰疬、瘿瘤、痔漏,近世每惑其说而施此法。至初溃已溃之症,毋论疔疮、时毒、鬓疽、肛痈等,均执旧方,一概托里消毒、八珍、十全大补、补中益气,而误于补。此总缘视症之未明,脉理之未究,经穴之未详,虚实之未辨,以致胸无把握,依样画葫芦耳。夫症之现于外,要知即微芒癣疥,无一非脏腑经脉所发,所谓:"有诸内必形诸外也"。凡疮疡破溃,补早则留住毒邪,毒即火也。溃后脓多及腐不脱,或由正气之虚,或有毒火不尽,须观其脓之厚薄,薄者是虚,厚者火之不尽。腐脱之后新肉不生,或由气血之虚,或受风寒袭于疮口,气血不能荣运,补虚之中,又当夹用温和之品。且疔疮尽是火毒,黄芪断不可投。至十二经络,有多气多火少血之经。如少阳一经,耳前后上下胁肋等处是其部位,如生疮疽,参芪亦宜慎用。总之,凡业疡科者,必须先究内科,《灵》、《素》不可不参,张、刘、李、朱四大家,尤不可不研究,假如内外两症夹杂,当如何下手?岂可舍内而治外乎?余见士宦之家,每重内科而轻外科,谓疡科不按脉理,即外患亦延方脉家服药,此风江浙为最,是固因外科不谙脉理所致。然究未知内外之并行不悖也。即方脉家亦以外患为小恙,往往藐视外科,至其用药,则又徒执《正宗》成法,疮之外溃,俱投补托,而寒热虚实,亦复茫然。至如内痈初起,中脘痛者,则曰:胃气;胁肋痛者,则曰:肝气;痛在腹者,则曰:滞气、寒气;及结成块者,则曰:痞积。不知其生痈,直至破溃不起者,往往有之,误人之处,岂浅鲜哉?噫!古人之立言立方,乃当时之气运,以施其治疗,非拘于补托也。今人欲效古人,而乃徒泥古人之成方,不识变通之妙,是犹胶柱鼓瑟,鲜能合其节奏者矣,学者可不慎欤?

痈疽之阴阳及内外两因,《正宗》已详其说,再参脉之虚实,应何汤散投之,自无差误。至外用之丹散,亦当详审看症。辨症全凭眼力,而内服外敷,又在药力,药性不究,如何应手?假如火毒疮疡,用辛燥之药外治,立增其痛,立见腐烂。凡人之疾苦,痛最难忍,痛则伤脾,饮食顿减,形神顿消,故疮疡以止痛为要。而疔疮发背,又欲其知痛。如湿痰流注、附骨、鹤膝,若能止痛,可冀内消。至瘰疬、马刀、失荣、石疽、乳岩,又不可作痛,痛则焮热,皮现红紫,势必穿溃。古方之消散膏丹,用蟾酥、蜈蚣、全虫,取其以毒攻毒,而瘰疬、马刀、失荣、乳岩等症,以蟾酥等外治,每每起泡皮腐。盖七情火郁于里,不得以辛温有毒之品外治。即如风火、热毒、湿热、疮痍、疥癣,古方有用轻粉、雄黄、硝、矾、花椒等药,用之反增痒痛,肌肤疡腐。总之,皮色红热及色白而皮肤燥裂者,均不宜温燥之药敷搽,祇可性凉之品。今时误于此者,不知凡几,病家每责之疡科,实辨症之未明,投药之未审耳!

二、一般外科病

(一)子痈

【病例】 曹左

痄腮之后,又患子痈,睾丸红肿疼痛,身热,此乃湿热下注厥阴之络,气血凝滞。当清肝经湿热,行气化瘀。

柴胡 丹皮 酒芩 云茯苓 黄柏 橘核 防己 赤芍 连翘 泽泻 木通 川楝子 紫苏 甘草

按 此为流行性腮腺炎合并睾丸炎之治。以其气血凝滞,虽病当清肝利湿,避免用龙胆草是本案的特点之一。

(二)伏兔痈

【病例】 史右

伏兔痈,漫肿内硬,已延两月,发热口干,脉虚数,宜养血温通经络。

中生地 怀牛膝 肉桂 当归 陈皮 炙甲片 黄柏 制半夏 赤芍 甘草 桑枝

按 伏兔痈生于膝盖之上六寸正中,用力时肌肉高凸处。伏兔乃胃经穴道。伏兔痈为类似皮下脓肿类化脓性感染。

(三)吓痈

【病例】 无锡 妙左

吓痈乃胃肠积热所致,外溃坚硬,半年不消,脓稠而秽,腑气不畅,当清胃化毒。

生地 知母 蒲公英 银花 蛤粉 粉甘草 丹皮 大贝

母　赤芍　天花粉　绿豆　芦根　瓜蒌仁

另：患处贴哈蟆皮。

二诊　吓痛肿硬收束，腑气亦畅，惟脓稠秽气不尽，仍清阳明热毒。

原方去蒲公英、知母、瓜蒌仁；加瓦楞子、苡仁、连翘。

(四)对口

【病例一】　李右

风与湿热交蒸于上，滞于血脉，致偏对口。症已两候，腐如杯大，尚未得脓，四围木硬，便闭小溲不利，脉象虚细数，气血皆亏，幸疮头高肿作痛，拟和营托里。

生首乌　赤芍　当归　瓜蒌仁　皂角　白芷　银花　连翘
天虫　甘草　陈酒

二诊　偏对口稍得微脓，疮生腐臀，根脚不收，腑气不通，毒火无由下泄，虑其散漫，急为清托。

南沙参　天花粉　赤芍　白薇　当归　大贝母　丹皮　银花　蒲公英　连翘　角针　瓜蒌仁　甘草　红枣

又洗方：

功劳叶　香白芷　银花　甘草

三诊　对口腐脓渐脱，惟口干作苦，饮食不香，当养营调胃。

当归　山药　谷芽　佩兰　西洋参　茯苓　陈皮　川贝母
天花粉　红枣

四诊　对口脓腐将尽，脉弦细数，口中干苦作渴，阴虚胃热不清，当养阴清热。

北沙参　茯苓　天花粉　麦冬　生地　粉甘草　怀山药
丹皮　川石斛　川贝母　甘蔗　当归　毛燕　红枣

【病例二】　巢左　四十余

患正对口两旬余，疮平肉紫，热如火燎，日夜疼痛不止，连及头巅两耳，主家已为之置备后事，邀予视之，乃是阳症，想误服参、芪、肉桂，询之果然。予云："此是风热之症，引动肝火，非败症也。"随用猪眼睛肉，加冰片同捣贴之，立时止痛。用疏风清热加黄连，一剂痛减其半，肿热亦退。又一剂脓渐来，后用养阴化毒，调理而愈。

　　按　此由风热所致正对口，症属阳症之证治。

【病例三】

　　本城毛抑之，年六十余，患正对口五日，就诊于予，似有白头，硬如白果大，木不知痛。予云："此阴症也。"其体素丰，喜食炙煿，脉沉小不见数象。用蟾酥饼贴之，服疏通腠理之剂两贴，硬如钱大，尚不知痛。用阳和汤两贴，略知痛痒，已大如酒杯，随点刀，初下一分，继之二分，犹不知痛，直下至四分，方才知痛，插入蟾酥条〔见疔疮附方〕。次日肿高，稍见微脓，仍插二日，脓渐来，肿痛日甚，用托里消毒，加肉桂二三帖，腐如酒杯口大，肿亦渐收，始终温补，两月而愈。

　　按　此正对口，乃阴症之证治。

【病例四】　常州　姚左

　　北门外姚左，年近五旬，夏月患正对口十日，疮平顶起蜂窠，如钱大，四围平板，如茶碗口大，微红微热，不甚知痛，胸痞，舌苔白腻，此乃暑湿热交蒸于上，非阴疽也。始用疏散两剂，肿仍不收，四围大寸许，用蟾酥条插入蜂窠内，以红膏贴之，四围用铁箍散，内服荆、防、厚朴、滑石、藿香、枳壳、赤芍、当归、陈皮、薄荷。两剂根脚守定，胸次渐舒，原方去荆、防，加当归，又两剂，渐腐渐脓，换服养阴，解暑化湿。又两剂，疮势渐退，仍不甚痛，稍用党参则胸闷，直至腐脱生新，均以养阴养胃之品，沙参、怀药、归、芍等两月收功。

　　按　此乃暑湿热交蒸于上所致对口之证治。

【病例五】　过右　毛竹桥

　　正对口疽初起，形如豆大，不甚作痛，头昏，颈背作酸，时恶寒热，心胸烦闷，脉沉细而数。体质素亏，风暑湿邪内蕴，治当疏达。

　　荆芥　防风　粉葛根　赤芍　甘菊　当归　川芎　广皮
薄荷　银花　粉甘草　大贝母　陈酒

【病例六】 施左

对口由七情发者,宜补;六淫发者,宜散宜发。素体有湿,与热相搏,致发偏脑疽,溃久脓多,而硬不消,当以消化。

南沙参 丹皮 苡米仁 连翘 大贝母 甘草 银花 赤芍 藕 功劳叶

二诊 对口,脓已渐清,肿亦渐消,似可收敛,仍以前法加减。

前方加当归,去功劳叶。

按 对口又名脑疽、脑后发、项中疽。指生于脑后枕骨之下,大椎穴之上之痈疽。由七情发者,宜补;六淫发者,宜散宜发;此治疗之大法也。

【病例七】 盛右

对口疽腐烂,又受风温,头目肿胀,急为疏解。

薄荷 黄芩 丹皮 竹茹 银花 连翘 茜草 荆芥 赤芍 菊花 甘草 马勃 大力子

附方

蛔冰散(马氏方)

蛔虫(洗净)10条 梅片0.3克

〔制法〕将蛔虫捣烂,加冰片少许,用涎调匀。

〔功效〕清热、消肿、止痛。

〔主治〕治对口疽、脑疽,及痘疮久不收口。

〔用法〕用涎调敷患处。治痘疮久不收口,可将蛔虫洗净炙灰,加冰片少许,掺患处。

医论:论脑疽对口真伪之别

头为六阳之首,六阳者,手足之三阳也。风为六淫之长,阳经蕴热,风邪从类而入,入则营卫不利,血脉凝泣,始生疙瘩,或正或偏,或红根白头,三两日间,即作焮痛,甚作寒热,只宜清散,已成清热解毒,溃则养阴清托,始终禁用参芪。参芪甘温补气,气为阳,阳经伏热,必损其阴,阴伤则热愈炽。又耳后为少阳之经,少阳乃胆与三焦,二经常多气少血,参芪咸在所禁,此外感风热、湿热之伪症也。若初生疙瘩,麻痒木而不痛,颈项作强,此得于膏粱厚味,或嗜色欲,脏腑邪热蕴结,七日后始作焮痛,痛亦不甚,肥人必兼湿痰,始宜疏通腠理,以冀汗解。如疮势将成,内坚外肿,形色紫黯,不可敷围凉药,治当温托,溃当大补,可照《正宗》之法施治。此内因之真症也。以真伪之别者,一外感一内因而已。若外感而作内因,内因而视为外感,误人匪浅。又有暑湿热之症,与内因相似,疮平漫肿,肿而不坚,不甚作痛,内兼胸闷,舌白口渴作恶,只宜清其暑湿,参芪亦当慎用。凡此全凭眼力手法,以脉合参,庶无差误。

(五)鬓疽

【病例】 褚左

风湿热交蒸于上,偏对鬓疽,肿硬有头,惟对口疮根散漫,均非小恙,腑气不爽,宜内疏黄连汤加减。

薄荷　黄连　赤芍　当归　连翘　陈皮　银花　生甘草　桔梗　大贝母　黑山栀　淡竹叶

(六)上发背(脾肚发)

【病例一】 蔡右

暑湿热滞于血脉,致成脾肚发之患,现已顶平,根脚蔓延,恶寒发热,当清散化毒。

蒲公英　连翘　银花　甘草　角针　郁金　薄荷　赤芍　大贝　陈皮　白蔹

二诊　脾肚发疮头软,根脚稍收,脓亦渐出,内热未清,当以清托。

酒黄芩　南沙参　赤芍　甘草　陈皮　连翘　角针　大贝　银花　蒲公英

【病例二】 曹左　泰州

脾肚发,外溃烂势大,当以托里。

当归　甘草　连翘　银花　大贝　天花粉　黄芪　赤芍　陈皮　绿豆

(七)中发背(对心发)

【病例一】　刘左　刘巷

中发背偏右,已将半月,形长八寸,按之木硬,疮头平塌,尚未得脓,根盘散漫,发热口干,汗出渴饮,痰多作恶,舌苔腻黄,肝脾积热,痰浊聚于胃腑,防其内陷,急为清热化毒和中,希疮根收束收脓为要。

南沙参　酒黄芩　云茯苓　银花　象贝母　连翘　甘草　橘红　赤芍　枳壳　绿豆　法半夏　竹茹

二诊　原方去酒黄芩,加左金丸,当归。

三诊　发背脓尚未来,疮头未起,根盘散漫不收,发热哕恶已减,胸闷未舒,胃为浊阻,故谷食不旺。不能托毒,仍宜和中托里。

原方去绿豆、枳壳,加川芎、厚朴、佛手、姜。

四诊　哕恶已愈,胸闷未舒,背疽脓出不畅,顽腐阻隔,内腐而外不溃,脾元已弱,胃气不苏,仍托里和中。

原方去佛手、厚朴、左金丸、竹茹,加南沙参、枳壳、瓜蒌皮、川郁金。

【病例二】　赵左

心肾并亏,烦劳过度,厥阴少阳之风上扰,阳明浊痰藉以上承,蒙蔽清窍,两耳先痛,痛后闭鸣,如风涛之声,久经失聪,鼻塞流涕,邪害空窍。拟养阴清泄上焦。

麦冬　蝉衣　菖蒲　石决明　泽泻　荷叶　南沙参　桑叶　丹皮　黑山栀　陈皮　蒺藜　蔓荆子

二诊　风阳较平,耳聋较聪,暑湿之邪,结于营分,又患对心发,肿硬有头,当以清化。

赤芍　大贝母　天花粉　生甘草　丹皮　银花　连翘　夏枯草　角针

三诊　对心发疮头已起,曾得微脓,根盘尚未收束,当以清托。

原方加当归、竹茹、南沙参。

四诊　对心发大脓渐来，肿亦渐收，还宜清托。

原方加川石斛、绿豆。

五诊　对心发脓尚不畅，右旁肿势又复散漫，急为托里追脓，以冀收束为佳。

当归　北沙参　赤芍　角针　大贝母　银花　生甘草　陈皮　白芷　天花粉　功劳叶

又洗方：

功劳叶　白芷　银花　生甘草　蜂房　葱

煎洗。

外敷铁箍散。

六诊　对心发脓水渐出，根脚立定，日作微恶寒热，四围红晕散大，阴虚不能束毒，还宜清托。

生首乌　丹皮　赤芍　川石斛　陈皮　北沙参　归身　大贝母　功劳叶　银花

【病例三】　昆陵　张右

昔年道经昆陵，族兄兆祥，治张姓女背疽旬余，脓出而肿不消，邀余往观，至其处则有方脉三位，为彼立方，主人请余进，验毕出外，三医仍在座，兆兄立而参酌，欲加败毒之味一二，咸曰："不可。"余语兆兄："症必败，盍委去。"伊云："非死疾。"余谓："火毒如斯之盛，脓已发泄而肿反增，脉数且大，舌绛口干，苔黄便结，日进参、芪、熟地、于术等品，是助其火毒，势必内攻，速宜弛手"，言竟而去。主人询之兆祥，令弟何返之疾，告以云云。后复聘余，辞以无暇，然察主人心诚，不忍其为庸医所误，力嘱兆兄改用黄连、生地。俟其火毒退后，再进养阴清托，遂得一月而瘥。吁！每见今之病家医家，悉以疡科为肤浅之学，不究脉理，改延方家，切脉立方，但知补托，不辨疮之形势与火毒之甚，虽按脉而未解数大之象，主何症也，致用药多舛，良可慨夫。

按　脓泄而肿反增，脉数且大，舌绛口干，苔黄便结，此皆火毒之盛。

(八)下搭手(肾俞发)

【病例】 郭左

肾俞发,漫肿不能转侧,呼吸作痛。治宜理气化痰。

乌药　五灵脂　制半夏　延胡　赤芍　当归　桂枝　独活
秦艽　桑枝　好黄酒

按　肾俞发又名下搭手、连肾发、腰疽。指有头疽生于肾俞穴及肓门穴者。患者双手由下可搭触而得名。治法参见发背、有头疽各条。

(九)医论:多骨疽论

多骨疽症,有疮疡溃久脓水结成者,有先骨胀而后破溃出骨者,《外科正宗》治以肾气、十全、固本养荣诸方,盖皆已溃之治,而非初起之治。考是疽生于胫骨,或于足跗,而臂与头额亦间有之。身半以下者,湿兼热也;身半以上者,湿兼痰也。营卫不利,脾气不从,以致湿痰停壅,郁蒸化热,而为腐骨。初起隐痛之时,张仲景所谓:多骨疽生于湿热。湿热之症,乌可徒用温补?宜以芎归二陈、赤芍、羌活、秦艽、僵蚕、竹茹等消散。在臂者,加桂枝、桑枝,兼进指迷茯苓丸;在头者,加防风;日久不消,加参须、白术扶脾;在下者,胫骨肿痛,宜化骨至神丹,加知、柏以利湿清热;如溃久不敛,骨不出者,始可与肾气、养荣等方补托。若夫霉疮之头额骨胀,则当于毒门求之。

岐天师化骨至神丹:

金银花9克　当归9克　白芍9克　茵陈3克　白术3克
龙胆草3克　甘草3克　柴胡1.2克

水煎服。

出多骨方:

乌鸡足胫骨一对,实白砒于骨内,黄泥包裹,炭火煅红存性,研末,用米饭为丸,如绿豆大。以一丸纳入疮内,直抵多骨上,外以膏盖一夕,其骨自出。

(十)医论:穿踝疽

《外科正宗》谓:"三阴湿热下注足踝,则生穿踝疽。有头者属阳,易破;无头者属阴,难溃。"不知是疽不仅由阴经,亦不以有头无头分阴阳也。初起即憎寒恶热,红肿作痛如痈。在外踝者,属足三阳,乃阳明胃经湿热下注;在内踝者,属足三阴,乃太阴脾经湿热下流。此属阳症,易溃易敛。初起内踝骨骱作痛,渐肿渐硬,不热不红,串及外踝,此属阴症。由本体不足,脾湿下注,血脉凝泣;或外受湿寒,三月五月,肿处焮热,内脓渐生,里外穿溃,易生多骨,虽久不愈。大法初起,即谋内消,活血通络利湿,若至溃腐,即不易治。又有童稚,先后天亏者,初起不觉,三两月后,渐肿渐疼,且至外溃,晡热潮热,羸瘦毛焦,流为败症。治法初起,当固脾元,兼化痰湿,温经通络,不得过于清利;若皮现红色,湿寒化热,内脓将成,略用养阴清利;溃后宜培养脾肾,调治得宜,犹可望痊;然则关节转动之处,疮口虽欶,筋脉已伤,残废终难幸免矣。

(十一)足跟疽

【病例】 赵左

恙因折伤起见,瘀血凝滞,脚跟疽外溃两月,肿胀不消,防成多骨。宜养血化毒。

当归 赤芍 大贝母 川草薢 苡米仁 陈皮 泽泻 忍冬藤 生首乌 怀牛膝 甘草 桑枝 红枣

二诊

当归 生首乌 怀牛膝 云茯苓 苡米 川草薢 大贝母 忍冬藤 赤芍 粉甘草 广皮 甜冬术 桑枝 红枣

(十二)解溪疽

【病例】 黄左

阳明湿热下注,逼于血脉,致发解溪疽。红肿作痛,憎寒恶热,今已五朝,虑难尽散,当利湿化瘀。

豆卷 赤芍 连翘 赤苓 甘草 川牛膝 当归须 木通 防己 忍冬藤 黄柏 桑枝

按 解溪疽生于足背与小腿交界处横纹中解溪穴处。此穴为足阳明胃经所过之穴,系阳明湿热下注,逼于血脉所致。故治宜清热,利湿化瘀。

(十三)疣疽

【病例一】 合肥 李左 十二岁

始因折跌,右膝作痛,步行维艰,渐渐肿胀。颈间素有病串,延医用出核之法而愈,遂请其治,亦以此法。就诊于余,膝肿如碗大,尽行黑腐,四围裂缝流水,按之烙手,视其神识未衰,许其可治。以养阴清热,凉血解毒,内服外敷,黑腐渐脱。惟膝盖骨露钱大两块,幸色未变黑,用生猪肉披薄片,贴于骨露之处,调理经年而愈。是症本属难治,误于医之不识,认为鹤膝,以风寒湿之药混治,并加艾火针灸,成为败症。若能认清,用药得宜,使其不溃,犹可保延岁月。

【病例二】 广东 张左

右膝跌伤起见,气血滞凝络中,成为疣疽。肿溃势大,内翻流水,为疡科恶候。脉虚细数,右部小滑,掌心作燥,阴分大伤,阳明胃经,又有湿痰,途中又兼感冒,咳嗽痰多,先宜轻剂疏之。

南沙参6克 杏仁6克 橘红1.5克 甘草1克 瓜蒌皮9克 冬桑叶3克 桔梗2.4克 法半夏4.5克 大贝母3克 茯苓6克 枇杷叶(去毛、蜜炙)6克

二诊 疣疽一症,出自《灵枢》,其言曰:"发于膝,名曰疣疽。其状大,痈色不变,寒热,如坚石,勿石(谓不可砭刺),石之者死,须其柔,乃石之者生。"未详其治,后学之著述者,未能详益,亦未得其治。是症缘营卫稽留脉中,血脉凝泣,气滞而不行,壅而生热。热胜则肉腐,肉腐则生脓,热陷于骨,则筋枯髓减而骨露。少君之恙,由屈折起见,左膝盖酸痛,渐渐作肿,犹可步履,斯时即以化瘀宣通脉络,何致酿成巨患。误认湿痰,而投温补,外敷燥烈之品,以致肌肤疡腐,腐深伤骨,腐脱骨露。幸色未变,新生之肉不坚,内服清热之剂,日见功效,诚幸事也。刻下气血已亏,又值严寒之际,调养得宜,不受外寒,可望痊愈。

西洋参 大生地 丹皮 龟板 霍石斛 云茯苓 女贞子

白芍　怀牛膝　北沙参　红枣　藕

　　【病例三】　方左

　　疵疽，右膝漫肿而热，疡科重症。姑拟利湿化凝，保其不溃乃吉。

归须　赤芍　川牛膝　没药　川黄柏　防己　桃仁　白芷
甘草　制半夏　泽兰　茯苓　桑枝　藕节

　　【病例四】　曹左

　　《灵枢》云："疵疽发于膝，状如痈，皮色不变，勿石，石之者死。"左膝盖坚肿，色白烧热，四围筋脉掣痛，针溃出血两次，幸即收口，症势极重，姑拟养阴化瘀血，保其不溃为吉。

生地　牛膝　泽兰　丹皮　归尾　桃仁泥　鳖甲　川黄柏
粉甘草　赤芍　知母　丝瓜络　藕节

　　按　此知柏地黄加味。

　　疵疽生于膝部，肿大如痈，即膝部的化脓性关节炎。可因疔疮、麻疹等病后，余毒湿热，流窜入里，留于关节；或附近感染病灶如骨髓炎直接蔓延到关节；或折伤后复因感染所致。马氏曰："是症缘营卫稽留脉中，血脉凝泣，气滞而不行，壅而生热，热胜则肉腐，肉腐则生脓，热陷于骨，则筋枯髓减而骨露。"初起宜清热利湿，化瘀通络；溃后气血两虚者，宜调补气血，佐以清热化湿。

　　医论：疵疽

　　疵疽一症，出自《灵枢》，诸疡书皆不载，症亦罕见，惟《顾氏秘书》附于膝眼毒中，未详其治。《灵枢》云："发于膝者，名曰疵疽。其状大，痈色不变，寒热，如坚石，勿石，石之者死；须其柔，乃石之者生。"勿石谓勿施针砭，柔者可施也。余随先大父临症十有六年，仅见一二；嗣后四十年，见有二三。医皆认为鹤膝，而施针灸，服辛温燥热之剂，以致溃败，不知其为疵疽也。人身营卫气血，周流不休，温分肉、养筋节、实腠理。一有所着，则营卫稽留脉中，血泣不行，卫气归之于内，而不返之于外，壅而生热，热胜则肉腐而为脓，热陷于肉之里，则伤筋伤骨，气血竭尽，五脏皆伤而毙矣。疽之生也,属热者多,即使薄寒,久亦化热,内服外敷,均不可温燥,只可清热利湿,散瘀通络,外敷亦宜清热散血,犹保其不溃,并禁用刀针。

(十四)蔽骨疽

【病例一】 俞左

肝气夹痰,凝滞蔽骨,发为痰疽,已溃一头,肿硬不消,又将破溃,脉来两尺弦数,营血已亏,阳明痰气不清,宜养阴和胃,兼化痰软坚之治。

当归　清半夏　陈皮　瓜蒌仁　茯苓　广郁金　大贝母　左牡蛎　苏梗　佛手

敷海浮散。

二诊　蔽骨疽,肿硬较松,脓亦较厚,仍和营化坚。

前方去苏梗,加泽兰、连翘、藕节。

【病例二】 赵左

蔽骨疽,脓成将溃,当以清托。

南沙参　大贝母　陈皮　连翘　甘草　川石斛　当归　茯苓　瓜蒌仁　藕节

按　蔽骨又名蔽心骨,位于胸骨体之下方,即胸骨剑突部分。

(十五)锁口疔

【病例】 陶左

锁口疔疮,头不硬,致毒气走散,急为清散。

牛蒡子　甘菊　银花　赤芍　连翘　地丁草　大贝　草河车　淡竹叶　野菊花头

按　锁口疔生于嘴角,因甚则口不能开,故名。若生于下唇者,称反唇疔,因甚则令唇外翻,故名。都属颜面疔疮,不可小视。

(十六)黄鼓疔

【病例一】

黄鼓疔走黄,疔毒散漫,肿及胸颈,内热便闭,防其内陷,拟化疗解毒。

地丁草　银花　赤芍　大贝母　连翘　黄芩　天花粉　人中白　元参　薄荷　桔梗　淡竹叶　野菊花头

附论　疗红肿便闭脉实者,必须用鲜生地、黄连、木通、生军之类。

按　《外科正宗》谓:"毒气发于脾经者,生为黄鼓疗。"生于口角、腮颧、眼胞上下等处。当火毒炽盛,正邪相搏,正不胜邪,则发生走黄。黄即瘊,横也,毒邪走散之意;或当正气衰弱,毒邪乘机内犯,即发生内陷,是毒邪深陷内脏之意。总之,走黄的发生主要在于邪盛,内陷的起因主要在于正虚。实质上两者都是局部感染扩散后形成的全身化脓性感染,也相当于毒血症、败血症、脓毒血症三种类型。

【病例二】　毛仲明　左

疗毒内陷,神识昏迷,急为清透。

护心散三钱　菊汁一杯,加陈酒少许。

二诊　疗毒透,神识已清,惟颈项漫肿木硬,防其酿脓,还宜清透。

地丁草　桔梗　橘红　竹叶　防风　荆芥　菊花　牛蒡子连翘　生甘草　天虫　赤芍银花　大贝母　射干

(十七)蛇头疗

【病例】　姚右

蛇头疗破溃,指节须脱,急宜清解火毒。

连翘　银花　甘草　黄芩　丹皮　天花粉　赤芍　地丁草大贝母　菊花

马曰:天蛇头即是疗疮,非服小金丹之症,如色白者,是僵节蛀,方可服小金丹,不可不审也。

按　蛇头疗生于手指尖,肿似蛇头,故名。若漫肿无头者,又称天蛇毒、天蛇头;生于指甲两旁者,称蛇眼疗;生于指甲之下,称蛇背疗。以上相当于化脓性指头炎。若生于中指中节掌面,形如鱼肚者,称蛇腹疗,或鱼肚疗,类似化脓性腱鞘炎。

(十八)医论:疔疮刺法

疔疮名目甚繁,先贤以青、黄、赤、白、黑五色,分别五脏之疔,已尽之矣。其治法、刺法,宜汗、宜下、宜清,亦已详备。惟艾灸毋论何部,断不可施。疔疮尽是内腑积热,搏于经脉,血凝毒聚,各随脏腑而发。见于头面、口角、心胸之处,最为凶险,且易杀人。其背上必现红紫斑点,五脏皆系于背,见于上者,发于心肺;见于中者,发于肝脾;见于腰者,发于肾。色红者轻,色紫者重,急用针于斑点上挑刺,约入一二分,挤去毒血,一日挑一次,多则三次,少则二次,重者转轻,轻者散矣。又有暗疔,人所不晓,如耳底作痛,外无形迹,心窝刺痛,觉烦闷,四肢拘紧,恶寒,亦观背上,如有斑点,即是生疔,速为挑刺出血,服清透解毒,或蟾酥丸以汗解之。切忌寒凉抑遏,溃后芪、术亦不可误投。惟暗疔最易忽略,偶不警意,即至伤身。谚云:走马看疔疮,不待少顷也,可不慎欤?

(十九)医论:疔疮辨讹

《正宗》之天蛇毒,即蛇头疔,谓:"心火旺动攻注而成,用艾灸五壮可消。"既是火发,焉可再用艾灸,岂不背谬? 夫疔生于指面者最重,皮厚难穿;生于指背、指肚、爪甲旁者较轻,其皮薄,易溃易愈。指面之疔,每见皮肉紫黑干烂,痛则连心,即挑破外面,亦无脓水,此等最恶,指头必落,此与足指脱疽相等。诸疔皆内腑积热,邪搏于经,血凝毒聚,各随脏腑而发。切不可以艾灸,助其火势,肿痛益增,亦不可轻易动刀。如脓未成,只用刀剔破外皮,或用针刺入分许,使药性可以入内,冀其止痛消散。若刀深入,则胬肉突出,溃脓之后,肿不能消,脓为火铄,内生多骨,迁延时日,非虚而不敛之。又谓:"龙泉疽、虎须毒二症,龙泉生于人中之间,虎须生于地角之上,均生于壮实之人,不服药自愈"之说。龙泉即人中疔,最险之处,有关生死,每有走黄,致毒陷神昏殒命者,岂可轻视? 虎须较人中稍轻,然亦不可不药,法须照疔疮施治。然《正宗》之治疔,项以下者用艾灸,红丝疔之刺血,插蟾酥条溃后用参、芪、白术、五味,均不可为法。红丝疗多生于脉门，形如米粟，或有白泡，霎时即起红丝，一二时即走至云门、天府，治法依红丝一路刺血最妙，以鲜菊叶捣烂，和拔毒散涂之。人中疗亦宜针刺出血，可插蟾酥条以拔泄其毒。疗头最宜高起，四围红肿为有护场。若无护场，疗头陷软，是已走黄，当用清透之剂，不可过用寒凉抑遏，毒反难出。然当凭脉，如数实有力，凉解之中，亦当兼透，蜡矾丸、护心散、败毒散甚验，亦不可进补。有云："疗毒忌表"，古方之夺命丹、夺命汤，服之盖覆取汗，非透发之谓欤？其毒散于经脉间者，遍体作痛，亦必发毒，如同流注，无论穴道，随处结肿，或六七处，或三五处不等，皮色不变，消者甚少，因疗毒未由原处发泄，故易成脓。宜服蟾酥丸，兼进连翘败毒散；虚者加党参，十中可消三四；已成托里消毒散；溃后养荣汤，不宜过用补剂，以恋其毒，迟延难愈。

附方

1. 追疗夺命汤

〔别名〕夺命汤

姚理堂云：平常之疗，则用黄连解毒汤，或犀角地黄汤。若唇疗肿如猪咀，坚硬无脓，内外起细头黄泡，作寒作热，神气不定，如仍用黄连等汤，势必走黄，百难救一，惟追疗夺命汤及雄麝汤方能救治。

羌活　独活　黄连　赤芍　蝉蜕　僵蚕　脚莲　甘草节　草河车　泽兰　金银花　细辛　防风　青皮各5克　葱5根　生姜5片

〔用法〕水煎服，盖被取汗。如大便闭结，加生大黄；有脓加何首乌、白芷；在脚加木瓜；病退以前，药加大黄3克，泻一二次，以去余毒。此方药味似乎不切，然屡试屡效。有删去细辛用者，意谓细辛乃大热之品，疗系火证，用之不宜，不知细辛最开疗窍，且与黄连并用，故施之于初起则内消，用之于将走黄者亦甚效。经云：寒因热用，药寒而佐以热，俾无拒格之患。此方载于《永乐大典·宋人急救仙方》中。

2. 雄麝汤

紫花地丁(鲜者更妙,水洗净)6克　白芷6克　牡蛎6克牛蒡子6克　金银花6克　僵蚕6克　黑山栀6克　荆芥穗6克　青木香6克　茜草根6克　生甘草3克

上药共煎好去渣,再用雄黄、乳香各3克,麝香0.6克,俱各研细末和匀,偕前药同服。若大便闭结,病人气体壮实者,加大黄6克,芒硝3克。孕妇忌服。

〔主治〕治疗疮已走黄者。

3. 蟾酥丸、蟾酥条、蟾酥饼

〔别名〕夺命丹

蟾、酥(酒化)6克　胆矾3克　枯矾3克　铜绿3克　寒水石3克　轻粉1.5克　雄黄6克　朱砂6克　乳香(炙)3克没药(炙)3克　麝香3克　蜗牛(不去壳)21个

〔制法〕上药各为末,先将蜗牛研烂,加蟾酥,方入其他药末捣匀,杵丸如绿豆大,如丸不就,稍加面糊为之。亦可作条(即蟾酥条),作饼(即蟾酥饼)外用。

〔功效〕有驱毒、发汗之功。外敷有化腐消坚之能。

〔主治〕内服治疗疮初起。

〔用法〕内服:每服三丸,先用葱白3寸,令病人嚼烂,吐于手心,将丸裹在葱白内,用热酒三四盏送下,以被盖卧,出汗为效。证重汗如不出,再服二丸,汗出自效。注意:孕妇忌服。

外用:条,可插入疮口中;饼,可盖贴疮口上。

4. 飞龙夺命丹

蟾酥丸加血竭3克、蜈蚣1条(去头炙)即飞龙夺命丹。丸法、主治、服法、用法俱如前。

5. 拔疔散

西月石3克　雄精6克　千金霜3克　巴豆霜6克　铁锈6克　活磁石(炒)15克　麝香1克　梅片0.6克　朱砂1.5克蟾酥1克

〔制法〕研极细末,以瓷瓶收贮。

〔主治〕治一切疔疮。

〔用法〕掺患处，以膏盖之，未脓即散。或用荔枝肉打烂敷之。

6. 琥珀蜡矾丸

黄蜡 30 克　白矾 37 克　雄黄 3.7 克　琥珀 3 克　朱砂 3克　白蜜 6 克

制法：先将矾、雄、珀、砂四味研细，再将蜡蜜入铜勺溶化，离火候蜡四边稍凝，方入药末搅匀，并作成块，随近火微烘，速作丸，如绿豆大，朱砂为衣。

〔主治〕治痈疽发背，疮形已成而脓未成之际，其人即不虚弱，恐逼毒入里，服此护膜护心，亦且活血解毒。

〔服法〕食后白汤下二三十丸，毒重者早晚服之，功效甚捷。疔毒用菊花 30 克煎汤服。

7. 护心散

绿豆粉 30 克　乳香（去油）15 克　朱砂 3 克　甘草 3 克灯草炭 9 克

〔制法〕共研细末。

〔主治〕治疮肿毒不破，致毒内攻，口渴烦躁，恶心呕吐。服此护心解毒，并治狗咬。

〔服法〕每服 6 克，滚水调服，早晚两次，徐徐咽下。令时在胸膈，或用甘草 30 克，浓煎，即用此汤泛丸。每服 9 克，重者饮真麻油、真菜油，或白砂糖三四两，开水调服。如无灯草炭，即用绿豆粉、甘草节、朱砂各等分，研末，开水调服 9 克。俟神清接服醒消丸。

注　灯草制炭法：用活竹一段，留两头开一孔，以灯心打湿填竹内，令紧，口塞竹块，泥封固，烧谷壳煨竹成炭，取竹内灯心炭用。

8. 败毒散（一名人参败毒散）

人参 3 克　羌活 3 克　独活 3 克　柴胡 3 克　前胡 3 克川芎 3 克　枳壳 3 克　桔梗 3 克　茯苓 3 克　甘草 1.5 克　生

姜3片　薄荷1克

水煎服。若口渴舌燥者,加黄芩;脚气加大黄、苍术;肤痒加蝉退。

〔主治〕正气不足,外感风寒湿邪。症见憎寒壮热、无汗、头项强痛、肢体酸痛、胸膈痞满、鼻塞声重、咳嗽有痰、舌苔白腻、脉浮重取欠力。

按　《医方考》曰:"培其正气,败其邪毒,故曰败毒。"

9. 连翘败毒散

败毒散去人参,加银花、连翘,名连翘败毒散。主治痈疮红肿疼痛,属热毒为患者。

10. 外证败毒散

防风3克　甘草3克　前胡3克　赤芍4.5克　穿山甲(炒)1片　元参6克　连翘6克　生地9克　银花9克　蒲公英15克　野菊花根15克

便实者加大黄6克。

〔主治〕疔疮通用,初起及轻者用之。

〔用法〕煎服。

11. 托里消毒散

人参3克　川芎3克　白芍3克　黄芪3克　当归3克白术3克　茯苓3克　银花3克　白芷1.5克　甘草1.5克皂角针1.5克　桔梗1.5克

〔功效〕补益气血,托毒消肿。

〔主治〕治疮疡体虚邪盛,脓毒不易外达者。

〔用法〕水煎服。脾弱者去白芷,倍人参。

12. 人参养荣汤

白芍4.5克　人参3克　陈皮3克　黄芪3克　桂心3克当归3克　白术3克　甘草3克　熟地黄2.4克　五味子2.4克　茯苓2.4克　远志1.5克

〔功效〕调补气血。

〔主治〕治溃疡发热恶寒,神倦肌瘦,面黄气促,疮口不敛。

〔用法〕水煎服。

13. 拔毒散

巴霜 3 克　雄黄 3 克　麝香 3 克　冰片 1.5 克

〔制法〕共为细末。

〔功效〕蚀疮解毒。

〔主治〕拔一切毒。

〔用法〕掺膏上贴之,则毒气尽拔,便无后患。本品只能少用暂用,胎前产后之妇忌用。

14. 消疔散

川黄连 1.5 克　川黄柏 1.5 克　箱大黄 1.5 克　西煤炭 3 克　灯心灰 1.2 克　荸荠粉 6 克　梅片 0.3 克　麝香 0.3 克

〔制法〕各研极细末,混匀,密闭贮存。

〔功效〕泻火解毒,行瘀散结,消肿止痛。

〔主治〕用于各种疔疮,如颜面疔疮(面部痛)、手部疔疮(手部感染)等。

〔用法〕撒膏药上用。

附注　若唇疔毒火不清,漫延满面,以及耳项、牙龈流脓者,拟加服清火解毒药。

羚羊片 1.5 克　酒黄芩 5 克　天花粉 6 克　粉丹皮 5 克　京元参 5 克　粉甘草 1.2 克　杭菊花 3 克　净连翘 5 克　川黄连 1 克　淡竹叶 20 张　苏薄荷 3 克

15. 朱峰散

墙丁 9 克　大贝母 6 克　银朱 5 克　朱砂 5 克

〔制法〕研细和匀。

〔功效〕解毒消肿。

〔主治〕治疔疮、毒痰、恶疮等症。

〔用法〕每用少许,掺膏上贴患处。

注　墙丁即墙上细螺丝,又名石壁峰。

16. 赤灵丹

上血竭 3 克　月石 30 克

〔制法〕研为细末。

〔主治〕治疗毒腐毒不透。

〔用法〕敷患处。

17. 五宝丹

灵磁石 37 克　飞朱砂 18 克　上雄精 9 克　梅片 1 克　麝香 1 克

〔制法〕共为细末,密闭贮存。

〔功效〕定痛去腐解毒。

〔主治〕治诸疮腐烂,疔毒腐烂。

〔用法〕掺患处。

18. 八将丹

西黄 1 克　火泥 1 克　蝉衣(烘)3 克　大蜈蚣 7 条　炙甲片 9 克　麝香 1 克　大全蝎(炙)7 条　五倍子(焙)9 克

〔制法〕共为细末。

〔主治〕治疽毒不起,疔毒不透,腐肉不脱,用此提毒。

〔用法〕掺患处,以膏药盖贴。

19. 治疗方

雄黄 1 克　蟾酥 1 克　冰片 0.3 克　麝香 0.15 克

〔制法〕各研细末和匀,密闭贮存。

〔功效〕解毒、消肿、止痛。

〔主治〕治疗疮肿毒。

〔用法〕每用少许掺膏上外贴患处。旱疗加乌梅 4 个,蜒蚰 2 条,捣烂罨患处。

(二十)流痰

【病例一】　尤右

右腰外侧流痰,发于正产之后,溃经半月,脓稀色红,脉细弦数,舌白苔灰口燥,腰下筋脉阵阵掣痛。阴分大伤,络血有热,急为养阴清络,定后再进调养。

生地　当归　北沙参　甘草　丹皮　丝瓜络　藕节　陈皮　白芍　云茯苓　粟壳　女贞子　鳖甲　红枣

二诊　服二帖后脓减色淡，仍以前法进治。

【病例二】　宜兴　宋左

营卫不和，痰湿滞于经络，致成痰注，硬附于骨，腰脊骨痛，已放三处，左缺盆穴与右颊车肿硬较甚，深防滋蔓，将来破溃，有伤筋蚀骨之虞。

当归　僵蚕　白芥子　制南星　粉甘草　法半夏　云茯苓　赤芍　广橘络　乌贼骨　独活　炒竹茹

另：指迷茯苓丸150克，每服9克，开水送下。

【病例三】　白下　彭童

痰热壅于肺胃，肺气不能周行，胸胁腰股发为痰注，渐成咳嗽，胸膺高突，溃通内膜，喘息痰声，大肉消瘦，娇脏伤而致败，拟生脉散加味。

西洋参　麦冬　五味子　百合　怀山药　玉竹　牡蛎　茯神　象贝母　毛燕

【病例四】　杨左

肝脉布于两胁，胃脉络于胸中。阴虚肝旺之体，素有失红之患，寒凝胃之膜外，与痰气交结，胸右承满穴，结硬木不作痛，肋下又起一核，则串通。近又咯红，其色紫，痰凝聚日多，将来惟恐酿脓，溃难收口。拟和营活血，化痰通络。

大丹参　瓜蒌皮　南沙参　煅瓦楞　广郁金　新绛　甜杏仁　川贝母　杜苏梗　橘红络　枇杷叶　鲜竹茹　藕节

【病例五】　王左　奔牛

寒湿滞凝，右腿膝漫肿，下臁肿甚，势成痰注，急为利湿通络。

全当归4.5克　汉防己(酒炒)4.5克　白芥子3克　独活3克　炒苍术3克　广陈皮3克　黄柏6克　秦艽4.5克　法半夏4.5克　赤芍4.5克　川牛膝4.5克　桑枝9克

外敷金黄散。

【病例六】　金左

脾肾久亏，胃之生气不旺，湿痰滞于腠理，项背四肢，流痰六七处,漫肿而软,内脓已成。神羸,脉象细弱,便溏,胸闷谷少,脾为后天资生之本,急为扶土和中。

党参(藿香炒) 冬术 茯苓 木香 怀山药 砂仁 佩兰 陈皮 法半夏 芡实 谷芽 干荷叶(饭上蒸) 红枣

二诊 胸腹较松,食谷知味,胃气稍苏,脾元仍弱,大便犹溏,仍宜扶土调中。

党参 冬术 怀山药(炒) 煨木香 砂仁 料豆 益智仁 茯苓 陈皮 芡实 煨生姜 红枣

三诊 日来脾土仍弱,便溏腹痛,胃口又呆,用补火生土,每日服四神丸6克。

党参 白术 黄芪 破故纸 怀山药 炙甘草 陈皮 佩兰 小茴香 茯苓 肉桂 煨姜

四诊 脾肾久亏,中阳不运,湿痰停留于胃,气升作恶,谷食不香。遍身痰注五六处,均已成脓。神羸、力乏,颈痛不能转顾,气血两衰,损怯堪虞。先为扶土和中,嗣后再为峻补。

党参(姜炒) 白术 陈皮 茯苓 制半夏 白蔻 佩兰 焦谷芽 炙甘草 干姜(炒黑) 白芍(炒) 佛手

(二十一)龟背流痰

【病例一】 王左 六岁 云阳

脾肾不足,湿痰留于经络,荣卫不利,始则足痛,继之背驼,咳嗽发热,股腿结肿三处,成为龟背流痰。脉象虚细涩数,亏损已极,姑拟益气养阴。

西洋参 全当归 料豆 杏仁 女贞子 怀山药 牡蛎 参须 石斛 法半夏 红枣 毛燕 贝母

【病例二】 夏右

龟背驼在脾俞,又患流痰,腰右硬溃,渗漏黄水,足膝软弱,不能任步,气血俱伤,无以荣养筋骨,已成残废。拟脾肾并培,多服乃佳。

党参 生地 山药 怀牛膝 白芍 杜仲 陈皮 女贞子 料豆 川断 归身 冬术 红枣

(二十二)胃俞流痰

【病例】 陈左　扬州

痰之为病,缘脾胃气弱,水谷之精不归正化,变饮生痰。由胃旁流于胁,右肋作痛,时作时止,业已有年。气痰凝积,结为窠囊,于是攻注背之胃俞,漫肿作痛,成为痰注。外溃数月,脓多而肿不消,左旁皮现红紫之色,又将破头。神羸面色㿠白,短气乏力,动则作喘,足肿至膝,气血两虚,脾肺肾三脏皆亏。外羞内空过大,且通于胃腑,极难完固,拟调脾肾,兼养胃生阴之法,内腑安和而外患可冀收口。

台参须 3 克　西洋参(米炒)3 克　薏米 9 克　炒白芍 4.5克　煅牡蛎 9 克　黑料豆 9 克　云茯苓 6 克　肥玉竹 9 克　广皮(盐水炒)2.4 克　杏仁 3 克　全当归 6 克　炒于术 6 克　毛燕(包)9 克　红枣 3 枚

二诊　去杏仁,加霍石斛 9 克、佩兰 4.5 克。

三诊　昨进养阴清托,虚阳渐平,呛咳胁痛亦减,似有转机,宗前法进治。

原方去佩兰、杏仁,加川贝 4.5 克、百合 15 克。

四诊　疮患脓已大减,精神渐复,脉仍带数,阴中之热未清,咳嗽而痰不爽,仍培气血以和肝脾。

原方去薏米,加米炒麦冬 4.5 克,炙生地 4.5 克。

五诊　叠进育阴清热,咳嗽、短气、胁痛、跗肿均已大减,惟内热不净,外患脓色稠黄。脓乃血化,阴气大伤,小溲频数,气分亦弱,拟养阴清热为主,而益气佐之。

原方去麦冬、石斛,加金樱子(绢包)4.5 克,炒丹皮 4.5 克,功劳子 9 克。

六诊　外患脓已大减,内膜未能完固,卧则脓水自流,是症本通于胃之脉络,仍培气血以补内膜。

大生地 9 克　山萸肉 4.5 克　百合 9 克　炒白芍 4.5 克　生绵芪 9 克　象牙屑(炒)9 克　杜仲 9 克　当归 4.5 克　麦冬 4.5 克　别直参 6 克　炙甘草 1 克　茯苓 6 克　黄丝绢 1 块

丸方：

西琥珀 6 克　象牙屑(锉焙研)6 克　黄蜜 9 克　枯矾 6 克
黄蜡 9 克　人指甲(朱砂拌炒)3 克　炙乳香 3 克　炙没药 3 克
朱砂 3 克

上药为末和匀,先将黄蜜煎熬,再用黄蜡熔化,再入上药,泛
为丸,如绿豆大,每服七粒,然后再加,加至十三丸则不再加。

膏方：熟地 180 克　归身 90 克　炒白芍 60 克　百合 90 克
五味子 30 克　杜仲 125 克　别直参 90 克　山萸肉 42 克　怀山
药 90 克　沙苑 90 克　于术 90 克　炙甘草 18 克　黄芪 90 克
茯神 90 克　广皮 45 克　桂圆肉 90 克　红枣 125 克　麦冬
60 克

上药煎汁 3 次,去渣,用冰糖 125 克收膏。

(二十三)肾俞流痰

【病例一】　泰州　钱左

肾俞痰,溃久左右两空,窜及尾闾,行则伛偻,肾脉大伤,气
血皆损,幸饮食如常,拟十全大补汤主之。

炙生地　大白芍　山萸肉　冬术　当归　云茯苓　潞党参
川杜仲　炙甘草　生黄芪　引红枣

丸方：加五味子　菟丝子　远志　怀牛膝

【病例二】　杨左

肾俞痰通于内膜,脊凸腰酸,肾督伤残,投剂来幸精神饮食
较旺,脓仍未断,内空不实,宜峻补气血,填精补髓合治。

熟地　肉桂　鹿茸　紫河车　甘杞子　五味子　党参　黄
芪　白芍　山萸肉　菟丝子　冬白术　炙甘草　川断肉

【病例三】　巢左

肾俞痰,脓成将溃,气血素亏,内热咳嗽,脉细虚数,当以
清托。

北沙参　怀山药　当归　茯苓　贝母　石斛　橘红　赤芍
杏仁　红枣

丸方：黄芪　新会皮　当归　茯苓　贝母　西洋参　怀山

药　炙甘草　料豆　白芍　红枣

　　按　肾俞痰为流痰的一种。常续发于龟背驼(胸腰椎结核)之后,起于腰部肾俞穴,色白漫肿而硬,酸胀不舒,日久疼痛溃脓,呈清稀或如败絮,不易收口。相当于胸腰椎结核并发寒性脓疡。治同流痰条。

　　(二十四)髀枢流痰(环跳流痰)

　　【病例一】　陈左

　　髀枢湿痰,肿硬稍松,按之又热,中空钱大,色红酿脓之象,日来二便已调,还宜利湿化痰。

　　当归　赤芍药　炙鳖甲　川牛膝　桃仁　大贝母　草薢　黄柏　粉甘草　法半夏　陈皮　桑枝

　　二诊　髀枢湿痰,溃后脓水清稀,当以托里。

　　生黄芪　西洋参　云茯苓　怀牛膝　粉甘草　大贝母　赤芍药　当归　新会皮　红枣

　　按　髀枢名曰机,即股骨大转子的部位,(即环跳穴处)。髀枢湿痰即环跳流痰。

　　【病例二】　陆右

　　腰胯拘挛已延数月,势成缩脚流痰大症。拟和营通络。

　　当归梢　鳖甲　蚕沙　麻黄　苍术　桂枝　川牛膝　秦艽　半夏　川黄柏　独活　附子　川断　桑枝　酒

　　【病例三】　吴左　16岁　宜兴

　　阴寒湿毒,沉着筋骨,左股胯酸痛数月,逐渐肿硬,已成阴痰,势将酿脓,急为利湿化痰,宣通经络。

　　全当归　赤芍　防己(酒炒)　桑枝　苍术　桂枝　没药　黄柏　法半夏　独活　牛膝　白芥子　陈酒

　　(二十五)跗阴痰

　　【病例】　姚右　奔牛

　　跗阴痰已患个月,左腿内外关俱肿硬,附着于骨,木不作痛,将速破溃,内外窜通,难于收口,故急为温化为要。

　　当归6克　肉桂(去皮)1.2克　炮姜1.2克　白芥子(炒)6

克　炙没药3克　法半夏6克　独活6克　炒苍术6克　陈皮3克　川牛膝6克　赤芍6克　桑枝9克　陈酒

(二十六)蝼蛄窜

【病例一】

仅一臂作痛,日久酿为外疡者,时流每误为风寒。或指为气血虚弱。三五月后,漫肿坚大,始知为外疡,而脓毒已成矣。夫四肢属脾,而转输食饮及津液者亦脾也。气血寡薄之人,脾弱不能速运,饮浊旁流经络,臑臂因受其害,始时骨中隐痛,渐肿渐坚,肩节脱离,不能抬举,而外疡起矣。盖即方书蝼蛄窜症,亦宜前法施治,体虚者兼扶脾土,可期消散。若外皮红热者必溃,溃则内外关串通,脓如白浆,肿硬不消,延成劳损。进参芪内托,调理得宜,十中可全三四,然臂终废矣。

按　蝼蛄窜症为流痰病之一种,出《疮疡经验全书》。发于前臂及腕部之骨关节,因其内溃穿头较多,如蝼蛄窜穴,故名。类似前臂及腕关节骨结核。

【病例二】　薛左

脾虚湿痰流于节络,左肘致发蝼蛄窜,肿溃二年,脉虚体弱身热,舌光便薄。拟扶土养营,兼以化痰。

当归　茯苓　参须　苡米　怀山药　象贝母　甘草　法半夏　陈皮　于术　竹二青　京赤芍　大红枣

按　症属脾虚湿痰流于节络,治当扶脾养营化痰,扶正以祛其邪。

(二十七)漫心痰

【病例一】　倪左　张村

痰气血凝滞胃之脉外,成为漫心痰,肿硬两月,大如覆碗,食入作胀,症势不轻,溃难完功,急为温化消散。

法半夏　桃仁　枳壳　当归　瓦楞子　瓜蒌仁　五灵脂　延胡索　白芍　青皮　赤芍　郁金　姜

按　流痰与流注有别。流注者,即肢体深部组织的化脓性疾病。流痰者,即骨关节慢性破坏性疾病。在破坏过程中少有新骨形成,当脓肿形成后可以流窜,溃后脓液稀薄如痰,故称流痰。近代认为本病是无头疽的一种,相当于骨与关节结核。发病部位以脊椎、髋关节为多见,次为膝、踝、肩、肘、腕关节。因病变部位不同又有龟背痰、肾俞痰、环跳流痰、鹤膝流痰、穿踝痰等名称。其病因多为先天不足,或久病肾阴亏损,骨髓不充,外邪乘虚而入,痰浊凝聚;或跌扑损伤,气血不和而诱发。病初局部酸胀微肿,不红、不热、不痛;久则漫肿疼痛,成脓,周围肌肉萎缩;后期由于阴亏火旺,可有午后潮热、盗汗、身困乏力、少食,溃流清稀脓液及败絮样物,久则疮口凹陷,周围色紫,形成窦道,不易收口。初期宜补肝肾,温经化痰为主,用阳和汤之类;中期宜扶正托毒,透脓散加味;后期疮溃脓成,难于收口,当重扶正。气血亏损者,宜用人参养荣汤;若阴虚火旺者,宜用清骨散以养阴清热。

(二十八)颈项痰核

【病例一】 桑左

脉象细涩,阴虚痰热上升,颈项左右,发为痰核,呛咳咽痛,大便艰难,防其见血,当养阴清降痰热。

南沙参　大麦冬　瓜蒌子　川贝母　甜杏仁　蛤粉　橘红　川石斛　牡丹皮　夏枯草　枇杷叶　凤尾草

二诊　阴虚肝火旺动,痰气凝结少阳、阳明,项侧喉旁均生痰核,咽痛便难,宜养阴清肝,兼化痰热。

南沙参　瓜蒌子　蛤粉　橘红　京元参　大麦冬　夏枯草　川贝母　枇杷叶　甜杏仁　连翘　竹茹

三诊　痰核渐消,脉亦较静,惟肾水素亏,肝阳偏旺,阳明痰热内蕴不清,喉痹咽干,右旁微肿,痰获于咽,谷食不香,拟养阴柔肝,清肃肺胃。

北沙参　麦冬　法半夏　蛤粉　橘红　瓜蒌子　川贝母　甜杏仁　夏枯草　牡丹皮　凤尾草　竹茹　枇杷叶

又丸方:上方加佩兰、大生地、怀山药、京元参、女贞子、云茯苓、青果、梨肉蜜丸,去凤尾草。

【病例二】　谢右

左脉弦数，右关小滑，阴虚肝火大旺，脾经又多湿痰，痰火凝结少阳之分，项侧痰疬，色红高肿，按之空软，酿脓之象，痰多耳鸣，舌苔白腻。拟养阴清肝化痰。

南沙参　瓜蒌仁　蛤粉　连翘　石决明　丹皮　夏枯草法半夏　当归　白芍　枇杷叶　竹茹　大贝母

二诊　项侧痰疬已溃，兼受暑湿之邪，泄泻腹痛，胸脘不舒，拟用藿香正气散。

藿香　砂仁　车前　枳壳　茯苓　乌药　半夏曲　六曲麦芽　苡仁　荷叶

三诊　痰疬一症，非疮可比，必内核拔尽，方能完口，故难速效。日来内证稍退，泻止脘腹稍宽，惟头痛巅顶发木，痰多欠寐，腑气不畅。阴亏阳旺之体，法宜养阴和胃，兼化痰湿。

北沙参　大贝母　蒺藜　山药　橘红　菊花　枳壳　佩兰茯苓　枇杷叶

四诊　痰疬肿消，腐脓未尽，阴分素亏，肝阳又旺，口干而苦，还宜养阴调胃。

西洋参　橘红　山药　瓜蒌仁　麦冬　大贝母　川石斛杏仁　茯苓　女贞子　毛燕

【病例三】　上海　霍左

阴虚痰热结于脉络，项左痰核破溃，延及结喉，跗足肿痛，四肢酸楚乏力，营血大亏，拟养阴清络。

细生地　炙鳖甲　元参　大贝母　丹皮　羚羊片　丝瓜络天花粉　竹二青　黄柏　当归

【病例四】　泰州　嵇右

盘颈痰半月，势将成脓。

煎方：

大力子　大贝母　赤芍　粉甘草　僵蚕　夏枯草　粉丹皮酒芩　陈皮　竹二青

外敷黄宝丹。

患者服三帖而愈。

按　痰核多因脾虚不运,湿痰流聚而致皮下生核,大小不一,多少不等,不红不热,不硬不痛,推之可移,多生于颈项、下颏、四肢及背部。生于身体上部者多夹风热,生于下部者多夹湿热。治以健脾化痰散结,用二陈汤化裁。对于单发者内治无效时亦可行手术切除。

本病类似慢性淋巴结炎,或皮下囊肿,或小的皮下肿瘤等。

虚痰方(《外科传薪集》)

蝙蝠(瓦上炙为末)2只　冰片 0.6 克

〔制法〕研为末。

〔主治〕治虚痰。

〔用法〕掺膏上贴患处。

(二十九)恶核

【病例一】　李左

痰气血凝滞风府穴,结成恶核,硬坚作痛,不易消之,宜和营散结。

川芎　白芥子　海藻　当归　僵蚕　新会皮　法半夏　昆布　连翘　大贝母　夏枯草　粉甘草　淡竹茹　姜

二诊　恶核稍见消软,仍和营散结化坚。

当归　川芎　法半夏　大贝母　夏枯草　连翘　海藻　昆布　毛慈菇　粉甘草　蛤粉　姜

【病例二】　时左

少阳相火,夹痰上升,颈左恶核,肿突坚硬,劳则作痛,并起水泡,防其破溃,宜养阴清肝。

羚羊片　元参　赤芍　蛤粉　炙僵蚕　金橘叶　粉丹皮连翘　当归　海藻　大贝母　夏枯草

【病例三】　胡左

右耳根恶核有年,迩来胀大作痛,脉弦细而数,水亏不能涵木,心火肝阳扰动于中,欠寐心胸觉热,痰热结于少阳,防其肿突,拟养营柔肝,佐以散结。

北沙参　粉丹皮　象贝母　粉甘草　黑山栀　石决明　连翘　夏枯草　元参　蛤粉　麦冬

按　华元化曰：痰核"大者谓之恶核，小者谓之痰核，毒根最深，极不易治，未溃之前，忌贴凉膏，忌服凉药"。马氏曰："恶核难溃敛，即服药亦难取效，大忌开刀，洵是至言"，此病主要由痰气血凝滞而成，故治当和营散结化坚为主。

(三十)医论：鸡胸龟背

鸡胸，《准绳》一名龟胸，方书与龟背并隶一门。不知鸡胸发于肺，龟背则肝脾肺肾皆有之，不得混同施治也。肺位最高，外当胸膺之分。凡小儿吮热乳，偶受外风，乳积不化，酿痰生热，停阻胸膈，肺气不宣，互相冲激，胸骨高起，其候必见气粗咳嗽，渐至羸瘦，干热毛焦，唇红面赤，即成气疳。气疳者肺疳也，宜清降肺气，气降痰消，胸骨自平。又有鸡胸龟背并发者，其背必驼于脊之第三椎，由痰滞膈间，肺气壅遏，前后攻撑，故胸背之骨凸起。亦有脊突而胸不高者，其症并见气短，头低肩耸或潮热咳嗽，腰背板强，久则两足软弱，甚至不能站立，此皆肺病。肺居高原，为肾之母，肺气虚乏，不能灌溉经络，上源竭而下元必惫，《痿论》所谓：肺热叶焦，为痿躄是也。虽然下枯，还宜治上，肺气清肃，金源下润，子受母荫，自然滋长。古方龟胸丸，用硝、黄既失之猛烈，龟背用六味丸八味丸，萸、地之腻，鹿茸之温，不能清气，反致助热壅气，无怪效者甚少，而其由皆辨症之未能清晰耳。病在上者，只宜轻清之品，不可杂入滋下之味，以壅肺气。余经验方，录后以为后学者参考，非敢云法，聊补前人之未备耳。

附录：自制诸方

1. 枇杷叶膏　治鸡胸及龟背，肺俞脊驼，发热咳嗽，气粗喘促，呼吸有痰音。其叶气味俱薄，肺胃二经之药，清肺降气，开胃消痰。每服9克，开水冲下。

鲜枇杷叶(刷去毛)2500克　煎浓汁，去渣滤清，熬至稠厚，加冰糖300克，溶化收膏。

2. 清肺饮　治鸡胸内有痰热,又受外风者。

杏仁6克　苏梗3克　瓜蒌皮9克　牛蒡子6克　桑叶3克　枳壳(炒)2.4克　川贝母3克　枇杷叶(去毛)9克　橘红3克　桔梗3克

3. 加味泻白散　治鸡胸气粗身热者。

炙桑皮6克　苏梗3克　川贝母3克　橘红3克　地骨皮4.5克　杏仁6克　瓜蒌皮9克　茯苓6克　生甘草1克　桔梗2.4克　梨3片

4. 白薇汤　治肺胃痰热壅于膈上,身热咳嗽,气粗痰鸣,口干作渴者。

白薇6克　瓜蒌仁9克　橘红6克　象贝母6克　杏仁6克　海浮石9克　桑皮6克　丹皮4.5克　竹茹1.8克　青蒿3克　梨3片

5. 麦门冬汤　治肺虚有热,胃有湿痰者。

南沙参9克　麦冬6克　川贝母3克　法半夏3克　瓜蒌皮9克　橘红3克　茯苓6克　海蛤粉6克　苡米9克　竹茹1.8克　枇杷叶(去毛)9克

6. 补肺清金饮　治鸡胸龟背,脉虚数,身热食少者。

怀山药6克　北沙参9克　麦冬6克　杏仁6克　川石斛6克　瓜蒌皮9克　橘红3克　象贝母6克　云茯苓6克　毛燕9克　莲子(去心)10粒

7. 金水平调散　治鸡胸龟背,短气脚弱不能站立者。

北沙参9克　麦冬6克　怀山药6克　怀牛膝4.5克　当归4.5克　女贞子9克　旱莲草4.5克　黑料豆9克　茯苓6克　玉竹9克　毛燕9克　桑寄生9克　红枣3枚

(三十一)医论:龟背

龟背乃先天肾亏,风冷入脊;或痰饮攻注;或闪挫折伤;或肾肝虚热;或婴儿脊骨柔脆,强坐太早,皆能致之。背之中行,属于督脉,旁开则足太阳膀胱,与肾为表里。腰为肾之外廓,肾脏亏虚,膀胱腑气焉能自足。督脉为阳脉之海,其为病也,脊强而腰厥。膀胱为寒水之经,其为病也,脊痛腰似折,髀不可以曲。督与膀胱之经,皆取道于脊;一着风寒湿邪,则经气不行,腰背板强,渐至脊驼,成为龟背。驼于脊之第三椎者,手太阴肺受病也,已详于前;第五椎以下者,厥阴肝经受病;十椎十一椎者,太阴脾经受病;十二椎以下者,足少阴肾经受病也。肝脉布于两胁,其在肝者,脊背强痛,牵引胁肋,治宜疏肝流气。若兼咳嗽气粗,必兼治肺。在脾经者,始则腹痛,时作时止,三五月后,腰背渐强,脊亦渐凸,行则伛偻,亦有腹不痛者,当和脾流气通经。在肾经者,腰脊强痛,痛及股腿,日久精血衰夺,两足痿软,宜疏化温壮。若痰饮留滞而脊凸者,久之必发流痰,其外症脊之两旁高肿,或窜及腰腿,漫肿不痛,宜和营流气行痰。虚羸食少发热者,宜养营清热。若肝肾虚热,阴精灼耗,骨髓枯涸,宜地黄二至丸合用。至闪挫折伤,必有瘀血凝滞经络,先当活血通经。大抵症兼本虚,其来以渐,尤易疏忽,用药得宜,犹可保全。若不辨其因由,审其部分,酿至成痰外溃,十中殆无愈。近人见脊驼背强,不分何经,不究何因,一概温补,邪留不去,流于残废,则龟背几成痼疾矣。惟纵欲伤肾,精衰血惫,腰痛脊驼者,非温补三阴不可,然亦宜辨其阴中水亏火亏,宜滋宜温,填精养血,精血充旺,庶无痿废之虞。此症极难辨认,稍不经意,即致贻误,不可不慎也。

附录:自制诸方

1. 疏肝流气饮　治风冷着于肝俞,五六椎两旁作痛,牵引胁肋者。

当归6克　丹参6克　橘络2.4克　白蒺藜9克　乌药2.4克　白芍4.5克　桂枝1.2克　秦艽4.5克　茯苓6克续断3克　红花1.5克　生姜1片

2. 清肺和肝饮　治肝俞脊驼,胁肋痛兼咳嗽者。

杏仁6克　橘络2.4克　茯苓6克　当归4.5克　枳壳2.4克　瓜蒌皮6克　丹参6克　白蒺藜9克　川楝子(打碎)4.5克　秦艽4.5克　佛手1.5克　竹茹1.5克

3. 温脾饮　治寒客太阴,或痰滞于脾,肚腹悠悠作痛,腰疼伛偻。

当归4.5克　延胡索3克　白术3克　乌药2.4克　小茴香(炒)2.4克　制半夏3克　茯苓6克　白芍4.5克　厚朴2.4克　炙甘草1.2克　川断3克　煨姜2片

4. 和脾通经汤　治脾俞脊驼,两旁作痛,行则伛偻,腰背板强。

当归6克　木香1.2克　丹参4.5克　怀牛膝4.5克　白术4.5克　续断4.5克　红花1.5克　独活2.4克　秦艽3克　桑枝9克　生姜2片　狗脊9克

5. 独活汤　治寒客肾与膀胱之经,腰脊突,痛引股腿。

独活3克　秦艽4.5克　巴戟肉4.5克　川续断4.5克　怀牛膝4.5克　当归4.5克　五加皮4.5克　丹参4.5克　狗脊9克　木香1.2克　桑枝9克　红枣3枚　炙没药2.4克

6. 安肾丸　治肾虚脊驼,足痿疼痛。

巴戟肉4.5克　川断4.5克　当归6克　鹿角霜9克　怀牛膝4.5克　白术4.5克　杜仲6克　菟丝子9克　独活2.4克　肉桂1克　桑枝9克　大生地9克　红枣3枚

7. 通经导痰汤　治湿痰攻注背俞,脊驼作痛。

制半夏4.5克　陈皮3克　生白术4.5克　当归6克　怀牛膝4.5克　木香1.5克　独活3克　川芎1.5克　左秦艽3克　竹茹(姜汁炒)3克　生姜1片

8. 首乌鳖甲煎　治龟背,虚羸食少发热者。

生首乌9克　党参6克　制半夏3克　陈皮3克　炙鳖甲12克　冬术3克　木香1.2克　茯苓6克　黑料豆9克　甘草1.2克　红枣3枚　姜1片

9. 活血通经汤　治闪挫折伤,腰痛脊驼者。

当归6克　怀牛膝4.5克　延胡索4.5克　生地9克　红花1.5克　独活3克　没药3克　木香1.2克　桃仁4.5克　丝瓜络4.5克　威灵仙3克　桑枝9克

10. 地黄二至汤　治肝肾阴虚生热,背驼足弱。

大生地 9 克　女贞子 9 克　旱莲草 4.5 克　丹皮 3 克　怀山药 6 克　当归 4.5 克　怀牛膝 4.5 克　川续断 4.5 克　泽泻 3 克　萸肉 3 克　茯苓 6 克　桑枝 9 克

11. 加减左归饮　治真阴不足,不能滋养营卫,腰腿酸软。

熟地 12 克　怀山药 6 克　怀牛膝 4.5 克　龟鹿胶各 4.5 克　萸肉 4.5 克　菟丝子 9 克　茯苓 6 克　杜仲 9 克　续断 4.5 克　引猪脊筋 1 条

12. 加减右归饮　治真阳不足,腰腿冷痛,脊驼足弱。

熟地 12 克　枸杞子 4.5 克　肉桂 1 克　杜仲 9 克　当归 6 克　鹿角胶 4.5 克　菟丝子 9 克　萸肉 4.5 克　怀牛膝 4.5 克　桃肉 2 枚

13. 赞化血余丹　此大补气血,壮筋养骨,有培元赞育之功。

血余 9 克　熟地 12 克　枸杞子 6 克　当归 6 克　杜仲 9 克　鹿角胶 9 克　菟丝子 9 克　巴戟肉 4.5 克　小茴香(盐水炒)3 克　茯苓 6 克　党参 9 克　首乌 9 克　苁蓉 9 克　桃肉 2 枚

(三十二)鹤膝风

【病例】　王左

肝肾阴亏血少,风与湿邪袭于经络,两膝盖肿热作痛,迄今四月,腿肉渐消,已成鹤膝风。防其残废之虞,急为养阴通络。

当归　炙龟板　黄柏　苡米仁　草薢　赤芍　独活　川牛膝　秦艽　中生地　丝瓜络　桑枝(酒炒)

二诊　鹤膝风两膝肿热作痛,脉细数,内热口干,当养阴清络。

细生地　黄柏　知母　秦艽　丝瓜络　鳖甲　当归　草薢　川牛膝　赤芍　地骨皮　桑枝　地龙

按　鹤膝风又名鹤膝流痰,病位在膝关节部,久则膝肿粗大,而上下股胫枯细,因形似鹤膝,故名。现代医学称膝关节结核。

马先生对本病病因病理、鉴别诊断、立方用药有专题论述,此皆数十年之心得也。

附方

鹤膝秘方（录《王宝廉抄本》）

天杀杨树生天花菌

〔制法〕炙干研末为丸，如梧桐子大，朱砂为衣。

〔主治〕治鹤膝风。

〔用法〕每服50粒，陈酒送下。

医论：鹤膝论

鹤膝风症，前贤以为足三阴亏损，风寒湿三气袭于经隧所致。师师相授者，辄曰：治宜辛温，开发腠理，宣通经络，一若辛温外，别无他法。然使患此症者，皆为三气杂成，自宜宗用古法。设有肝肾阴亏，湿热下注者，岂可以辛温例治乎？又有似鹤膝而实非者，曰：湿痹。其见症两膝肿痛，或肿及足踝，虽延至三五月，而腿肉不消，筋脉不拘，与鹤膝之一两月后即大肉枯细，屈不能伸者迥别，而治法亦异。盖痹症属实，鹤膝夹虚，有单有双。如肝肾阴亏，阳明湿热下注，膝肿热痛者，切不可进辛温助热耗阴，以致肿溃成为败症。先宜通络利湿〔内服附1方〕，继以养阴清络〔内服附2方〕；若初起肿痛，按之不热，兼寒热者，最妙以万灵丹〔内服附10方〕汗之，或用独活渗湿汤〔内服附3方〕、防己桂枝汤〔内服附4方〕；日久腿足枯细者，古之大防风汤〔内服附5方〕、三因胜骏丸〔内服附7方〕、三痹汤〔内服附8方〕等方，均可选用。大凡脉见细数者，虽风寒湿之症，亦不可过饵温热，恐湿寒化热，致酿成脓。所以诊治之时，须认定寒热，凭脉用药，斯无贻误。若经外溃，残废因循，脓水常流，气血日耗，必成劳损，调治得宜，间亦有可愈者。至内外治诸方，详载于后。

又曰：鹤膝乃三阴不足，有外受风寒卑湿，下注而成者；有肝肾阴亏，湿热下注而成者。阳和汤不宜，即白芷、白芥子等品，有热者，亦不可用。

附录:诸方

内服方:

1. 通络利湿汤　治鹤膝肿热作痛。

大豆卷9克　防己6克　赤芍4.5克　秦艽4.5克　川牛膝4.5克　川草薢6克　干地龙(酒洗)5条　归须6克　黄柏4.5克　白茄根4.5克　桑枝15克

2. 养阴清络饮　治鹤膝风,肿热日久,夜分痛甚者。

炙鳖甲15克　秦艽4.5克　黄柏4.5克　炙龟板15克　干地龙(酒洗)5条　川石斛9克　独活3克　赤芍4.5克　川牛膝4.5克　当归6克　川草薢6克　苡米仁15克　桑枝15克

3. 独活渗湿汤　治鹤膝风,因风寒湿初起,肿痛寒热者。

独活3克　防风3克　苍术4.5克　黄柏4.5克　当归6克　秦艽4.5克　防己6克　川草薢9克　赤芍4.5克　川牛膝4.5克　桑枝15克

4. 防己桂枝汤　治寒湿鹤膝,初起肿痛无热者。

桂枝2.4克　川草薢6克　独活4.5克　秦艽4.5克　川牛膝4.5克　白茄根6克　木防己6克　赤芍4.5克　苍术4.5克　炙没药3克　全当归6克　炒桑枝15克　威灵仙4.5克

5. 大防风汤　治三阴不足,风邪乘之,两膝作痛,膝肿而腿细。

潞党参6克　黄芪6克　熟地6克　木防风3克　怀牛膝4.5克　熟附子3克　甘草1.5克　羌活3克　川芎3克　生白术6克　全当归6克　川杜仲6克　桑枝15克

6. 独活寄生汤　治肝肾虚热,风湿入络,足膝掣痛痹。

独活3克　茯苓6克　防风3克　大生地9克　桑寄生9克　细辛1.2克　秦艽4.5克　川芎3克　白芍4.5克　桂心1.5克　人参3克　杜仲6克　当归6克　怀牛膝4.5克　甘草1.5克

7. 三因胜骏丸　治鹤膝风,膝肿腿细,手足寒挛,走注疼痛,三阴不足,寒湿为侵者。

熟地 93 克　熟附片 31 克　当归 93 克　苁蓉 31 克　破故纸 31 克　苍术 31 克　全蝎 31 克　槟榔 31 克　怀牛膝 93 克　川萆薢 31 克　乳香 15 克　木香 15 克　炙没药 15 克　木瓜 125 克　防风 93 克　天麻 93 克　杏仁 93 克　羌活 15 克　巴戟肉 31 克　甘草 15 克

上药为末,炼蜜为丸。

8. 三痹汤　治寒湿痛痹,膝踝肿胀,三阴不足者。

川芎　当归　白芍　生地　防风　秦艽　黄芪　茯苓　炙甘草　牛膝　独活　杜仲　桂心　羌活　续断　党参

以上各 1.5 克。

9. 史国公药酒　治手足拘挛,半身不遂,或腿膝痹痛,鹤膝等症。有养血祛风,壮骨健脾渗湿之功。

羌活 62 克　防风 62 克　白术(炒)62 克　当归 62 克　川萆薢 62 克　杜仲 62 克　松节(杵)62 克　虎骨(炙酥)62 克　杞子 156 克　蚕砂(炒)62 克　秦艽 125 克　鳖甲(醋炙)62 克　茄根(蒸熟)250 克　苍耳子(炒研)125 克　川牛膝 62 克

上药为末,绢袋盛,用好陈酒 15 000 毫升浸,煮熟,退火毒后服,每日服数次。

10. 万灵丹(《医宗金鉴》)　功能解表发汗,驱风理湿,温通经络。治鹤膝、附骨疽风寒邪初起,恶寒发热,筋骨疼痛,以及麻风初起,麻木不仁等症。

茅术 250 克　何首乌　羌活　荆芥　川乌　川芎　甘草　川石斛　全蝎(炙)　防风　细辛　当归　麻黄　天麻各 30 克　雄黄 18 克

共研细末,炼蜜为丸,朱砂为衣,每丸重 10 克。每服一丸,葱头、豆豉煎汤送服。

外治丹散

1. 洪宝丹　治膝盖肿痛而热,皮色不变,用葱汤调敷。

大黄 250 克　白芷 250 克　甘草 125 克　陈皮 125 克　天花粉 500 克　苍术 125 克　姜黄 250 克　黄柏 250 克　南星 125 克　赤芍 125 克

上药研为末。

2. 地骨皮散　治鹤膝肿热痛甚者,用车前子草打汁调敷。

地骨皮 31 克　无名异 12 克　乳香 4.5 克　没药 4.5 克　麝香 0.3 克

上药为细末,密闭贮存。

3. 冲和膏　治膝肿而潮热者,用醋调敷。

紫荆皮(炒)156 克　独活(炒)93 克　石菖蒲 45 克　赤芍(炒)62 克　白芷 31 克

上药研为末。

4. 鹤膝散　治鹤膝,因受风湿肿者。

白芷 125 克　陈酒 625 毫升

将白芷入酒内煎稠去渣,以笔蘸酒涂。

5. 香桂散　此散治一切风寒湿气,筋骨疼痛者。功能温经通络,可掺膏药上贴之。

生附子 6 克　麝香 0.6 克　川乌 6 克　细辛 6 克　木香 6 克　炙没药 6 克　肉桂 6 克　草乌 6 克　丁香 6 克　樟冰 6 克

共为细末,密闭贮存,随症听用。

(三十三)流注

【病例一】　叶左

木旺水亏,脾多痰湿,肝风晕厥之疾数年。去冬渐至卧床不起,肝肾血液俱虚,春分后木夹相火用事,湿痰随风火之气,充斥三焦,眩晕发热,遍体作痛。疑系旧恙复萌,讵知脊骨之旁,结为痈毒,约半月有余。是穴乃肝经部位,火湿凝聚络中所致。肝热最易上升,湿火熏蒸胃腑,始则发热谵语,后渐热退神安,乃湿热之邪,归并下焦,是外患之见端,非旧恙之复萌也。现已成脓半月,未得更衣,齿干苔燥,阴伤而湿火不化。症虽属外,而药饵尤当治内。幸脉冲和,而关微弦象,似可无虞。拟用甘寒育阴,兼和中润下之治。

南沙参　麦冬　川石斛　大贝母　柏子仁　瓜蒌仁　苡米仁　茯苓　天花粉　藕　青皮甘蔗

【病例二】　秦右

右腰间湿痰流注,肿硬已久,托里消毒。

党参　白芍　白术　陈皮　桑枝　半夏　白芥子　当归桂枝　黄芪　赤芍　牛膝　茯苓

按　流注者,类似肢体深部组织化脓性疾患。其治马先生曰:"湿痰凝滞者,固当温散;其有勤劳之辈,不受外寒,内伤脾土,脾气滞而不行,湿痰因之停滞,治当流气行痰,可望消散。"又曰:"流注生于夏令,太阴司天在泉之岁最多,曝日躬耕,夜天露卧,暑为寒束,气道不行,随处结肿,初起宜从汗解,万灵丹〔见麻风论附方〕最妙,数服后不应,再进阳和。若壮热烦渴引饮,全是暑热内蕴,小金、阳和岂可沾唇。"又曰:"阳和汤孕妇忌服,即小金丹亦非所宜。"

附方

流注饮(录《王宝廉抄本》)

蒲公英9克　制附子3克　全当归15克　元参15克　肉桂3克　川牛膝9克　大贝母3克　银花9克　甲片(炒炙)9克　瓜蒌仁9克

〔用法〕用陈酒煎汤。

〔功效〕扶阳泻热,解毒止痛,消肿排脓。

〔主治〕治流注。

〔用法〕陈酒一杯,煎服,每日一剂。

按　马氏另方用:苍术、黄柏、紫苏、僵蚕、法半夏、陈皮、茯苓、川牛膝、连翘、当归。陈酒煎服,有寒热加柴胡、黄芩。

【(三十四)瘰疬

【病例一】　程左

肝火上扰,颈项瘰疬,窜及腋下及胯,发热脉数,遍体经络掣痛,宜逍遥散加减。

当归 薄荷 南沙参 连翘 粉甘草 赤芍 僵蚕 丹皮
柴胡 大贝母 夏枯草

按 方取逍遥散加减,选药十分精炼。

【病例二】 吴大澂之母

肝脾两亏,痰气凝滞,颈右窜生痰疬,一核已延红色,势必破
溃。间时恶寒发热,二气乖和,脉象沉弦小疾,血虚木郁不达,拟
养营调畅肝脾。

当归 陈皮 川贝母 法半夏 参须 茯苓 于术 佩兰
香附 丹参 生牡蛎 红枣

按 上方取《医宗金鉴》香贝养营汤加减,以养营调畅肝脾,
佐以化痰。

【病例三】 湖北 徐左

脾肾不足之质,少阳相火夹滞于脉络中,少阳而下阳明,项
侧瘰疬延及腋窝两胯,劳则寒热作痛,拟和营清肝化痰。

当归 白芍 川芎 川贝母 法半夏 佩兰 柴胡(醋炒)
北沙参 白术 丹皮 甘草 生姜 红枣

二诊 少阳阳明之经瘰疬,间致寒热作痛,脉象左关细弦,
右关小滑,阴虚木火内郁,阳明湿痰流窜经络,难以速效,还宜养
营清肝化痰,徐徐调之。

北沙参 当归 夏枯草 柴胡 大力子 元参 丹皮 半
夏 蛤粉 川贝母 竹茹 红枣

丸方:另加海风藤、白芥子、茯苓、白术、白芍、生姜,以红枣、
竹沥泛丸。

按 方取丹栀逍遥合二陈出入。

【病例四】 葛右

病恙自颈窜至胸膺胛窝,破溃深大,内热脉数经闭,谷食不
香,势入损门。急为养阴清热。

沙参 石斛 佩兰 鳖甲 功劳子 象贝母 粉丹皮 青
蒿 陈皮 茯苓 甘蔗

按 此青蒿鳖甲汤加减。

【病例五】 史左

肝肺阴虚,痰热上升,颈左右痰疬肿大,内热呛咳,涕中夹血。当养阴以清肝肺。

沙参　石决明　象贝母　元参　丹皮　瓜蒌皮　杏仁　石斛　夏枯草　竹茹　蛤粉　枇杷叶

附方

1. 凤尾草饮　治瘰疬

凤尾草根(洗净)30 克

〔制法〕以糯米浓酒一碗,煎后去渣。

〔用法〕每日服一次,多则一月,少则二十日,其核全消。

2. 僵蚕丸　治瘰疬

僵蚕(洗净)250 克

〔制法〕晒干炒枯,另晚米半升(约 400 克)炒熟,共研细末,米糊为丸。

〔用法〕每服 6 克,空腹夏枯草煎汤下,一月愈,须以甘肥荤润之物滋泽之。

3. 蹲鸱丸　〔别名〕芋艿丸

真香梗芋艿　5000 克

〔制法〕将芋艿先去皮,慎勿烘炒,用竹刀切片,晒至极燥,磨为粉,以开水泛丸。

〔主治〕治颈项颏下耳之前后瘰疬,不疼不痛,或破微痛,皮赤溃烂,久不收口者。此方并治喉癣。

〔用法〕早晚每服 9 克,甜酒送下,如不吃酒米汤送下,或用陈蜇皮、荸荠煎汤送下,或吃燥片,酒过亦可。近者一料收功,年远者服两料。

〔按〕芋艿以江苏龙潭产者最佳,功在消痰软坚,化毒生肌。

4. 五苔头草膏

苔头草(二、三月中采集,阴半干)1500 克　麻油 1000 克

〔制法〕用麻油 1 千克,将草入油熬枯,取出去渣,又入草再

熬,再去枯渣滤净,将油入锅再熬至滴水成珠,酌量加炒过飞丹收膏,临用时再入后合末药。

雄黄6克　血竭3克　麝香1.2克　冰片3克　白信0.6克　干姜3克　川乌3克　草乌3克

共研细末,收贮瓷瓶备用。

〔功效〕五苔头草有清热消痰散结之功,后入末药有解毒敛疮,行瘀散结,散寒止痛等效。

〔主治〕治颈项瘰疬痰核未溃者,贴之即消,不必再换,已溃穿者贴之其核自出,灵应无比。

〔用法〕外贴患处。

按　五苔头草又名泽漆、猫儿眼睛草。据报道,用本品熬膏内服,治淋巴结核、结核性瘘管,对促进愈合、结疤有一定帮助。

5. 治瘰疬膏

白玉簪花叶根(霜打过二、三次者,捣烂)1500克

米醋1500克　乌梅肉(炙灰)187克

〔制法〕将白玉簪花叶根捣烂,入米醋1500克,浸七日,同煎汁至稠厚,并将乌梅肉炙灰和入。

〔功效〕散结、敛疮。

〔主治〕治瘰疬,未溃已溃均可,其核自出,有脓即消。

〔用法〕敷患处。

6. 鲤鳞丸(录《外科传薪集》)

归尾15克　大黄6克　荆芥(去梗)6克　乳香6克　没药6克　黄芩9克　连翘9克　防风5克　羌活5克　全蝎3克　蝉衣20个　僵蚕24条　牛皮胶30克　雄精(土炒)2克　金头蜈蚣(去头足)4条　穿山甲120克

〔制法〕蜈蚣一条用姜汁涂,焙干;一条用酥炙;一条用香油;一条用醋。穿山甲30克用细红花15克煎汤,土炒焙干;30克用皂角15克,煎汤煮;30克用苏木15克,煎汤煮;30克用当归24克,煎汤煮,焙干为末。米醋打糊为丸,每丸重3.6克,朱

砂为衣,贮瓶,麝香1.5克养之。

〔主治〕治无名肿毒,瘰疬尤妙。

〔用法〕每服一丸,滚酒下。未成内消,已成出脓,神效。

医论:瘰疬

方书瘰疬之名,多至十数,可谓穷其原详其治矣。而内外诸方,效者甚少,甚至出核用冰蛳、三品一条枪;追蚀用斑蝥、巴豆;内服用全蝎、蜂房;尤近卤莽灭裂。尝见有用冰蛳等法,核出而根不化,且有头项俱肿,发热不食而败者,其猛烈盖可知矣。近行《全生集》谓:"子龙丸常服可消。"夫大戟、甘遂,乃行水劫痰之峻品,即炮制得宜,亦大损气,故有呕吐泄泻,甚至不保其生,则徒法之言,不可行也。考此症属虚者多,肝火盛者则痛,气与痰凝者则不痛,推之可移者易治,附结筋脉不动者难治。若生项侧,核坚而大者,是为石疽恶候,与失荣相等。项侧乃少阳部分,多气多火少血之经。缘忧思恚怒而起。《全生集》用阳和汤,亦不可轻投,禁忌针刺,针必散大,不可救药。今时治疬,率用海藻、夏枯草、昆布等味,较之全蝎等固已妥贴平和,然苦于旷日无效。博考前方,惟逍遥合二陈,标本兼施,最为可恃。如肝火盛,加丹皮、山栀;肝脾郁结,加香附、川芎;肾水亏损,加生地;肺气虚弱,加北沙参、麦冬;咳嗽,去柴胡,加蒌皮、贝母;脾虚,加党参;如风痰凝结,又当疏散;已溃者,益气养荣汤;各随其症加减,庶有效验。若专治外患,不审本原,气血既衰,变即蜂起,可不惧乎! 若夫男子太阳见青筋,潮热咳嗽,女子眼内起红丝,经闭骨蒸,败象已见,终不可治。

马曰:瘰疬皆不足之症,有阴虚肝火凝结者;有脾虚痰气凝结者;有风痰风湿相结者。子龙丸乃化痰泄水之峻剂,只可施于壮实之人,但有一二核坚硬者可服,亦不宜多投,致伤血气。

又曰:不得日进温补,当养阴兼以清肝,溃久不敛,用归芍六君,治之最宜。

又曰:瘰疬非毒,不得以洞天救苦丹治之。收功之法,前已列明,敷药有诀陈左,未成脓者,灸则可消,烂溃者可敛,赤贫人用之有诀:瘰疬烂溃不堪言,烂至胸腰连耳肩,荆芥根煎温复洗,疮中紫块莫针穿,犀黄大枣丸神效,日服日洗日敷痊,樟脑腰黄等细粉,麻油调扫肉新鲜。

(三十五)马刀瘰疬(马刀挟瘿)

【病例一】 阳湖县令二少君

郁怒伤肝,痰气凝滞,颈右马刀,坚肿势大,不时寒热,谷少神疲,症势颇重。姑拟益气养营,兼解郁化痰之治。

生首乌　川贝母　川芎　制半夏　香附　柴胡　姜　菟丝子　甘草　白芍　陈皮　当归　茯苓　红枣

二诊　马刀坚肿,肩背酸胀,寒热不清,寝汗食减,形寒憔悴,营卫两虚,木不畅达,势入损门。拟营卫兼调,用香贝养营汤加味。

党参　香附　川贝母　川芎　佩兰　牡蛎　姜　归身　远志　制半夏　陈皮　红枣

【病例二】 陈左

血虚,肝火夹痰凝结颈右,发为马刀结核,坚肿如石,发热、脉细,症势极重。宜和营化痰,缓缓取效。

当归　怀山药　党参　香附　北沙参　大贝母　石斛　茯苓　佩兰　制半夏　广皮　红枣

【病例三】 吉右

脉弦右滑,左关且劲,营阴不足。厥阴气火内动,夹痰上升,凝结少阳之分,颈右发为马刀,结核坚肿,治调不易,拟养营清肝化坚。

川芎　当归　白芍　生地　制半夏　僵蚕　广皮　香附　大贝　北沙参　左牡蛎　橘叶

二诊　前方加山慈菇。

三诊　木郁较舒,马刀结核,硬稍松软,宗前法治之。

川芎　当归　白芍　生地　人参须　陈皮　香附　大贝母　左牡蛎　山慈菇　半夏　远志　橘叶

【病例四】 俞右

郁怒伤肝,思虑伤脾,痰气郁结,颈右马刀瘰疬坚肿,头半掣痛,症势非轻,宜养营清肝化痰,更宜屏去尘情,勿怒勿劳为要。

当归　香附　茯苓　川芎　白蒺藜　白芍　半夏　大贝母　左牡蛎　杭菊　僵蚕　陈皮

二诊　马刀瘰疬为疡科要候,连投解郁清肝,头痛已平,目能启视,似有转机,但午后微恶寒热,痰疬坚肿如故,木郁不达,宜逍遥散合化坚汤主之。

当归　白芍　半夏　香附　白蒺藜　柴胡　陈皮　大贝母　牡蛎　橘叶

【病例五】　丁右

劳倦致伤,复加忧思郁结,颈左右发为马刀瘰疬,坚肿如石,痛掣头脑。脉象细软,气血两亏,生气日残,极难调治。姑拟养营扶土,以化坚结。

川芎　当归　白芍　熟地　白术　党参　炙甘草　茯苓　陈皮　大贝母　香附　肉桂　煨姜　红枣

二诊　原方加牡蛎。

按　气血两亏,故培补气血为主,方以八珍汤加味。

按　《医宗金鉴》曰:"瘰疬形长如蛤蜊,色赤而坚,痛如火烙,肿势甚猛,名曰马刀瘰疬。"《洞天奥旨》曰:"若坚而不溃者,为马刀挟缨,亦需急治,则毒能消化,否则年深日久,一发而不可疗也。"其治以消坚汤主之。一说瘿生乳腋下曰马刀。马刀,蛎蛤之属,疮形似之,故名马刀。又夹生颈之两旁者为挟瘿。瘿,一作缨,发于结缨之处。二疮一在颈,一在腋下,常相联络,故名马刀挟缨,俗名疬串。马氏认为本病由郁怒伤肝,思虑伤脾,痰气郁结;或营阴不足,厥阴气火内动,夹痰上升,凝结少阳之分;或少阳相火夹痰上升而成。其治以解郁清肝,养营扶脾,化痰软坚为大法。方以逍遥散合化坚汤加减。

(三十六)肉瘤

【病例】　泰州　蔡左

瘤有八种,非阴阳正气结成,乃脏腑湿痰浊气凝滞肉里,致左鬓之上肉瘤,肿大如杯,软中带坚,成为渣瘤,则可破矣。拟化痰泄浊。

川芎1.5克　当归4.5克　大贝6克　甘草1.2克　僵蚕4.5克　法半夏4.5克　白芥子4.5克　海藻9克　云茯苓6克　陈皮3克　桔梗3克　竹茹(炒)4.5克

(三十七)痰瘤

【病例一】　镇江　蒋左

痰湿滞于肉里,加以程途劳顿,气血滞而不行,两股间发为痰瘤,肿大如桃,色红,按之软陷,成脓之象。拟化痰消积。

当归　白芷　黄柏　大贝母　白芥子　连翘　赤芍　法半夏　陈皮　昆布　竹茹(姜汁炒)

二诊　股尖痰瘤左大于右,按之空软,成脓之象,仍化痰散积。

照前方加海浮石,分量加重。

【病例二】　倪左

阳明痰热上升,结于上腭,成为痰瘤,肿大且坚,鼻旁肿突,迄今一年,势须破溃,宜化痰清热泄浊。

昆布　法半夏　橘红　蛤粉　竹二青　大贝母　元参　赤芍　海藻　僵蚕　连翘　桔梗　荸荠　海蜇

(三十八)筋瘤

【病例】　沈左

心肝抑郁不遂,怒气化火,两耳气闭,耳音不聪,脉门筋结成瘤。拟解郁舒肝。

当归　白芍　蜜水炒柴胡　白蒺藜　远志　茯苓　陈皮　泽泻　丹皮　石决明　炙甘草　荷叶　石菖蒲

按　筋瘤多因怒动肝火,血燥筋挛所致。相当于腱鞘囊肿、浅表静脉瘤、静脉曲张等症。治宜清肝、养血、舒筋,亦可用手术治疗。

(三十九)血瘤

【病例一】　钱左

头为六阳之首,诸阴邪不能上越,恼怒伤肝,肝木内挟相火上升,络血因寒凝滞,囟门右旁结成血瘤,数年来大如覆碗,坚硬,筋脉掣痛。拟清肝化坚,保其不溃乃吉。

当归4.5克　赤芍4.5克　石决明15克　蛤粉9克　连翘6克　蒲黄(包)3克　象贝9克　海藻6克　羚羊片2.4克　山栀4.5克　夏枯草6克　丹皮4.5克　元参9克　白蔹4.5克

敷药方:

大黄15克　白蔹6克　朴硝12克　蒲黄6克　白芷4.5克　黄柏9克　白芨6克　象贝母9克　赤芍6克　陈皮3克　三棱6克　莪术6克　昆布9克

研细末,用醋调敷患处。

附方

敷血瘤方　治血瘤,防其破损出血。

大黄12克　血竭6克　蒲黄6克　白芷4.5克　黄柏9克朴硝12克　赤芍3克　陈皮3克　白蔹6克　象贝9克

研细末,醋调敷患处。

【病例二】　丁左

左腮角血瘤,蒂大如盘,推之不移,肉腐流血,难治之症,姑拟清肝散瘀。

赤芍　丹皮　胡黄连　生地　羚羊片　大贝母　连翘　蒲黄　元参　甘草　夏枯草　藕节

(四十)石疽

【病例一】　林左

肝脾郁结,气与痰滞,石疽坚肿,咽肿喉痹,牙紧颈酸项胀。厥少不和,经络壅塞,七情至伤之病,治调非易,脾胃又薄,便溏食入作吐,慎防脾败。姑拟扶土和中,冀其纳谷为幸。

焦冬白术(枳实同炒)　佩兰　木香　枳壳　砂仁　陈皮潞党参(藿香炒)　清半夏　郁金　谷芽　炙甘草　茯苓　金

橘叶

二诊　呕吐已止,饮食加增,石疽肿亦较退,似有转机。但牙紧未松,喉痹未舒,脉沉弦涩,阴伤木郁,痰气凝痹于上,尚在险途,恐未为可恃,姑从原法治之。

党参　冬白术　川芎　当归　清半夏　砂仁　陈皮　枳壳　佩兰　广郁金　白芍　橘叶

三诊　石疽肿硬稍松,七情至伤之病,究难消散。因日来饮食加增,精神稍复,姑拟原方进治。

党参　当归　清半夏　佩兰　冬白术　白芍　陈皮　炙甘草　川芎　茯苓　大贝　老姜　橘叶

四诊　日来精神饮食倍增,石疽坚肿,亦见收束,是万亿之幸也,宜香贝养荣汤主之。

党参　当归　白芍　陈皮　白术　川芎　茯苓　清半夏　大贝　香附　炙甘草　牡蛎　红枣　橘叶

五诊　恙势日见起色,宗前法治。

生地　炒蒲黄　当归　陈皮　大贝　白芍　党参　川芎　茯苓　香附　清半夏　牡蛎　远志　金橘叶　红枣　姜

六诊　石疽肿势稍加,且作胀痛,肝火复升,宜和营化坚,兼舒肝郁。

前方去生地、远志,加夏枯草。

七诊　石疽复肿,又复作吐,心胸懊侬,肝胃气逆。极虚之体,攻补两难,属在险途,姑拟香砂六君汤加味主之。

党参　冬术　当归　佩兰　广皮　茯苓　谷芽　木香　砂仁　清半夏　炙甘草　郁金　生姜　红枣

【病例二】　陶右

心肝抑郁不遂,气化为火,火与痰升,颈左发为石疽,坚肿色红,势将外溃,溃则难愈。姑拟养营清肝化坚。

北沙参　川芎　白芍　元参　香附　清半夏　大贝母　当归　连翘　中生地　左牡蛎　橘叶

【病例三】　姚左

气血凝滞,右臂石疽,坚肿势大,时而热痛,难治之症。拟清热散瘀。

归须　赤芍　桃仁　清半夏　连翘　川贝　黄柏　地丁草　甘草　忍冬藤　黄芩　桑枝

二诊　石疽肿势稍退,仍清热散瘀,原方加龙胆草、藕节。

按　石疽一症,按发病部位有上石疽(生于颈项两旁)、中石疽(生于腰胯之间)、下石疽(生于膝间)之分。由肝气郁结,以致痰气血凝滞经络而成。此症初起结块,形如桃李,坚硬如石,由小渐大,难消难溃,溃则难愈。此类似肿瘤,故称恶疾,难治之症。内治未溃者宜舒肝解郁,行瘀散结,舒肝溃坚汤主之;已溃者宜养营理气,化痰消坚,香贝养营汤主之。马氏曰:"只有服补养气血之剂,以解阴凝,庶可保延岁月。"外治未溃用阳和解凝膏,已溃用冲和膏盖贴,脓尽改用生肌散。

(四十一)乳岩

【病例一】　崇明　杨右

左乳房结肿三年,现已破溃,渗流血水。幸肿不坚,犹有三分生机,姑拟清肝以化。

羚羊角3克　鲜生地9克　甘草1.2克　连翘4.5克　牡丹皮7.5克　大贝母6克　赤芍7.5克　黑山栀7.5克　金银花9克　蒲公英9克

二诊　肝火较平,血亦渐止,颇有转机,宗原方治。

鲜生地(捣汁冲、渣煎)24克　川连1.2克　大贝母9克　黑山栀7.5克　犀角(磨冲)0.9克　天花粉9克　元参9克　羚羊尖(磨冲)0.9克　丹皮6克　忍冬藤9克　人中黄2.4克　生白芍9克　参三七(磨冲)0.9克　芦根30克　柏叶6克

三诊　乳岩腐势未定,日夕刺痛不安,渗流血水,火郁于里,幸肿硬渐松,腐处定痛可止矣,仍以羚羊犀角地黄汤主之。

羚羊角3克　石膏9克　丹皮6克　大贝母6克　粉甘草1.2克　赤芍7.5克　犀角(磨冲)1.2克　细生地9克　天花

粉 9 克　连翘 7.5 克　银花 6 克　酒芩 7.5 克

四诊　乳岩腐已尽脱,惟肝火未静,痛则血出,还宜养阴凉血清肝。

丹皮 9 克　白芍 7.5 克　人中黄 2.4 克　象贝 6 克　犀角(磨冲)0.9 克　鲜生地 24 克　天花粉 9 克　银花 9 克　川连 1.2 克　知母 9 克　黄芩 7.5 克　芦根 30 克

治乳岩破溃翻花出血末药方:

煅人中白(漂)3 克　参三七 1.5 克　胡黄连 1.5 克　琥珀 1.5 克　青黛 1.5 克　象贝母 6 克　冰片 0.15 克　犀角尖(磨置盅候干)1.5 克　牛黄 0.9 克　熊胆 0.9 克(烘干)

各研细末和匀,服 1.5 克,开水和服。

另掺药方:藕节 1.5 克　冰连散 1.5 克　牛黄 0.3 克　琥珀 0.3 克　大贝母 0.9 克

各研细末和匀。

按　"岩"即今之"癌"字,因其病变部肿块坚硬如石,高低不平,状如岩突,溃后疮口中间凹陷甚深,形如岩穴,故名。若位于乳房者,称乳岩(乳癌)为女性最常见的恶性肿瘤之一。

【病例二】　邱右

乳岩误针,肉翻焮肿势大,胀及胛窝,手臂右股腿,又作肿痛,转动不能,防发阴痰,势难见功。姑拟清肝利湿通经。

归须 9 克　赤芍 9 克　全瓜蒌 9 克　羚羊角 3 克　丝瓜络 7.8 克　秦艽 9 克　黄柏 3 克　陈皮 3 克　甘草 1.2 克　大贝母 6 克　防己 9 克　桑枝 9 克　地龙 3 条

【病例三】　黄右

乳岩溃后方:鲜生地 18 克(捣汁冲,渣入煎)　地骨皮 9 克　大贝母 9 克　赤芍 9 克　寒水石 9 克　连翘 9 克　天花粉 9 克　犀角(磨冲)1.2 克　胡黄连 2.4 克　金银花 9 克　甘草 2.4 克　黑山栀 9 克　夏枯草 9 克　昆布 3 克　淡竹叶 30 张　芦根 30 克　海藻 6 克

破溃处上绿枣丹、二消散、巴豆灰、解毒丹;洞内掺药:藕节

散、去腐丹、祛解丹。

【病例四】 王右

乳头属肝,乳房属胃,胃与脾相连。乳岩一症,乃思虑抑郁,肝脾两伤,积思在心,所愿不得,志意不遂,经络枯涩,痰气郁结而成。两乳房结核有年,则攀痛牵连,肝阴亦损,气化为火,阳明郁痰不解,虑其长大,成为岩症。速宜撇去尘情,开怀解郁,以冀消化乃吉,拟方候裁。

西洋参　香附(童便制)　青皮(蜜炙)　川贝母　全瓜蒌　赤白芍　毛慈菇　陈皮　夏枯草　清半夏　当归　佩兰叶　红枣

按　毛慈菇又名山慈菇,以云南产者为佳,内含秋水仙碱,有抗癌作用。

【病例五】 李右

暴怒伤阴,厥阴气火偏旺,与阳明之痰热,交并于络,以致乳房坚肿,颈项连结数核,时时掣痛,已成岩症。脉数右洪,气火不降,谨防破溃,急为养阴清肝。

羚羊片　天门冬　全瓜蒌　大贝母　丹皮　黑山栀　鲜石斛　连翘　泽兰　赤芍　黑元参　蒲公英

二诊　乳核掣痛已减,肝火未清,脉尚弦数,仍以前法。

全瓜蒌　白芍　当归　丹皮　夏枯草　连翘　北沙参　大贝　黑山栀　泽兰　合欢花　橘叶

【病例六】 严右

乳核有年,抽引掣痛,乃肝郁气化为火,恐酿成乳岩大症,宜清肝汤主之。

当归　全瓜蒌　丹皮　夏枯草　连翘　大贝母　黑山栀　泽兰　北沙参　白芍　金橘叶

【病例七】 陆右

血不养肝,肝气郁结,右乳胀硬,乳头掣痛,势成岩症。急为清肝解郁,冀消化为要。

全瓜蒌　青皮　甘草　白术　薄荷　当归　柴胡　白芍

黑山栀　丹皮　蒲公英　橘叶

(四十二)医论:乳岩乳核辨

乳岩、乳核,男妇皆有之,惟妇人更多,治亦较难。乳头为肝肾二经之冲,乳房为阳明气血会集之所。论症核轻而岩重,论形核小而岩大。核如颈项之瘰疬,或圆或扁,推之可移;岩如山岩之高低,或凹或凸,似若筋挛;皆肝脾郁结所致。痰气凝滞则成核,气火抑郁则成岩;核则硬处作痛,岩则硬处不痛,四围筋脉牵掣作疼。治核宜解郁化痰,治岩宜解郁清肝,再察脉之虚实,体之强弱,虚者略兼平补,以扶其正。陈氏《正宗》欲用艾灸、针刺,此治乳痈之法,非乳岩、乳核之治法也。乳岩、乳核断不可刺,刺则必败且速。《全生集》欲用阳和丸,此治虚寒之病,非郁火凝结之病也。郁火方盛,断不可以阴疽例视。最妙初觉即用消散,消散不应,必须宽怀怡养,随症调治,犹可暂延。若抽掣作痛,即属郁火内动,急进清肝解郁,外用清化膏丹敷贴。然医药虽尝,终无济于情志之感触也。

再论乳岩,乃七情致伤之症,以忧思郁怒,气积肝胃而成。气滞于经则脉络不通,血亦随之凝泣,郁久化火,肿坚掣痛。非痈疽可用攻补诸法,奈医以乳痈为实,乳岩为虚,泥用参、术,以滞其气,气盛而火愈炽,焉得不溃? 历年见是症破溃者,非补剂即服阳和汤,败坏者多矣,故复申言,为后学者戒。

马又曰:乳岩乃心肝二经,气火郁结,七情内伤之病,非阴寒结痰,阳和汤断不可服,服之是速其溃也,溃则百无一生。惟逍遥散最为稳妥,且犀黄丸内有乳香、没药、麝香,辛苦温燥,更当忌服。

(四十三)失荣

【病例一】郁左

肝郁不舒,气火夹痰凝结,颈左失荣坚肿,筋脉掣痛,宜清肝解郁。

川芎　当归　白芍　生地　夜交藤　僵蚕　蛤粉　大贝母
钩藤　夏枯草　丹皮　金橘叶

二诊　失荣坚肿，痛攀肩背，原方加黑山栀，去夜交藤、钩藤。

三诊　操劳思虑，郁损心脾，木失畅荣，气化为火，阳明浊痰，借以上升，致颈左坚肿，成为失荣，焮热刺痛，痰火交并络中。投剂以来，肿势略减，惟动则气升，饮咽作阻，卧则渐平。肺为气之主，肾为气之根，水不养肝，蛰藏失职，肝逆直奔肺胃，职是之故。宜滋水柔肝，纳气归肾。但舌苔白滑，而两边尖渐绛，阴分固伤，上焦痰气痹郁，似宜先清其上，兼平肝木，俾郁解痰消，饮食畅进，嗣后再商补肾。

服清肺化痰之药。

【病例二】　司左

肝郁夹痰，颈右失荣，坚肿经今五月，胸背颈项攀痛，肝脾两伤，气血并损，姑拟益气养营。

当归身　党参　冬术　白芍　川芎　清半夏　陈皮　炙甘草　炒生地　佩兰　红枣　煨姜

按　上方取四物养营；六君益气。

按　失荣又名失营。因情志所伤，肝郁络阻，痰火凝结而成。病生于颈项，初起微肿，皮色不变；日久渐大，坚硬如石，固定难移；后期破烂，渗流血水，气血渐衰，形容消瘦，如树木之失去荣华，故名。类似颈部淋巴结原发或继发性恶性肿瘤。治宜清肝解郁，化痰消坚，以香贝养营汤加减；病久气血并损者，治宜益气养营，以八珍汤加味。

(四十四)肾岩

【病例一】　阜宁　顾左

肝火湿热蕴结下焦，肾岩翻花，幸茎头未损，甚不易治，拟清汗汤主之。

细生地　大贝母　粉丹皮　泽泻　黄连　知母　藕节　天花粉　连翘　赤芍　黄柏　甘草　翻花处掺绿枣丹。

另：用银花、白芷、甘草、黄柏，煎水洗。

二诊　原方加当归。翻花内凸处点二消散，余处上绿枣丹。

三诊　仍原方。翻花处稍平,以石灰少许泡在碱水内,隔水溶化,用针点高凸处,余掺二消散。

四诊　原方去天花粉、黄连、知母;加草薢、乌贼骨。翻花内胬肉仍点灰碱膏,余掺二消散。

五诊　仍服原方。翻花另有一孔与尿眼通,用线穿之破开,胬肉龟头自见则愈矣。翻花内胬肉上点灰碱膏,余掺二消散,或绿枣丹,或巴灰散。

【病例二】　查左

下焦积湿积热不清,致生肾岩。僵硬翻花,幸未出血,溺管不硬,尚可疗治,拟方速紧乃佳,万勿轻视也。

川柏7.5克　泽泻6克　乌贼骨9克　小生地9克　草薢6克　知母7.5克　龟板18克　赤芍7.5克　丹皮6克　生甘草2.4克　风化硝1.2克

【病例三】　李左

玉茎者,即宗筋也。乃肾脏之主,又十二经络之总会。马口,专属手少阴心经。肾脏阴虚,火郁心肝,二脏之火,复会于此。始时马口痒碎,渐生竖肉,业已年余。今夏破溃翻花,出血数次,火郁日久,必致外越,血得热而妄行。经云:“实火可泻,虚火可补。”且龙雷之火,不宜直折。脉细数,阴分大伤,急当峻补真阴,兼介类潜阳之法,俾龙雷之火。得以归窟,而外患方保无虞。

西洋参　麦冬　丹皮　天冬　小生地　玄武板　粉甘草泽泻　白芍　藕

按　肾岩即阴茎癌,为鳞状上皮细胞癌,日久溃烂,状如翻花石榴,故又名肾岩翻花、翻花下疳。多因肝肾素亏,或忧思郁怒,相火内灼,肝经血燥,火邪郁结而成。症见龟头或阴茎冠状沟附近发生结节,坚硬痒痛,或滋水渗出,渐成溃疡面,疮面扁平,或呈菜花样。晚期腹股沟有坚硬如石之肿块,形瘦神萎,甚则阴茎烂掉,危及生命。马氏治用滋阴降火,化湿解毒为主。方以清肝汤或知柏八味丸意。溃后用绿枣丹、二消散、巴灰散等掺患处。另用银花、白芷、甘草、黄柏煎水洗之。

(四十五)舌岩(舌菌)

【病例一】 太兴 胡左

心脾火郁,致发舌岩。破溃翻花出血一次,此症疡医绝候,拟养阴清化郁热。

羚羊片5克 酒芩5克 元参9克 天花粉6克 大贝母9克 夏枯草6克 瓜蒌9克 细生地15克 赤芍6克 人中黄2.5克 牡蛎12克 丹皮6克 芦根30克

二诊 舌岩破溃翻花,气火有升无降,呛咳不宁,下体不利,拟养阴清气化火。

南沙参9克 石决明15克 瓜蒌9克 苏梗6克 杏仁6克 大麦冬9克 蛤粉9克 马兜铃(蜜炙)6克 象贝母9克 橘红3克 知母5克 梨30克

三诊 气火较平,呛咳亦减,仍养阴清气化火主治。

南沙参9克 羚羊片1.5克 大贝母6克 橘红3克 大麦冬6克 石决明15克 马兜铃6克 杏仁6克 知母6克 蛤粉9克 苏梗6克 瓜蒌9克 梨30克

【病例二】 嵇左

心脾之火,夹痰上升,舌岩坚肿破碎,饮咽不能,症非轻浅。拟清火化痰。

麦冬 蛤粉 海藻 大贝 元参 僵蚕 桔梗 橘红 生甘草 连翘 蒲黄 地栗 竹茹

二诊 吹清阳柳华散加琥珀、橄榄灰、蒲黄、冰片,已渐软,然未可恃,原方加羚羊片、丹皮。

【病例三】 常州 施左

舌菌二年,发在舌尖,幸根蒂不大,尚可调治,非烙不可,先为养阴清心。

小生地9克 大麦冬6克 生蒲黄1.2克 连翘6克 甘草1克 赤芍3克 川黄连0.6克 大贝母6克 丹皮6克 元参6克 灯草0.3克

(四十六)上腭岩

【病例】 陆左

痰火上升,上腭结肿成瘤,坚硬如石,势难消散,拟清火化坚,合丸常服,徐徐调治。

丸方:

川连(酒炒)18 克　酒黄芩 45 克　昆布 30 克　炒僵蚕 45 克　夏枯草 45 克　元参 60 克　海藻 45 克　法半夏 45 克　连翘 45 克　橘红 30 克　知母 45 克　蒲公英 24 克　大贝母 90 克　黄柏 30 克　甘草 15 克

上药为末。

另荸荠 250 克,海蜇 125 克,煎浓汁,加竹沥 250 克和入汁内泛丸。每服 6 克,一日二次,开水送下。

又丸方:

川连 18 克　昆布 30 克　大贝母 60 克　元参 60 克　赤芍 30 克　海藻 45 克　橘红 30 克　僵蚕(炒)45 克　毛慈菇(切片)24 克　瓦楞子(煅)60 克　黄柏 30 克　黄芩 30 克　连翘 15 克　风化硝 60 克　桔梗 30 克　夏枯草 90 克

上药为末。

另荸荠 250 克,海蜇 125 克,煎浓汁,加竹沥 250 克和汁内泛丸。早晚各服 6 克。

敷药方:

黄柏末(竹沥浸晒干)6 克　橄榄核(磨粉晒干)4 枚　血竭 1.5 克　元明粉 6 克　西月石 9 克　生蒲黄 1.5 克　血珀 6 克　黄连 1.5 克　毛慈菇 6 克　冰片 0.6 克　鸡内金 1.5 克　僵蚕(生晒研)0.6 克　火硝 6 克　青黛 6 克

上药各研细末和匀,用好墨磨浓调药,以笔蘸涂瘤上。后又加铁锈 9 克,研细和入。

(四十七)腮岩

【病例】 靖江　朱右

肝胃火郁,右牙龈肿而木硬,继之破溃内翻,外腮穿溃,肿而色紫,痛掣颈项,已成岩症。幸内翻不坚,未曾出血,犹有一二生机,姑拟养阴清化郁热。

羚羊片1.5克　元参6克　人中黄2.4克　天花粉6克　赤芍7.8克　鲜生地15克　大贝母9克　连翘7.8克　蒲黄7.8克　丹皮9克　淡竹叶30张　芦根30克

外翻花处掺藕节散、蒲黄散加冰片少许。又以三黄膏纸贴之;内以柳华散、清阳散、冰连散加冰片少许和匀吹之;四周围清宝丹和遇仙丹调敷。

二诊　仍服原方,加黑山栀6克,吹掺敷药仍旧。

三诊　腮岩肿痛略减,惟色紫不退。血凝毒聚,防其腐大,恙延日久,阴分大伤,汗出津津,还宜养阴清胃化毒。

南沙参9克　元参7.8克　羚羊片1.5克　麦冬9克　赤芍7.8克　天花粉6克　丹皮7.8克　细生地9克　大贝母9克　连翘7.8克　人中黄1.5克　鲜芦根30克

末药服方:牛黄1.5克　璘珠1.5克　熊胆1.5克　天花粉6克　青黛6克　大贝母6克　绿豆粉9克　人中黄1.5克　冰片120毫克　琥珀3克

研为细末,每服1.5克,竹叶灯心汤下;又加犀角2.4克或磨或镑,寒水石2.4克水飞,生蒲黄2.4克。

四诊　恙原前方已述,惟四围高坚不软,掣痛不宁,延防出血。

南沙参9克　元参9克　麦冬9克　鲜生地25克　羚羊片(先煎)4.5克　胡黄连1.8克　天花粉6克　丹皮9克　赤芍6克　夏枯草25克　青黛1.5克　生蒲黄7.8克　芦根(捣汁冲)93克　鲜藕节3枚(煎水代煎药)

龙胆草125克(用清水1500毫升,煎数沸去渣收膏,约一酒杯,冷透听用)

外用:四围敷生军末,或用蛔虫捣烂,加冰片,用涎搽最妙;或用田螺水加冰片亦妙。外翻花处用绿枣丹、蒲黄散、藕节散加冰片和匀掺之;内以绿枣丹、柳华散、清阳散共和吹之。

五诊　肿势渐软,紫色已退,大见其效,惟夜分咽干口燥。用吴萸9克,研末用醋调敷两足底心。

六诊　腮岩之症,本不易治,惟安心静养,不动肝火,十中方可挽回一二。经治来稍见松机,迩时因心绪不遂,心火与肝阳复又萌动,轻势略加,回里调理为是。

羚羊片4.5克(先煎)　西洋参3克　天花粉9克　赤芍6克　粉丹皮9克　胡黄连6克　鲜生地25克　大麦冬(去心)9克　夏枯草25克　蒲黄粉3克　元参6克　芦根90克

又膏方:黄连9克　罂粟壳46克　麻油125克

以上药共熬枯去渣入白蜡30克,溶化冷透,摊作膏药贴。

吹药方:月石1.5克　蒲黄粉1.5克　黄柏末0.9克　真川连0.9克　青黛1.2克　藕节1个　琥珀屑0.9克　红枣3个(将红枣去核,内包真铜绿豆大一块,炭火煅红存性,研末,加冰片少许)

上药共研细末和匀,吹掺皆可。

敷药方加生军末180克。

按　腮岩大多为腮腺癌,因能侵及面神经,并可向颈巴结转移,故都有剧痛,并严重影响咀嚼功能。

(四十八)牙岩

【病例一】　新沟　刘右

肝胃火郁,齿痛硬拔之后,出血翻花,半面肿硬,腮颊穿溃,痛出头额、太阳,已成牙岩,症势极重,姑拟养阴清肝胃郁热。

南沙参15克　赤芍45克　大贝母9克　连翘6克　酒芩4.5克　天花粉6克　细生地9克　大麦冬9克　寒水石9克　羚羊角6克　元参9克　牡丹皮6克　淡竹叶30张　芦根30克

牙岩内翻花处上柳华散、清阳散、绿枣丹、藕节散和匀;外用三黄膏贴之;四周红肿硬处用清宝丹、生军末、遇仙丹和匀,用冷茶调敷。

又服末药方:

犀角1.5克　羚羊角3克　蒲公英6克　黄柏3克　人中白(煅)6克　大贝母9克　琥珀6克　牛黄0.9克　冰片0.45克　胡黄连6克　寒水石9克　熊胆(烘)1.5克

研为细末,每服1.5克,竹叶灯心汤下。

【病例二】　谈左

牙疳腐烂成岩,重症也。

南沙参9克　细生地15克　羚羊片1.2克　玄武板9克　玄参6克　丹皮6克　大贝母6克　天花粉6克　胡黄连1.2克　淡竹叶30张

另患处上柳华散、冰连散、人中白散各等分。

二诊　牙岩痛减肉平,仍宜前法,加牡蛎9克,羚羊片0.3克。

【病例三】　陈左

胃火上升,牙岩溃腐,肉翻且坚,难治之症,勉立一方。

羚羊角　天花粉　连翘　大贝母　鲜生地　麦冬　甘草　元参　生石膏　桔梗

二诊　此方服四剂后,痛定肉平颇效。

原方加黄柏、芦根。

按　牙岩即牙癌。多因营血久亏,肝郁化火,火炎于上,致发牙岩。初则牙龈肿腐,久则内外穿溃,肉翻峥嵘。马氏治以养营清火主之,患处以柳华散、清阳散、冰连散等渗之,外用三黄膏贴之,四围红肿处用清宝丹敷之。

(四十九)乳疬

【病例】　张左

脉象左弦右滑,阴虚肝旺,阳明胃经又有湿痰,痰热交结,左乳发病肿大,按之作痛,防其酿脓,急为养阴清肝,兼以化痰。

南沙参　瓜蒌　僵蚕　大贝母　法半夏　连翘　蛤粉　赤芍　夏枯草　橘红　甘草　丹皮　金橘叶

按　乳疬因肾气不充,肝失所养,阳明湿痰凝结为患。症见乳晕中央有扁圆形肿块,可单侧或双侧发病,局部有轻度压痛或胀痛。现代医学称男性乳房发育异常症,认为与睾丸功能不全,导致雌激素与雄激素之比例失去平衡有关。

(五十)乳癖

【病例一】 俞右

郁怒伤肝,思虑伤脾,肝脾郁结,气滞痰凝,乳癖肿大如斗,破流脂水,湿热归并阳明,症势过大,虑难完功。拟养营舒肝,化痰散结。

当归　全瓜蒌　瓦楞子(煅)　法半夏　茯苓　青皮　蛤粉
白芍(炒)　泽兰　连翘　大贝母　甘草　藕

【病例二】 崔右

肝郁不舒,胃停痰湿,乳癖数年,不时胀痛,常吐白沫。当解郁舒肝,兼阳明之治。

当归　制香附　青皮　法半夏　丹参　川郁金　白蒺藜
炒白芍　全瓜蒌　金橘叶　佛手

兼服八味逍遥丸每次 6 克,一日二次。

按　逍遥散加丹皮、山栀,名八味逍遥散。丹皮能泻血中伏火,栀子能泻三焦郁火。

按　乳癖又名奶脾、奶积。多由思虑伤脾,郁怒伤肝,肝脾郁结,气滞痰凝而成。症见乳房结块,形如梅李、鸡卵,或呈结节状。推之可移,多数不痛,偶亦可有胀痛,可随喜怒消长。类似乳腺增生及乳房良性肿瘤。若在妊娠时肿块迅速增大者,则有恶变之虑。治宜疏肝解郁,化痰散结,兼服八味逍遥丸。

(五十一)乳核

【病例一】 李右

肝气夹痰,左乳房结核三月余,幸未作痛,可冀消散,宜清肝散结。

当归　柴胡　连翘　赤芍　香附　僵蚕　青皮　大贝母
夏枯草　全瓜蒌　蒲公英　橘叶

【病例二】 程右

乳核胀大,形如李大,差由情志内伤,肝气郁结,胃经痰浊凝结所致。拟清肝解郁,化痰散结。

丸方:

当归 46 克　赤芍 46 克　大贝母 60 克　连翘 46 克　法半夏 46 克　僵蚕 46 克　橘红 30 克　蛤粉 60 克　全瓜蒌 90 克夏枯草 60 克　粉甘草 12 克　橘叶 10 张

上药研末,泛丸。每服 9 克,一日二次。此例共服丸两料而消。

【病例三】　黄右　47 岁　宜兴

乳核久年,日渐肿大,有时痛而色紫,按之空软,势将破溃,溃后得脓乃吉。拟养阴疏肝,散结化瘀。

北沙参　夏枯草　炙鳖甲　瓜蒌　连翘　当归　泽兰　藕节　丹皮　赤芍　大贝母　煅瓦楞

【病例四】　张右　屯村

肝胃气火郁结,左乳房结核,硬如杯大,内热胸闷,月事不调。拟养阴清气化坚。

北沙参　橘叶　法半夏　当归　连翘　全瓜蒌　夏枯草赤芍　僵蚕　青皮　象贝母　郁金

二诊　乳核见松,发热头眩胸闷亦减,原法。

北沙参　赤芍　香附　法半夏　郁金　丹皮　象贝母　连翘　青皮　橘叶　当归　全瓜蒌　甘草

【病例五】　程右　无锡

脉弦细尺弱,肝脾两伤,又多肝郁,两乳房结硬,似如筋挛,经事行则作痛,恼怒亦痛,带多谷食不香,月事少而色淡,寒热时作,气血乖和。养营调畅肝脾,以舒木郁。

当归　丹皮　冬术　郁金　炙甘草　陈皮　香附　白芍柴胡　川贝母　茯苓　橘叶　红枣

【病例六】　京口　程右

肝胃气火夹痰凝结,右乳房结核有年,因恼怒烦劳,忽然胀大,坚硬有头,左乳又起,腋窝焮核,势将破头,溃则难愈。脉象弦大而滑,素有痰喘,拟养阴清肝化坚。

瓜蒌子　瓦楞子　茯苓　当归　连翘　蛤粉　大贝母　法半夏　赤芍　夏枯草　郁金　藕节

按　乳核又名乳中结核,即乳中硬结如核,可见于乳癖等病。多由肝气郁结,胃经痰浊凝结所致。类似乳房结核等症。治疗早期宜清肝散结,溃后宜养营调和肝胃,兼化痰结。

(五十二)医论:乳脱

男子脱囊之症,先贤论治已详,虽一囊尽脱,不致伤身。女子乳脱一症,方书未之载也。余临证六十余年,仅见一二,有一乳尽脱者,有腐去大半者,乃肝胃郁火,热逼营分,血凝毒聚。初起寒热肿痛,色红而紫;三五日后,皮腐肉紫,而黑血水渗流,四围裂缝,烦热口干作恶,毒将内陷,不可救药;宜大剂清热解毒,羚、犀、牛黄、石膏、熊胆、黄连、银花、花粉、人中黄等。如烦热定、肿势退,犹可挽回,急进大剂养阴,兼扶元气,亦有可愈者。如腐脱后肉不红活,白而板者,决不收功。妇人之乳是性命之根,女以肝为先天,溃腐之后,根本不立,气极肝伤而败矣。

(五十三)肠痈

【病例一】　陶左

少腹痛症,有气血凝滞者,有湿热流注小肠者,有寒湿郁结而成者。恙起去夏,少腹梗硬,攻冲作痛。少腹乃广肠部位,肝脉游行之所。肝气怫郁,寒邪乘之,肠胃之气化失利,血随气阻,日久正虚,邪凝愈甚,自冬及春,愈形高肿,色红而软,内脓已成,定须外溃。然肠膜受伤,恐粪秽并出,且饮食少进,溲赤便闭,内热舌干,脉数,阴伤热郁。倘大脓后,胃气不苏,元气不续,深为可虑。若论疡科治法,当补托化毒之剂。然虚不受补,清则碍脾,治当舍外而从内。拟调胃育阴,阴充便自通,胃和而食自进矣。

生首乌　怀山药　柏子仁　茯苓　谷芽　北沙参　广皮　当归　玉竹　毛燕

二诊　肠痈外溃,已得微脓,且秽从孔出,浊气外泄,大非所宜。脉象难和,食难渐进,惟虑正气与浊气并出,有上下交脱之虑。急当原方加白芍、参须、熟地。

三诊　腑气已通,原方加党参、石斛,去柏子仁、生首乌。

四诊　肠痈溃后,脓少气多,肿平一半,脉静身凉,一夜神安熟寐,是属佳兆。黎明之际,外患复增肿痛,卯时气虚,滞于大肠,邪正交攻,肠膜损伤,恐难完固,当阴阳并补,兼以护膜,保无更变乃佳。

潞党参　怀山药　炙甘草　象牙屑　茯苓　广皮　当归
玉竹　大熟地　白芍　参须　黄丝绢

【病例二】　泰兴　吴右

正产十日后,气血凝滞,右少腹近胯处硬而作痛,腿胯拘挛,大便不畅,已成缩脚痈。急为流气化瘀,祈即消散乃吉。

赤芍 7.5 克　五灵脂 7.5 克　延胡索 3 克　青皮 3 克　归须 7.5 克　桃仁 7.5 克　丹皮 7.5 克　瓜蒌仁 9 克　川楝子 7.5 克　苏木 1.5 克　甘草 1 克　怀牛膝 7.5 克

二诊　气血凝滞致成缩脚痈,右胯拘挛,硬及半腹,腑气不通,急为消导。

熟军 9 克　五灵脂 7.5 克　枳壳 7.5 克　山羊血 7.5 克　桃仁(研)9 克　泽兰 9 克　元明粉 9 克　归须 9 克　蒲黄 6 克　延胡索 7.5 克　赤芍 7.5 克　陈酒 30 毫升(冲)

三诊　缩脚痈硬痛渐松,惟腿胯拘挛,不能转动,瘀阻经隧,还宜宣通。

延胡索 7.5 克　桃仁(研)7.5 克　参三七 2.4 克　甲片 7.5 克　山羊血 3 克　怀牛膝 3 克　归须 9 克　赤芍 7.5 克　五灵脂 7.5 克　泽兰 9 克　秦艽 7.5 克　广皮 3 克　炮姜 1.5 克　肉桂(去皮切)1.2 克　威灵仙 3 克　地龙(破开酒洗)　陈酒 1 杯

【病例三】　李左

肠痈一月,少腹内硬,拘挛作痛,小溲浑浊如脓,宜化瘀利湿。

萆薢　茯苓　怀牛膝　赤芍　泽泻　车前　黄柏　延胡索　归尾　杏仁　瓜蒌仁　藕节

二诊　肠痈内硬较松,脓亦较清,尚宜前法加减。

当归　鹿角胶　怀牛膝　泽泻　萆薢　甘草　蒲公英　肉桂　苡仁　赤苓

【病例四】　圩里　张右

胎四月,又患缩脚痈,右少腹近胯漫肿内硬,二便不爽,急为化瘀通络。

归须　怀牛膝　炮姜　乌药　青皮　桂枝　木香　甲片(炙)　琥珀屑(研冲)　桃仁　秦艽　桑枝

【病例五】　毛右

缩脚痈三月,右胯掣痛,筋掣,大肉渐瘦,阴分已亏,络中寒湿不解,势成残废,当养营温经通络。

生地　当归　独活　怀牛膝　炮姜　木瓜　天麻　附子　鹿角屑　桑枝　陈酒

【病例六】　太湖　施右

湿热瘀血凝滞小肠,少腹硬痛,腿胯拘挛,势成肠痈,当利湿化热祛瘀。

延胡索　薏米仁　青皮　川楝　半夏　乌药　丹皮　赤芍　归须　枳壳　桃仁　苏木

二诊　服一剂,肠痈已松其大半,原方加五灵脂。

【病例七】　江左

肠痈一年,内膜已伤,形衰脉弱,难治之症。

十全大补丸,又服琥珀蜡矾丸。

二诊　肠痈外溃,秽从孔出,肠膜穿破,极难收口,宜十全大补加味主之。

加木香、黄肉、黄丝绢。

按　肠痈之症,类似急性阑尾炎、阑尾周围脓肿等症。马氏对肠痈的病因、病机、鉴别诊断、辨证施治已有详述,确为临证经验所得。先生曰:"大法初患之时,属热者,清以通之;因寒者,辛温以通之;溃则补托……。"今观先生方案,若气血凝滞者,治以流气化瘀;若腑气不通者,则急为消导;若湿瘀滞于肠胃,致成缩脚肠痈者,治以利湿化瘀;若腿痛筋吊者,急为和营通络;若阴亏络中寒湿不解者,则养营温经通络;若溃久内膜已伤,形衰脉弱者,治以扶正护膜,方以十全大补、琥珀蜡矾丸主之。

医论:大小肠痈论

有以腹痛而进谒于方家者,或曰:寒也;积也;肝气也;气血凝滞也。久之结硬,则又曰:痞也。人人俱言,屡变而屡穷,迨二便流脓,皮现红色,始矍然知其为痈也,而痈已成矣。腹之中行属任脉,旁开二寸足太阴分也,少腹两旁属厥阴肝经。昔贤有曰:天枢作痛,大肠生痈;关元作痛,小肠生痈。在大肠则大便闭;在小肠则小便涩,腿足屈伸不利;若在肠外则两便如常。要之业医者,宜知经穴,辨其内外,对症下药,方无贻患。安可遇相似之症,指鹿为马,浑然无别,以误人也。夫痈之初生,腹中痛甚,手不可按者,即是生痈,脉形必数实,是积热在中,其始也;或膏粱厚味,毒蕴肠中;或湿热留滞;或产后恶露不清;或感寒而气血凝滞。因火与湿热者,其来也疾;因寒与瘀者,其来也徐。肠胃传送不利,气道壅阻则痈脓成。内外治法,陈《正宗》已备,治少腹痈,有艾灸一法,未为尽善。余思大小肠为火腑,郁热之症,似不宜灸,若灸之恐速其成,寒者可灸之。惟其专主补托,未免有所偏倚。凡痈疽之始,无论阴阳,宜以有胃气能食为佳。不能食之中,又有因火毒炽而不能食者,但清其毒,而胃气自醒。若骤用补益,毒火留阻,胃既不安,疮亦难愈。大法初患之时,属热者,清以通之;因寒者,辛温以通之;溃则补托;而溃后肿痛不减,脓色稠厚,湿热尚炽,亦未便施补。如肠胃毒火充斥,大便闭结,通下之剂,疑不敢试,以致肠膜烂穿,粪随脓出,患延终身。

216

(五十四)肝痈(胁痈)

【病例一】 泰兴 王左

平昔嗜饮,一夕饮后,因恼怒而右胁肋痛,医者目为肝气,两旬不减,痛而且肿,就诊于予。形丰脉滑,呼吸不利,观其痛处,漫肿内硬,乃是肋痈之症,痰气滞于肝络,毒将成矣,恐难消散。然则肋缝之间,溃难收口,能将毒移于肋下,可冀收口。腑气旬日未通,用控涎丹一服,并用疏肝流气化痰,香附、瓜蒌、白芥子、郁金、赤芍、桃仁、枳壳、降香、半夏、竹茹。一剂,次早便泄两次,黏腻如胶,硬移于肋骨之下,痛亦减。仍以原方,硬亦收小,而疮头高起,旬日溃脓,投清托而愈。

附方

控涎丹(《三因方》)

甘遂(去心制)大戟(煮透去皮晒干用,忌火炒) 白芥子(炒)各等分。

共研细末,曲糊或炼蜜或滴水为丸,如梧桐子大,晒干。

每服5~10丸,或15~20丸,临卧时生姜汤或热汤送下。

【病例二】 胡左

右肋压伤之后,瘀凝于络,发为肋痈,破溃两年,左脉濡细,肝肾之阴皆亏,当益气养营。

生地 当归 党参 白芍 牡蛎(煅) 怀山药 新会皮 茯苓 女贞子 玉竹 红枣

二诊 肋痈溃久不敛,气血已亏,仍养营内托。

大生地 党参 白芍 当归 牡蛎(煅) 怀山药 玉竹 山茱萸 茯苓 陈皮 红枣 炙甘草

三诊 肋痈已收大半,内亦无恙,还宜气血两培。

生地 当归 白芍 山药 沙参 百合 茯苓 陈皮 山茱萸 牡蛎(煅) 粉甘草 象牙屑 红枣

四诊 肋痈已将完口,日来胃气不和,腹肋作胀,当调气养营。

当归 白芍 参须 陈皮 茯苓 佩兰 合欢 山药 红枣 牡蛎(煅)

五诊 外患已将收口,胃亦较和,惟脾湿未清,仍调气养营。

北沙参　当归　陈皮　白芍　茯苓　山药　佩兰　苡米仁
牡蛎(煅)　大生地　红枣

六诊　外患已敛,内亦无恙,惟气体虚弱,当营卫并调。

大生地　当归　白芍　玉竹　西洋参　女贞子　新会皮
牡蛎(煅)　山茱萸　红枣

七诊　外患已久,阴分已亏,日来稍有暑邪,舌苔黄腻,补剂
从缓,先宜养阴清暑。

北沙参　石斛　茯苓　山药　当归　苡米仁　女贞子　料
豆　新会皮　玉竹　红枣　牡丹皮　荷叶

【病例三】　苏左

去夏湿温病中邪后,痰热留于胃络,始则胸肋作痛,继之承
满穴结肿,成脓外溃,脓自肋缝而来,内深寸余,幸内膜未伤,收
口不易,拟养阴内托。

北沙参　当归　茯苓　象牙屑　粉甘草　牡蛎(煅)　怀山
药　白芍　远志　陈皮　红枣

二诊　肋痈通于肋缝,幸内膜未伤,可冀收口,仍拟养营
内托。

党参　生地　当归　白芍　百合　远志　牡蛎(煅)　炙甘
草　山茱萸　茯苓　陈皮　红枣

三诊　肋痈脓水已尽,渐见长满,还宜养营内托。

党参　大生地　当归　白芍　牡蛎(煅)　山茱萸　新会皮
炙甘草　玉竹　远志　红枣

四诊　肋痈脓水已尽,新生之肉已长满,还宜从前法进治。

北沙参　大生地　当归　白芍　象牙屑　山茱萸　牡蛎
(煅)　远志　怀山药　陈皮　红枣

丸方:旧琉璃(洗去油,拌朱砂炒)9克　西琥珀6克　象牙
屑9克　白芨9克　黄蜡9克　枯矾2.4克　人指甲(朱砂拌
炒)3克　蜂蜜9克

上药为细末,先将蜜煎至金黄色,再入黄蜡溶化,再入上药
为丸,如绿豆大,初服七丸,后每日加一丸,服至十三丸后则不再

增加。

【病例四】 黄左　泰州

痰气血凝滞于胸，右胁肋骨作胀，近又发热，两臂不举，延今三月，肝痈大症。

归须　延胡索　金银花　杏仁　瓜蒌仁　桃仁　泽泻　川贝母　赤芍　五灵脂　刘寄奴　黑山栀　生瓜子肉

【病例五】 郭右　黑沙

痰气凝滞肝络，右胁肋痛，呼吸不利，身热咳嗽多痰，势成肝痈，拟清肝化痰利气。

青蒿　瓜蒌皮　郁金　橘红　茯苓　川贝母　通草　枳壳　杏仁　苏梗　竹茹

医论：肝痈胁痈

肝痈、胁痈两症，均发胁肋之间，病者每谓气痛，医者亦以肝气目之，不知生痈也。因循误治，迨至外溃，内膜通而不起者多矣。陈远公云：郁怒火盛，销铄肝血，则肝叶生疮，皮现红紫之色，在左不在右。夫肝脉布于两胁，肝之脉络壅滞，左右皆得而生，不得由于怒郁偏于左也。如嗜酒过量，热毒停胃，蒸成痰浊，痰热冲激则肝横，横则血壅不行，痰浊乘之，因结为痈；跌闪胁肋，血瘀不行，气机壅滞，久亦成痈；时温病后，邪热留于肝络，郁蒸腐变，则又为痈；小儿痰热，聚于肝络，咳嗽继以胁肿，后亦为痈。初起必呼吸不利，转侧不能，手不可按，肝叶生疮之的候。审所因而施治，不必泥于怒火。至于皮现红紫之色，则内脓已成，势将外溃。溃于季胁软肉之处，犹可望痊，若溃于肋缝之中，经年累月不能完口膜伤者，呼吸出气流脓，败症成矣。

古之治法，肝火盛者，以柴胡清肝、化肝消毒；愤郁逆者，复元通气；溃以八珍、六味；滋肾补脾，略而未详。初起清肝通气之中，必兼消瘀化痰，通脉络之壅滞，方为得当；溃宜养阴清托为主，参、芪不可早投。肝为刚脏，气火盛销铄肝血，溃则肝阴愈伤，参、芪补气，正所以助火，脓反难出，肿痛难除。内膜伤者，呼吸出气流脓，参、芪补托之中，加以酸收之味，间亦有可愈者。外治丹散,禁用升降,重伤里膜。

马氏又曰:此症初生,病者固不知痛,而医者总云肝气,十有八九,一派辛香耗气。迨至胁肋肿胀,始知生痛,必呼吸不利,转侧不能,手不可按,症明且确。医者岂可自恃万能,按脉即晓。以肝气治,贻误匪浅。肝火盛者,脉必弦数;夹瘀者,脉弦涩;夹痰者,脉弦兼滑。治与肝气迥殊,伤于此者,不知几何! 故谆谆辨论,临症之时,不可不审也。特列方于后,并录方治验数则,以便参观。

附方

1. 化肝消毒汤 治两胁胀满,发寒发热,并治肝痈。此方用归、芍入肝滋血,甘草缓肝,栀子清肝,银花解毒。火平血生而痛自止。

大当归 大白芍 金银花 黑山栀 生甘草

2. 柴胡清肝汤 治怒火上升,憎寒恶热,肝胆风热疮疡。

柴胡 黄芩 生甘草 南沙参 川芎 黑山栀

3. 复元通气散 治闪挫气血凝滞,腰胁引痛。

小茴香 延胡索 陈皮 生甘草 炙甲片 白丑 木香

4. 六味地黄汤 治肝痈溃后,发热,虚羸脉数,服此以滋肝肾。

茯苓 大生地 山萸肉 泽泻 丹皮 怀山药

5. 八珍汤 治肝痈溃久,气血俱虚,脉弱。

当归 白芍 川芎 生地 党参 白术 茯苓 炙甘草

6. 清肝活络汤 治闪挫胁痛,瘀凝于络,肋骨肿胀者。

当归 赤芍 猩绛 桃仁 青皮 广郁金 参三七 枳壳 苏梗 泽兰 瓦楞子

7. 疏肝流气饮 治肝痈初起,左胁肋痛,呼吸不利者。

苏梗 枳壳 通草 广郁金 延胡 青皮 佛手 当归 乌药 香附

8. 舒郁涤痰汤 治肝痈六七日后,胁肋微肿,或兼咳嗽,大便不利者。

香附　当归　佛手　橘红　瓜蒌仁　广郁金　茯苓　苏梗
枳壳　参三七　半夏　竹茹

9. 加味金铃子散　治肝痈。

川楝子　延胡索　青皮　赤芍　甘草　黑山栀　枳壳　通
草　橘红

三、肛门病

(一)痔漏

【病例一】 吴大澂　东河总督

痔漏之源,其受病者燥气也,其致病者湿热也。阳明燥热,
与脾经湿热,充于肠胃,溢于脉络,堕于大肠,左右冲突而成。此
患痔轻而漏重,痔实而漏虚。抱恙三年,迩来日甚一日,肛左翻
突,破溃数孔,渐至会阴,肿硬不消,脂水渗漏,阴气走泄于下,中
虚气陷,脾元日弱,门户不藏,动辄便稀,有时寝汗,形神羸弱,命
肾皆亏,难以速效。拟扶脾固肾,佐化湿热。候酌。

潞党参　焦于术　怀山药　云茯苓　当归身　白芍　炙生
地　炙甘草　地榆炭　牡蛎　山萸肉　红枣

又洗方:

凤尾草9克　荔枝草9克　臭梧桐15克　五倍子9克　猪
前脚壳3个　葱

按　煎方以归芍六君合六味地黄出入。洗方功在清热、利
湿、收敛。

【病例二】 黄左

湿热伤阴,痔漏出水,大便艰难作痛。脉细数,尺部小滑。
湿热蕴结下焦,当养阴清肠胃。

细生地　云茯苓　牡丹皮　胡黄连　川黄柏　知母　龟板
粉甘草　天冬　当归　木耳　槐角

二诊　气弱阴虚,湿热下注,痔漏便难作痛。进养阴利湿,大便已畅,惟便后气坠,魄门作痛。湿热之痛,最易伤阴耗气,便则肠胃空,而气陷于下。拟养阴调中,兼清肠胃。

中生地　当归　白芍　粉甘草　木香　地榆　牡丹皮　西洋参　茯苓　荷叶　龟板　枳壳　槐角　红枣

常服方:当归　大生地　茯苓　天冬　龟板　粉甘草　白芍　槐角　丹皮　地榆　黄柏　红枣

按　痔漏即痔疮和肛漏的合称。在中医文献中所称痔漏的概念是:初生肛门不破者谓之痔,易治;已破溃而出脓血,黄水浸淫淋漓,久而不止者谓之漏,难痊。

【病例三】　宋左

阴亏水不足,肝火太旺,肠胃又有湿热,便后痔坠带血,内热口干,舌燥胸脘气痛。拟养阴柔肝,兼清肠胃。

南沙参　细生地　荷叶　粉甘草　槐角　川黄柏　粉丹皮　白芍　地榆　枳壳　玄武板　广陈皮

按　此取槐角丸加味,方极妥帖。

附方:

槐角丸(《类证治裁》)

槐角(炒)　黄芩　地榆　当归　防风　枳壳(炒)

〔制法〕各等分为末,酒糊丸桐子大。

〔主治〕治痔漏。

〔用法〕每服 60 丸,空心米饮下,极效。或加乌梅亦炒。

【病例四】　常郡　费星槎

痔之一症,湿热流于肠胃为患,于魄门出血者为痔,流水者即为痔漏。大肠为庚金,与肺为表里,金主燥,燥旺相合,大便或清或溏,已历多年,解时必逾一、二时始好。近来两足畏寒,乏力神疲,有时肿胀,肝肾之阴不足,中虚气陷,湿热迫结下焦。拟养营益气,配合为丸,早晚并服,清理肠胃,以补漏之法。

人参　黄芪　白芍　茯神　麦冬　远志　龟板胶　生地

云茯苓　当归　白术　甘草　枣仁

为丸。

晚服:归身　枳壳　甘草　木香　白芍　升麻　地榆　槐角　生地　茯苓　无花果

【病例五】　何左

痔疮乃肠胃湿热逼至魄门而致,斯恙宜益气固阴,并清肠胃。

西洋参　中生地　柏子仁　佩兰　荆芥炭　川黄柏　怀山药　茯神　丹皮　荷蒂　红枣

另洗方:

五倍子　瓦花　朴硝　槐米　臭梧桐叶　蔷薇根　椿根皮

煎汤薰洗。

按　煎方以益气固阴,清热除湿;洗方以敛疮消肿为主,选药精纯。

【病例六】　杜左

气阴两虚,胃肠湿热,下逼魄门,经脉横解,痔患便难,带血日久,气陷下堕,肛坠不收,坐立不能,便后胀痛难忍,久之防其腐烂,当益气养营,以清阳明。

龟板　生地　甘草　枳壳　当归　升麻　白芍　天冬　西洋参　川黄柏　槐角　荷叶

另洗方:

五倍子　瓦花　朴硝　槐米　臭梧桐叶　蔷薇根　椿根皮

煎汤熏洗。

附方

收痔散(马培之方)

〔别名〕五倍子散

鲜荔枝草(阴干)　五倍子30克　冰片1.2克　轻粉6克

〔制法〕将五倍子剪一小孔,将荔枝草塞满孔内,湿草纸包好,入火内煨熟,片时许取出,待冷去纸,研细,每30克再加冰片1.2克、轻粉6克研匀。

〔功效〕　清热解毒,收敛消肿。

〔主治〕　治内痔、脱肛等症。

〔用法〕　先用枳壳、荔枝草各 60 克,加水 2000 毫升,煎数滚,先熏后洗。后用上药,干搽痔上,即睡勿动,其肿痛即除。

(二)肛痈

【病例一】　高左

阴虚湿热下注,致成肛痈,溃久而硬未消,已成其漏,拟养阴清利湿热。

细生地　槐花　归炭　地榆　白芍　黄柏　粉甘草　刺猬皮　丹皮　红枣

二诊　肛漏举发,肿而作痛,脉象沉洪,阴虚湿热不清,宜养阴兼以清利。

西洋参　赤芍　当归　生地　丹皮　泽泻　川黄柏　槐角茯苓　甘草　红枣

【病例二】　龚左

阴虚之体,湿热下注,脏头风作痒,又生肛痈,成脓外溃,腿缝掀核,牙龈又痛,均系肠胃湿热熏蒸,急为清利。

槐角　丹皮　银花　川柏　连翘　赤芍　大贝母　甘草滑石　泽泻

二诊　疮毒已平,惟湿热未清,魄门痒碎出水,还宜清利。

黄柏　槐角　丹皮　银花　连翘　赤苓　甘草　泽泻　滑石　制军

又洗方:

苦参　川柏　槐米　荆芥　银花

【病例三】　安徽　余左

肛痈破溃空大,疮中有火,麻辣作痛,宜养阴利湿。

生地　大贝母　甘草　槐角　胡黄连(盐水炒)　茯苓　丹皮　泽泻　灯心　当归　地榆炭　赤芍

按　此六味丸合槐角丸出入。

【病例四】　严左

平素阴虚,湿热下注,肛门之旁生痈,肛左穿孔通及前阴,渗流脂水,收口不易,姑养阴清托。

中生地　当归身　牡蛎　丹皮　刺猬皮　山萸肉　白芍　象贝母　甘草

【病例五】　刘左

悬痈之症,系湿热凝结者,其来速;若败精凝结者,其来缓。恙经数月,木不知痛,硬如钱大,体质虽亏,未宜用补,急为通利行瘀消散之治。

桃仁　生军　槐角　归须　连翘　陈皮　银花　穿山甲　大贝母　赤芍　甘草　枳壳

二诊　悬痈肿硬稍平,盗汗亦减,脉数稍静,惟两尺浮而且数,湿邪入于阴分,肾阴又亏,拟育阴清化。

南沙参　细生地　归尾　丹皮　黄柏　桃仁　赤芍　枳壳　槐角　大贝母　连翘　甘草　藕节

三诊　悬痈口虽完闭,而内空未实,势必再溃,幸脉平静,阴气已复,盗汗亦止,而精关不固,当为养阴,佐清湿热。

中生地　北沙参　山药　女贞子　牡蛎　茯苓　料豆　丹皮　泽泻　沙苑　芡实　莲子

四诊　始为阴虚之躯,败精瘀腐结于会阴,硬如豆大,致成悬痈,急为利湿化热。

归须　赤芍　桃仁　枳壳　连翘　大贝　黄柏　僵蚕　泽泻　两头尖　甘草

按　肛痈即肛旁脓肿和直肠高位脓肿之类,患于会阴穴者,则称悬痈。

【病例六】　钱左

癃闭有年,脉来濡细沉小,气虚夹湿。肺主气,为水之上源;膀胱主气化,与肾为表里。天气不降,则地道不行,湿蕴下焦,脉络壅滞。且悬痈外溃两月,溺从外出,湿与精混,气不固摄,梦遗频频。宜益气固阴,以滋气化,进补中益气汤。

黄芪　柴胡　陈皮　茯苓　党参　当归　升麻　甘草　冬

术 生姜 红枣

按 参、芪、术、草以补气,升、柴以升阳,当归以活其营,陈皮以利其气,茯苓化其湿。

附方

1. 三黄丸(录《外科全生集》)

制军(酒浸隔水蒸软打烂如泥)90克 乳香(去油)30克 没药(去油)30克 雄精15克 麝香4.6克 牛黄1克

〔制法〕各为细末,千槌为丸,如梧桐子大,晒干,密闭贮存。

〔功效〕清化湿热,活血散瘀,解毒消肿。

〔主治〕治红肿热毒疼痛,大痈、悬痈,杨梅广疮结毒等症。

〔用法〕每服15克,连服10次。

马曰:悬痈、肛痈初起时,用此最宜。若先患咳嗽而后生者,则非所宜。

2. 收痔散

五倍子

研细,用麻油调敷患处。

按 肛门直肠周围的化脓性疾病,中医学按发病部位命名。如患于肛门内外者,称肛痈(又名脏毒、偷粪鼠、盘肛痈、肛门痈);患于前后阴之间会阴穴者,称悬痈,又名海底痈;患于尾骨略上者,称坐马痈;患于肾囊(即阴囊)之旁,大腿根里近股缝者,称跨马痈或骑马痈。其中以肛痈最为常见,类似肛旁脓肿和直肠高位脓肿之类。若溃后久不敛口,则可形成肛漏。

肛痈多由湿热下注,引起经络阻隔,瘀血凝滞而成。如因过食醇酒厚味,湿浊不化,注于肛门而成者,为实证;症见肛门结肿高突,焮红疼痛,甚则重坠刺痛,形如桃李,寒热交作,此即肛门周围脓肿。治宜清热利湿,凉血去瘀,方用三妙丸合凉血地黄汤加减。若因肺脾肾亏损,湿热乘虚下注而成者,为虚证;症见患处结肿平塌,皮色如常或暗红,微痛。治宜滋阴除湿,方用滋阴除湿汤兼清虚热,并酌加补肺、健脾、益肾之药。外治法同外痈、溃疡。

四、皮肤病

(一)肥疮

【病例】 龙左

风湿热交蒸于上,发际肥疮,蔓延耳项,痒流脂水,大便作薄,溺如米泔,均系肠胃积湿所致。湿乘于脾,即泄泻;淫于肤腠,则发疮痍。当利湿清热。

荆芥 菊花 枳壳 蝉衣 茯苓 泽泻 甘草 黄柏 神曲 丹皮 荷叶

按 肥疮即黄癣,由霉菌引起的头癣病。外治先宜剃头、汤洗,后涂一扫光。

附方

1. 菊粉散(录《王宝廉抄本》)

黄菊花(烧灰)15克 烟胶6克 轻粉3克 枯矾3克 黄丹6克

〔制法〕各为末和匀。

〔功效〕清热解毒,疏风疗湿,收敛止痒。

〔主治〕治肥疮。

〔用法〕湿则干掺,干用猪油调搽。

注 烟胶又名皮脂,即硝皮铺刮下诸皮之膜,入锅炒炭后研成粉,有生肌及疗风湿脓窠湿烂等疮之功。

2. 一扫光(录《外科传薪集》)

〔别名〕消风散

烟胶1000克 苦参1000克 生明矾250克 川椒(炒)250克 升药底250克 硫黄250克 樟冰125克 枯矾250

克　红砒 30 克　蛇床子(炒)250 克　大风子肉 200 粒　小麦(炒黑)8 合

〔制法〕研为细末。

〔功效〕杀虫、敛疮、解毒、止痒。

〔主治〕小儿头疮,治一切疮疖。破皮者不用。

〔用法〕香油调,或板猪油、生姜、荸荠擦。

3. 疯癣药(录《王宝廉抄本》)

土槿皮 187 克　白鲜皮 30 克　海桐皮 30 克　生南星 30 克　番木鳖(油拌炒)30 克　槟榔 30 克　硫黄 18 克　雄黄 12 克　吴茱萸 12 克　樟冰 12 克　榆树皮 62 克　白芨 37 克　苦参 30 克

〔制法〕上药研细后,用醋调稠,隔水蒸熟。

〔功效〕祛风除湿,杀虫止痒,解毒治癣。

〔主治〕专治顽风、顽癣、阴癣等症。

〔用法〕患处将药水洗后,将此药敷患处,隔日一换。

4. 癣药酒(录《王宝廉抄本》)

番木鳖 60 克　土槿皮 60 克　槟榔 7 个　防风 6 克　麝香 0.6 克　冰片 1 克　蜗牛 7 个　烧酒 1500 毫升

〔制法〕上药浸烧酒内,封固七日后应用。

〔功效〕杀虫、止痒、祛风。

〔主治〕治一切癣症,如体癣、脚癣、鹅掌风、头癣、牛皮癣等症。

〔用法〕外用,用药前先用温开水洗净患处,用毛笔蘸药涂抹 5～6 遍,日涂 2～3 次。治头癣,宜三日一剃一拂,至愈乃止。

5. 酒浸癣药方(录《王宝廉抄本》)

土槿皮 15 克　海桐皮 15 克　斑蝥 24 个　槟榔 6 克　百药煎 12 克　红砒 3 克　白鲜皮 9 克　苦参 12 克　吴茱萸 6 克

〔制法〕上药加入烧酒 1000 毫升中,浸一周后应用。

〔功效〕杀虫治癣,祛风化湿。

〔主治〕治手癣、足癣、体癣等症。

〔用法〕用笔蘸搽患处。

注　百药煎制法：五倍子 500 克，同桔梗、甘草、真茶各 30 克，入酵糟 60 克，拌和糖罨，起发如面。五倍子性主收敛，加以甘橘同制，则收中有发，缓中有散。

6. 鹅掌风熏条（录《王宝廉抄本》）

水龙骨 1000 克　蕲艾 1000 克　硫黄 125 克

〔制法〕将水龙骨、硫黄研细，和蕲艾和匀，用棉纸或草纸，置上药适量，卷成纸条备用。

〔功效〕杀虫止痒。

〔主治〕治鹅掌风。

〔用法〕将纸条点燃后烟熏患处，一日三次，每次 10～15 分钟，熏后醋洗，三日不可下水。

7. 鹅掌风洗方（马培之方）

大枫子　草果　侧柏叶　荷蒂　浮萍　明矾　葱白　白芷花椒　小朴　上药各 9 克　醋 500 毫升

〔制法〕上药入食醋内浸透。

〔功效〕杀虫治癣止痒。

〔主治〕治鹅掌风症。

〔用法〕用药水洗手 7 次，用药期间忌下水。

8. 烂脚湿气方（马培之方）

焦苍术 9 克　木防己 6 克　当归尾 9 克　炙黄柏 9 克　五倍子 6 克　土茯苓 15 克　大贝母 6 克　海风藤 15 克　白鲜皮 6 克　夏枯草 9 克　黑山栀 9 克

〔功效〕清热利湿，泻火解毒，敛疮消肿。

〔主治〕治烂脚湿气，肿痛湿痒。

〔用法〕水煎服，并用煎液浸洗患处。

(二)风疹

【病例】王左

脾胃不和，风入阳明血分，胸中饱闷，偏身风疹，不时举发。当和脾胃，养血清热。

茯苓　制半夏　当归　紫苏　陈皮　枳壳　黑荆芥　羌活

(三)风注

【病例】

风注一症,古书未载。头额间忽然肿起,软似棉,大如馒头,木不知痛,按之似有痒状,此风入腠理,卫气滞而不行。有肿及头半者,宜以万灵丹汗之,内服疏风流气饮,外以洪宝丹敷之,五七日即消散而愈。余见有肿而日久不消者,医者疑其脓,遂用刀针,窜空半头,未能收功。凡遇此者,禁用刀针,极宜慎之。

疏风流气饮:

青防风3克 川抚芎2.4克 陈皮3克 炒僵蚕4.5克 甘草1.5克 赤芍3克 荆芥穗3克 全当归4.5克 白芷2.4克 菊花4.5克 乌药2.4克 葱白头3个

又方用荆芥、防风、当归、川芎、白芷、云茯苓、广皮、桔梗、薄荷、葱。

医论:风注论

风注之症,古无著述,阙文也。此缘风入腠理,卫气滞而不行,结而为肿。头额间忽然肿胀,周时即大如杯,软如棉,木不知痛。医者目谓鳝瘟,有误认为脓,而用刀针,以致窜空头半,刀口不收,常流滋水。肿而棉软,且按之不痛,本非脓象,并禁用刀针。初起时以疏风流气之剂,投之得汗自散。至已误用刀针,肿仍不消,疮口不敛,切忌升丹,只宜和其营卫,略加疏散,肿自消而疮自敛矣。

按 风注一症,其见症颇似血管神经性水肿,治以疏风流气饮〔见附方〕主之。

(四)肾囊风(绣球风)

【病例一】 殷左

囊为肾之外廓,肾与膀胱湿热下注,致发绣球风。痒甚渗水,囊皮顽厚,业已有年,难以骤敛,拟用二妙加味。

小生地 苍术 黄柏 猪苓 泽泻 苦参 丹皮 茯苓 粉甘草 苡米仁 萆薢 白鲜皮 地肤子

洗药方:干荷叶一张 蚯蚓粪15克 蛇床子9克 苦参

15 克

　　按　绣球风又名肾囊风,类似阴囊湿疹、皮炎、维生素 B_2 缺乏症等。本例症属湿热下注,故治以清热利湿为主。

【病例二】　载左

　　始由泻痢,经久湿热外发,囊胞肿胀碎痒,脂水淋漓,当宜分利为是。

　　茅术　萆薢　泽泻　姜皮　青皮　连皮苓　川柏　猪苓米仁　赤小豆　滑石　小朴

　　按　方取二妙散合萆薢渗湿汤,着重清热渗湿。

附方

1. 绣球丸(录《王宝廉抄本》)

　　枫子肉(另研)100 粒　雄黄 6 克　升药底 6 克　轻粉 6 克冰片 6 克　枯矾 6 克　水银 6 克　花椒 6 克　蛇床子 125 克蜡烛油 219 克

　　〔制法〕上药除烛油外,共研细末,再将烛油化开和药搅匀作丸,如桂圆大。

　　〔功效〕祛风、杀虫、解毒、除湿、止痒。

　　〔主治〕治绣球风(阴囊湿疹)及阴部湿痒等症。

　　〔用法〕将药丸搽患处。

2. 治肾囊风方(《外科传薪集》)

　　威灵仙 15 克　蛇床子 15 克　当归尾 15 克　缩砂壳 9 克土大黄 15 克　苦参 15 克　老葱头 7 个

　　〔功效〕祛风除湿消痒。

　　〔主治〕治肾囊风。

　　〔用法〕用水五碗,煎数滚,倾入盆内,先熏,候温浸洗。

3. 治肾囊风敷药方(《外科传薪集》)

　　炙乳没　海螵蛸　赤石脂各等分

　　〔制法〕研末,和黄蜡化开,作饼。

　　〔功效〕消肿生肌,祛腐收湿。

〔主治〕治肾囊风。

〔用法〕敷患处,扎好。

4. 治囊漏方(《外科传薪集》)

苍术　川芎　吴茱萸(炒)　归身各 3 克　官桂　木通各 2.4 克　青木香 4.5 克　黄芪 6 克　白术　花粉各 2.4 克　龙胆草 1.5 克　蛇盘果 6 克(如无甘草代之)

〔功效〕燥湿泻火解毒。

〔主治〕治囊漏皮厚而出水。

〔用法〕白酒煎服。

(五)湿疹

【病例一】　溧阳　沈左

阴亏气弱,脾经积湿不清,淫于四末,四肢湿疹作痒,小溲勤短。拟益气养阴,以化湿热。

何首乌　肥玉竹　茯苓　泽泻　全当归　北沙参　丹皮料豆皮　苍术　甘草　地肤子　大红枣

【病例二】　山东　彭右

脾湿化热,淫于肤腠,两胯湿癣,延及二阴,流窜经络,经筋抽痛;继之骺骨(即胫骨)肿胀,神关出水。痒起粟颗,此乃湿热为患,非比毒邪,而投攻伐,致伤阴气。脉弦细而数,治宜养阴利湿泄热。

细生地　泽泻　赤芍　粉甘草　炙鳖甲　川牛膝　粉丹皮黄柏　忍冬藤　川萆薢　槐花　地肤子　桑枝

附方

1. 白灵丹(录《王宝廉抄本》)

熟石膏 30 克　白蜡 12 克

〔制法〕将石膏研细末,蜡熔化后与药末和匀。

〔功效〕收敛生肌。

〔主治〕用于湿疹,水火烫伤,疮疡溃后不敛及创伤久不收口等症。

〔用法〕敷患处。

2. 神异散（录《王宝廉抄本》）

轻粉 3 克　儿茶 9 克　黄丹 6 克　黄柏 9 克　枯矾 1.5 克　冰片 0.9 克

〔制法〕各为末和匀。

〔功效〕拔毒疗疮，清热消肿，除湿止痒。

〔主治〕治燕窝疮、羊胡疮。

〔用法〕湿则干掺，干则用麻油调搽患处。

3. 乌金散（录《外科传薪集》）

皂荚炭 30 克　枯白矾 3 克

〔制法〕共为细末。

〔功效〕收敛燥湿，退肿止痒。

〔主治〕治头耳眉癣，燕窝疮。

〔用法〕用香油调敷。

4. 小儿头疮方（录《外科传薪集》）

川黄柏 15 克　乌金散〔见附方〕15 克　人中白 9 克

〔制法〕研为细末。

〔功效〕清热解毒，燥湿止痒。

〔主治〕治小儿胎毒及头痒等症。

〔用法〕用菜油调搽。

5. 蛇床子散（录《外科传薪集》）

蛇床子 1000 克　川黄柏 1000 克　生石膏 2000 克

〔制法〕研为细末。

〔主治〕治湿毒脓滚疥疮。

〔用法〕湿毒疮用小青油调，脓滚疥疮用麻油调搽。

（六）脓泡疮

【病例一】　张孩

脾有积湿，湿化为热，淫于四末，脓泡破烂，甚于夏令。当清营利湿，四妙丸加味。

细生地　黄柏　苍术　泽泻　猪茯苓　丹皮　甘草　赤芍

川牛膝　苡米仁　地肤子　桑枝

按　脓泡疮又称天泡疮,因脓泡破后渗流黄水,故又名黄水疮。发于夏秋之间,小儿易患,起病急骤,互相传染,由暑湿之邪侵入肺经郁于皮肤而成。

【病例二】　马孩

痧后湿热不清,两足脓窠,连及上身,拟清营利湿。

荆芥 3 克　泽泻 4.5 克　酒芩 4.5 克　丹皮 4.5 克　细生地 9 克　黄柏 4.5 克　甘草 1.2 克　连翘 4.5 克　赤芍 4.5 克枳壳 4.5 克　茯苓 9 克　地肤子 9 克

按　脓窠疮即脓泡疮,乃肺经有热,脾经有湿,二气交感。患处先从小泡作痒,后变脓泡作疼。

附方

1. 天疮散(录《外科传薪集》)

滑石 30 克　粉甘草 15 克　枯矾 9 克　绿豆粉 15 克

〔制法〕共为细末。

〔主治〕治天泡疮。

〔用法〕掺患处。

2. 遇仙丹(录《王宝廉抄本》)

生石膏 30 克　青黛 3 克

〔制法〕共研细末和匀。

〔功效〕清火解毒,燥湿消肿。

〔主治〕丹毒、天泡疮、湿疹等症。

〔用法〕用麻油适量敷搽患处,流津水多者,亦可干撒患处。

(七)痤痱

【病例一】　陈左

阴亏肝旺之质,夹有湿热,形于肤腠,遍身痤痱作痒,拟清营利湿。

细生地　丹皮　赤芍　泽泻　川牛膝　黄柏　滑石　赤苓蝉衣　连翘　地肤子

按 清营利湿甚合,宜忌辛辣、鱼腥、酒类。

【病例二】 钱左

气血久亏,暑湿热交蒸吸受其气,偏身痤痱燥热,并发疖毒,大者成脓,小者焮痛,拟养阴解毒。

南沙参 丹皮 黑荆芥 银花 甘草 赤芍 石斛 茯苓 菊花 薄荷 当归 绿豆

(八)迎香疮

【病例一】 汪左

风淫湿毒蕴于肺胃,迎香发疮,发际胸背斑点,缠绵数月,当以清透。

荆芥 防风 丹皮 大贝 蝉衣 银花 元参 黄柏 僵蚕 甘草 连翘 赤茯苓

【病例二】 吉翁

营阴不足,阳明湿热熏蒸于上,头目不清,迎香发疮,拟养阴清胃。

南沙参 石斛 丹皮 象贝 麦冬 甘菊 蛤粉 茯苓 生地 石决明 甘草 夏枯草 枇杷叶

按 迎香穴位于鼻翼外缘中点平齐之鼻唇沟处,为手足阳明之会。

(九)胎毒

【病例一】 张左 婴儿

胎毒之疾,缘母腹中吸受热湿之气。出胎后即发口鼻,鼻腭红碎,将愈又萌,内蕴未清,必尽行于外,方能脱体。可喜者身无内热,哺乳如常,可保无虞,姑拟清透。

细生地 黄柏 银花 蝉衣 人中黄 天花粉 木通 松花粉 牡丹皮 连翘 元参 淡竹叶 灯心

二诊 胎毒红斑渐淡,破碎之处亦渐结痂,上腭犹破,音腻不清,肠胃之余蕴未尽,还宜清解。

蝉衣 桔梗 元参 丹皮 黄柏 松花粉 川贝 人中黄 银花 木通 连翘 淡竹叶 灯草 绿豆皮

235

接服方：去木通、川贝、桔梗，加知母、细生地、酒黄芩。

【病例二】 庞左 婴儿

胎毒，下体红斑，内热腹板。夜啼必有胃热，幸哺乳如常，拟清热化毒，不至溃烂为要。

通草 枳壳 赤芍 丹皮 连翘 人中黄 川贝 酒芩 茯苓 淡竹叶 麦芽 灯草

按 胎毒又名赤游丹毒，即新生儿丹毒。多数为急性链球菌感染。内治以清热化毒为主，外治可用金黄散、玉露散外敷。

(十)血痣

【病例一】 过左

额颅血痣翻花，上及囟门，下至眼胞，肉翻峥嵘，振动出血，脉数细左弦，阴伤心肝火旺，宜犀角地黄汤治之。

犀角 鲜生地 连翘 赤芍 元参 粉甘草 象贝母 粉丹皮 知母 侧柏叶 藕节

按 犀角地黄汤，《金鉴》谓："此方虽曰清火，而实滋阴；虽曰止血，而实祛瘀。瘀去新生，阴滋火熄，可谓探本穷源之法也。"本例乃血痣翻花，肉翻峥嵘，疑已恶变，恐难治疗。

【病例二】 丹阳 钱左

血痣破如杯大，四围肉翻，幸未出血，拟清肝养营。

生地 丹皮 白芍 牡蛎 大贝母 藕节 丹参 归身 蛤粉 川石斛 元参

贴玉红膏。

(十一)游风毒

【病例】 林左

阴虚肝胃蕴热上腾于面，左腮游风毒，蔓延不已，而且感冒发热，势恐生端，拟清凉解毒。

蝉衣 牛蒡子 连翘 蛤壳 甘草 桑叶 荆芥 知母 桔梗 赤芍 菊花

按 方取桑菊饮加味。

(十二)藕节毒

【病例】 姚右

营血素亏,湿痰入于经络,四肢作肿,左手腕生藕节毒结肿,两肘指掌湿疹作痒出水,补剂且缓,先为化痰利湿通络。

当归须 竹茹 茯苓 泽泻 连翘 赤芍 秦艽 陈皮 半夏 制天虫 桑枝 大贝母

二诊 藕节毒已消其半,仍化痰利湿。

当归身 蚕沙 陈皮 大贝母 竹茹 桑枝 赤芍 半夏 甘草 制天虫 秦艽 连翘 泽泻 茯苓

(十三)漏蹄风

【病例】 载左

漏蹄风,左足跟掌腐烂年余,腿足肌肉紫黑,且声音哑气馁,阴虚湿热下注,血脉凝滞不行,虑有脱节之患。拟养营利湿。

黄柏 生地 当归 胡麻 萆薢 五加皮 怀牛膝 薏米仁 赤芍 云茯苓 丹皮 生甘草 荆芥 艾绒 桑枝

洗方:

归身 川黄柏 艾绒 甘草

二诊 漏蹄风有年,阴气泄于下,阳气升于上,络血上溢,巨口咯红,成块盈碗,脉来细数,防其涌来,拟育阴调营,参以消瘀。

当归 白芍 丹参 北沙参 怀牛膝 丹皮 茜草 橘白 云茯苓 生地 藕节

(十四)麻风

【病例一】 徐左 山阴县

肺司皮毛,胃司肌肉,肾水素亏,皮毛腠理不密,风湿热三气淫于肤腠,内火又旺,血不荣润,发为麻风。四肢麻木,肌肤粗糙,缠绵浮肿,眉发枯落,两目昏红,肺胃受病居多。拟养血凉血,以祛三气。

当归身 黑荆芥 白蒺藜 大胡麻 羚羊片 牡丹皮 南沙参 苡仁 元参 甘菊花 苦参 浮萍 马齿苋

洗药方:荆芥 防风 鲜百部 苍耳草 苦参 煎水洗。

二诊　麻风颧面浮红稍退,两足肌肤粗糙脱皮,阳明热湿蒸淫,阴虚血热,无以荣润,仍以清肺胃,以化湿热。

南沙参　当归　黑荆芥　牡丹皮　连翘　酒黄芩　肥知母黄柏　大胡麻　甘菊花　苦参　甘草　元参　羚羊片　浮萍马齿苋

三诊　麻风颧面浮肿较清,色红未退,营中之热未清,治拟凉血清热。

细生地　酒黄芩　香白薇　肥知母　寒水石　黑荆芥　犀角　赤芍　粉甘草　净连翘　黄柏　天花粉　地骨皮　南沙参元参　地肤子　竹茹

【病例二】　赵左　长兴

风湿热入于脾经血分,遍体成癞,燥痒肤黑,须发俱落,拟凉血祛风湿。

细生地　大胡麻　元参　蝉衣　荆芥　丹皮　黄柏　菊花酒黄芩　茯苓　川连　地肤子

洗方:

苦参　黄柏　荆芥　菊花　百部　白芷　地肤子　浮萍马齿苋

【病例三】　侍左　泰兴

癞风有年,肤如鳞甲,内热脉数,营中有热,阳明有湿,拟养营兼清湿热。

生地　浮萍草　胡麻　丹皮　荆芥　当归　黄柏　甘草石斛　地肤子

洗方:荆芥　百部　青蚕豆叶　紫苏　浮萍草

【病例四】　沈左

阳明热毒攻面,发癞红肿,汗出不透,已成麻风,用防风通胜散。

荆芥　滑石　生军　连翘　黄柏　羚羊片　防风　赤芍归须　淡芩　粉甘草　竹叶　丹皮

附方

1. 大麻风汤药方(录《王宝廉抄本》)

陈皮　海桐皮　秦艽　薏仁米　苦参　香白芷　牛膝　防风　川续断　荆芥　羌活　海风藤　当归　苍术　连翘壳　生甘草　广木香　以上各3克

〔制法〕入姜、枣煎服。

〔功效〕祛风通络,清热除湿,杀虫解毒。

〔主治〕治麻风病。

〔用法〕煎服。

2. 麻风丸(录《王宝廉抄本》)

大胡麻625克　小胡麻625克　川牛膝125克　白蒺藜625克　苦参500克　防风250克　荆芥250克　当归187克　苍术187克　薏仁米125克　川断肉125克　浮萍草625克　马齿苋650克　黄柏187克

〔制法〕共研细末,水泛为丸,每丸3克。

〔功效〕滋阴润燥,活血祛瘀,清热解毒,祛风除湿。

〔主治〕治麻风病。

〔用法及剂量〕每日早、午、晚三服,每服6～9克,毛尖茶下,另加后丸。

3. 枫子膏方(录《王宝廉抄本》)

大风子肉

〔制法〕取大风子去壳,放铜锅内炒至三分红色,七分黑色,太过无力,不及伤目。炒后研成膏,入红沙糖等分,用铜勺盛内,火上熬四五滚,倒在纸上,放地上,以物盖之,令出火气,贮存待用。

〔功效〕祛风、燥湿、杀虫。

〔主治〕治麻风病。

〔用法及剂量〕春秋用0.25克,夏月用0.2克,冬月用0.3克,同麻风丸同吞服。

按　大风子味辛、性热、有毒,含大枫子油、蛋白质等。须如法炮制,才能降低毒性,增强疗效。

4.疬风膏(录《王宝廉抄本》)

大枫子肉15克　木鳖子肉15克　当归30克　小生地30克　防风15克　紫草15克　黄柏15克　玄参15克　麻黄15克　黄蜡60克　麻油250克

〔制法〕先将前九味,入油熬枯滤去渣。再将油复入锅内,熬至滴水成珠,再下黄蜡,试水中不散为度。候稍冷,倾入盖碗内坐水中,出火毒三日听用。

〔功效〕杀虫、祛风、凉血、解毒。

〔主治〕治麻风,并可搽赤游丹,鹅掌风等。

〔用法〕搽患处。

5.疬风散(录《王宝廉抄本》)

雄黄12克　土槿皮15克　马齿苋15克　皂末9克　山甲片9克　川草乌各9克　白芷12克　白附子12克　木鳖子12克　苦参18克

〔制法〕各研细末和匀。

〔功效〕祛风除湿,杀虫解毒。

〔主治〕治恶疮、麻风等症。

〔用法〕用白茄蒂或荸荠、生姜蘸药随症搽擦。

医论:麻风论

麻风古称疬风。《素问·风论》云:"疬者,荣气热胕,其气不清,故使鼻柱环而色败,皮肤疡溃。风寒客于脉而不去,名曰疬风。"方书俱以风药混治,又无前后之分,并有蕲蛇、虎骨、山甲走窜,蜈蚣温而有毒,服之未有不焮发者。予阅历多多,是症有风湿、湿毒、毒疬诸种,有肌表、经络之殊。肺司皮毛,胃主肌肉,肺虚则腠理不密,胃气薄则肌肉疏豁,易于触受。或暴露阴湿晦雾,或坐卧湿地,气血凝滞而不行。初起肌肤一点麻木,不知痛痒,毛窍闭塞,汗孔不透,渐次延及遍身,斑如云片,微微扛起,或白或红。其在上者多风,风为阳邪,阳从上受;白而红者,风兼热也;在下者多湿,湿为阴邪,阴从下袭;红而扛者,湿兼热也。毒疠则由口鼻吸入,阳明独受其邪,血壅热蒸,初起身面疙瘩成块扛起,日久脚指穿,手掌起疱,鼻柱坏,节脱气秒,肌肤疡腐。治时均宜汗解,开通腠理,用万灵丹汗之;风胜者,消风散、蒺藜丸;湿胜者,苦参丸、渗湿汤;毒甚者,双解散、通圣散、羚羊角散、解毒汤俱可选用。以上皆发于肌表,肺胃受病居多。若在经络,则四肢指节作麻,拘挛肉削,日久足破掌穿,上部面颊麻木、口㖞、目泪、眼翻,皆风湿入于经络之见症。初起亦宜汗解;次以蒺藜丸、苦参丸、消风散、利湿通经汤选用;忌辛辣炙煿酒醋等物,避风雨,戒房事,十中犹可保全六七,病者勿以初起而忽诸。

附方

1. 万灵丹　治痈疽诸发等疮;初起憎寒壮热,浑身拘急疼痛,并治麻风麻木不仁。

按　本方有解表发汗,祛风理湿,温通经络之功。

茅术 60 克　何首乌 60 克　羌活 60 克　荆芥 60 克　明雄黄 18 克　甘草 30 克　川石斛 30 克　川乌(姜汁炒去皮尖)60 克　全蝎(炙)30 克　防风 30 克　细辛 30 克　全当归 30 克　朱砂 18 克　麻黄 30 克　明天麻 30 克

上药研细末,炼蜜为丸,朱砂为衣,每服 3 克,用葱头两枚,豆豉 9 克,煎汤下。服后,进以稀粥,助令汗出。避风寒,忌生冷,戒房事。此方屡试屡验,故有万灵之名。

2. 防风通圣散　此足太阳阳明药也,外为六淫所伤,气血怫郁,表里同病,丹斑瘾疹,麻风肿块红热服之。

按　本方有解表通里,散风清热,化湿解毒之功。

防风 60 克　荆芥 60 克　连翘 50 克　麻黄 60 克　薄荷 60 克　川芎 60 克　归尾 60 克　赤芍 60 克　白术 60 克　山栀 60 克　大黄 60 克　芒硝 60 克　黄芩 125 克　石膏 125 克　桔梗 125 克　甘草 125 克　滑石 250 克

上药为末,蜜水泛丸,每服 9 克,开水送下。

3. 双解散　治阳明吸受毒疠,颧面四肢肿起块垒,唇翻、红目、多泪。用此发表攻里，大便实者宜之。

大黄9克 金银花9克 元参6克 防风3克 荆芥3克 甘草3克 连翘6克 熟石膏12克 天花粉6克 甘菊花9克 黄芩4.5克 赤芍4.5克 淡竹叶30片

上药水煎服。

4.羚羊角散 治肺胃吸受毒疠，斑红作肿，目赤泪多，四肢筋脉作痛，体虚者宜之。

羚羊片4.5克 元参6克 知母4.5克 川黄柏3克 连翘4.5克 马齿苋9克 赤芍3克 甘草1.5克 杭菊4.5克 蝉衣4.5克 白蒺藜9克 荆芥3克 浮萍9克

上药水煎服。

5.育阴化疠汤 治阴虚湿热，毒疠蒸于阳明，斑红肿，脉虚数，不胜攻表者。

南沙参9克 当归4.5克 甘草1.5克 大胡麻9克 赤芍3克 甘菊4.5克 白蒺藜9克 薏苡仁12克 荆芥3克 浮萍4.5克 川石斛9克 马齿苋9克

上药水煎服。

6.苦参丸 治麻风发于腿足，云斑麻木，或红或白。

苦参1升 大胡麻1升 川牛膝125克 苍术125克 荆芥186克 当归125克 甘草60克 浮萍125克 豨莶草125克 枫子肉(炒黑)60克 上药研末，水泛为丸，每服9克，毛尖茶送下。

7.渗湿汤 治麻风下部发斑，或踝跗肿胀，指掌起泡，漏蹄等症。

苍术4.5克 当归6克 川牛膝4.5克 苡仁12克 萆薢6克 甘草2.4克 黄柏4.5克 泽泻4.5克 五加皮4.5克 苦参4.5克 桑皮9克 大胡麻9克

8.利湿通经汤 治四肢麻木，指节拘挛。

威灵仙3克 桑枝9克 当归6克 秦艽4.5克 蚕砂9克 豨莶草4.5克 甘草2.4克 苦参3克 苍术3克 苡仁

9克　大胡麻3克　五加皮4.5克　川牛膝4.5克　川续断4.5克

9.养血祛风汤　治麻风块斑退,汗孔未透,服之和营顺气,以达肌表。

川芎2.4克　乌药2.4克　秦艽4.5克　甘草2.4克　大胡麻9克　当归6克　丹参4.5克　茯苓6克　川断4.5克　豨莶草4.5克　苍耳子4.5克　白蒺藜9克　白术3克　桑枝9克

10.解毒汤　治麻风面肿,肿而出水,掌穿臭秽,足跗肿胀者。

黄柏3克　丹皮6克　云茯苓6克　川草薢6克　川牛膝4.5克　泽泻4.5克　天花粉6克　赤芍4.5克　细生地12克　粉甘草3克　大木通3克　马齿苋9克　桑枝12克

11.消风散　治麻风身面白斑、麻木,汗孔不开。起于面者,乃肺经受病。

荆芥3克　当归4.5克　防风3克　苦参3克　白芷2.4克　川芎1.5克　甘菊4.5克　蒺藜9克　浮萍3克　大胡麻9克　蔓荆子4.5克

12.蒺藜丸　治麻风身面白斑,或微红扛起,肺胃受病。

白蒺藜1升　苡米125克　干浮萍125克　苍术125克　川牛膝125克　黄芩125克　大胡麻1升　荆芥125克　当归125克　苦参1升　赤芍125克　甘菊125克　枫子肉(炒黑)60克

上药研末,水泛为丸,每服9克,毛尖茶送下。

五、眼、耳、鼻、咽喉、口腔病

(一)眼病

【病例一】　安徽　程左

肺胃邪热郁遏,阳明湿痰藉之凝滞,左目障翳遮睛,业已失明,右目风轮亦起障膜,瞳仁已掩其半,白眦赤脉,畏日羞明,虑有失明之患。急为退翳保光,并兼清肝肺之邪热。

羚羊角　白蒺藜　蝉衣　川贝　丹皮　荸荠　牛蒡子　木贼　蛤粉　石决明　石斛　青葙子　法半夏

二诊　白眦赤脉皆淡,障膜亦见消薄,再拟前法。原方去石蟹,加乌药。

【病例二】　姚左

目为肝窍,窍之精为瞳子。肝邪郁遏,肾水受亏,两目昏蒙,瞳神隐现青光,左甚于右,势成青风内障。其甚于秋令者,乃少阳司令之时,燥则伤阴,而肝阳愈炽,职是此故。法拟养阴清肝,兼化郁热。

北沙参　牡丹皮　车前子　乌贼骨　石决明　谷精草　川贝母　白蒺藜　青葙子　乌芝麻　黑元参　霜桑叶

发时服　羚羊角粉　石决明　山栀　细生地　木通　粉甘草

【病例三】　孙左

肝开窍于目,五脏六腑之精气,皆上注于目,而为之精。肾之精为瞳子,肝之精为黑眼。作劳用心,虚火上炎,热郁于目,膏泽被耗,肝肾之精,不能上升,以致两目昏蒙,日暮不见。年复一年,且畏阳光灯火,视如盏大,瞳神缩小,隐现青光,如青山笼淡烟,恐障蒙日进,成为内昏。经云:肝虚则目𥍆𥍆无所见。其甚于夜者,木生于亥,旺于卯,绝于申酉戌之时。木气益衰,故晚不见而晓复见也。脉象沉细带数,细为阴亏,数为营液之耗。拙拟培肝肾之阴,兼清心降火,未知当否?

北沙参　生地　白芍　麦冬　谷精草　女贞子　当归　怀山药　黛蛤散　牡蛎　青葙子　乌芝麻　菟丝子

按　青风内障,简称青风。常因肝肾阴虚,风火升扰所致。

青风障症,类似病情较轻和慢性青光眼;绿风障症,类似病情较重和急性青光眼,为眼压升高为主症的眼病。先生用药,标本兼顾,丝丝入扣。

【病例四】 何左

眼胞属脾,脾气呆钝,湿痰浊气上升,滞于膜里,眼胞痰瘤数年,日渐肿大下垂,将来定须外溃。宜和营化痰泄浊。

川芎 当归 南星 桃仁 清半夏 僵蚕 茯苓 陈皮 海藻 大贝母 元参 姜

二诊 痰瘤渐松,前方加白芥子、毛慈菇、荸荠。

【病例五】 赵左

眼胞属脾,湿痰乘之,结核如豆,虑其长大,拟理脾化痰。

全当归 橘红 法半夏 茯苓 炒牛子 净连翘 大贝母 僵蚕 枳壳 竹茹

另:生南星、樱桃核磨醋敷之。

按 生南星、樱桃核磨醋外敷,有消肿散结之功。

附方

1. 眼药方(录《王宝廉抄本》)

〔别名〕熊胆膏

珊瑚(水飞)1 克 硃砂(水飞)1.5 克 荸荠粉 1 克 珍珠(水飞)1.2 克 琥珀 1.5 克 麝香 0.6 克 冰片 0.6 克 制炉甘石 6 克 玛瑙(水飞)0.6 克

〔制法〕为极细末,和匀,密闭贮存。

〔功效〕明目去翳。

〔主治〕治老翳。

〔用法〕用荸荠汁或人乳汁调,点眼。

2. 退目翳汤(录《王宝廉抄本》)

石决明 9 克 青葙子 6 克 石斛 3 克 蒺藜 8 克 菊花 3 克 连翘 3 克 木贼草 2.4 克 羚羊片 2.4 克 茺蔚子 3 克 龙胆草 3 克 防己 3 克

〔功效〕清泄肝火,明目退翳。

〔主治〕治目生翳障,目赤肿痛等症。

〔用法〕煎服。

3. 鹅管眼药(录《王宝廉抄本》)

炉甘石(煅)90 克　血珀 6 克　朱砂 8 克　牛黄 1.5 克　冰片 9 克　雄黄 5 克　珍珠 6 克　麝香 1.5 克　青鱼胆 5 个　熊胆 3 克　蕤仁 3 克

〔制法〕上药为极细末,用黄连、大黄、甘草煎膏调匀成条,阴干,装入鹅毛管封固。

〔功效〕明目去翳,收湿除烂,解毒消肿。

〔主治〕治目赤肿烂、目翳等症(如睑缘炎、结膜炎、翳膜胬肉等症)。

〔用法〕蘸冷开水点眼角内,或取少许,温开水溶化,用棉花棒蘸洗眼部。

4. 白眼药(录《外科传薪集》)

净硼砂 30 克　麝香 1.5 克　梅片 1.5 克　荸荠粉 9 克

〔制法〕各研极细末和匀,密闭贮存。

〔功效〕清热解毒,明目退翳。

〔主治〕治目赤肿痛及障翳等症。

〔用法〕用玻璃眼棒蘸药点眼。

5. 治目多眵泪药(录《外科传薪集》)

鲫鱼胆一个　人乳一盏

〔制法〕和匀,饭上蒸一二次。

〔功效〕清热明目。

〔主治〕治目多眵泪,泪自收也。

〔用法〕点眼。

(二)耳疔

【病例】 邵左

肝火上升,耳疔溃后,胬肉突出,耳根肿胀,治宜清解。

羚羊粉 1.5 克　菊花 3 克　丹皮 6 克　夏枯草 3 克　连翘 6 克　元参 6 克　酒芩 6 克　大贝 6 克　赤芍 6 克　淡竹叶 20 张

按　耳疔因其色黑,又名黑疔。多因肾经火毒所发,故又名肾疔。生于耳窍暗藏之处，色黑根深，形如椒目，痛如锥刺，上引脑中，破流血水，治宜泻火解毒。

（三）耳痔

【病例一】 陶左

肝火湿热上乘清窍，耳鼻生痔，头目不清，拟清肝渗湿。

大麦冬　丹皮　黄柏　黑山栀　石决明　泽泻　粉甘草　京元参　桑白皮　菊花　枇杷叶　贝母

鼻内上二消散加冰片，耳内点巴灰散。

按　鼻痔即鼻息肉也。耳痔者形如樱桃或桑椹者称之；状如枣核者谓之耳挺；头大蒂小状如蘑菇者，称之耳覃。类似外耳道乳头状瘤。

【病例二】 陈左

脾有积湿，湿火上升，右耳中生痔，头半作痛不休，业经日久，正气已虚，腹中胀痛，便泄不爽，舌苔黄腻，非但疡症日甚，而有痢疾渐成，急为理气分消。

枳壳　楂炭　车前子　滑石　杏仁　赤苓　乌药　泽泻　大腹皮　川朴　荷叶　姜

二诊　腹痛泄泻已好，肝火湿热未清，耳痔常痛，牵掣头面，当清肝渗湿。

山栀　丹皮　夏枯草　泽泻　连翘　枳壳　川朴　甘菊　元参　羚羊片　甘草　赤苓　竹茹

按　患耳痔疡症日久，而有痢疾渐成，先为理气分消治其痢，继即清肝渗湿治疡症。

（四）耳疳

【病例】 徐左

耳漏谓之耳疳，数年滋水不断，业已失聪，肾气已亏，内膜亦损。拟养心肾，佐化湿热。

石菖蒲　山萸肉　北沙参　奎白芍　泽泻　陈皮　生地　当归身　怀山药　左牡蛎　冬白术　抱茯神

247

附方

1. 青黛散(录《外科传薪集》)

青黛 薄荷 木鳖子(煅去皮) 冰片等分

〔制法〕研为细末。

〔主治〕治耳肿痛初起用之。

〔用法〕吹耳。

2. 翠云散(录《外科传薪集》)

熟石膏15克 牛黄3克 铜绿3克

〔制法〕研为细末。

〔主治〕治小儿耳中漏脓。

〔用法〕用葱管一根(约一寸半长)一头置菜油中,然后再蘸此药置耳中,每日换二次。

3. 吹耳散(录《外科传薪集》)

水龙骨(煅)3克 海螵蛸3克 飞青黛3克 枯矾1克 五倍子(炒黄)3克 黄鱼齿(煅)1.5克 细薄荷1.5克 梅片1克 川雅连1克 蛀竹屑1克 石榴花瓣(炙脆)3克

〔制法〕研为细末。

〔主治〕治耳疳脓水不止。

〔用法〕吹耳。

4. 治耳出臭脓方(录《外科传薪集》)

龙骨(煅) 五倍子(炒) 乳香(去油) 枯矾 血余炭各等分

〔制法〕共研细末。

〔功效〕敛疮燥湿止痒。

〔主治〕治耳内出臭脓。

〔用法〕捲尽脓水后,将药末吹掺患处。

另方:胭脂 蛀竹屑 石榴花瓣(炙) 冰片

〔制法〕共研细末。

〔主治〕治耳中脓水不干者。

〔用法〕吹掺患处。

(五)鼻渊

【病例一】 龚左

鼻窍不通,并多浊涕,由风热烁脑而液下渗也。症属鼻渊,法当辛散。

苍耳子 3 克　薄荷 3 克　白芷 2.4 克　蔓荆子 3 克　辛夷蕾(去毛)2 克　牛蒡子(炒研)6 克　连翘 4.5 克　苦丁茶 3 克　荷叶 1 角

按　此症以辛散为主,苦泄为佐,治以风热挟湿之初感,方为苍耳子散加味。

【病例二】 孙右

症属鼻渊,业经数载,此系胆热移脑,脑热由清窍以泄越也,治以滋清。

青蒿 4.5 克　桑叶 4.5 克　黑山栀 4.5 克　石决明 12 克　鳖甲 12 克　丹皮 4.5 克　生甘草 1.2 克　苦丁茶 3 克　夏枯花 3 克

按　鼻渊数载,阴分已伤,故加鳖甲之滋。方用青蒿鳖甲汤加味。

【病例三】 冯左

阳明湿热熏蒸,肝阳又复上僭,头额昏痛,上午为甚,痰涕觉腥,势成鼻渊,急为清肝泄热。

白蒺藜　杭菊花　杏仁　柏子仁　石决明　粉甘草　荆芥　蔓荆子　丝瓜络　荷叶

按　经云:“胆移热于脑,令人鼻渊。”肝胆为表里,故治以清肝泄热。鼻渊一症,乃鼻流浊涕,经年累月不止,犹如水泉,故名。此即鼻窦炎也。

附方

碧云散(马氏修改方)

鹅不食草 9 克　川芎 15 克　青黛 3 克

〔制法〕共研细末,密闭贮存备用。

〔功效〕散风清热通窍。

〔主治〕治鼻渊。

〔用法〕患者口噙凉水,令人以芦管吹入左右鼻孔内,取嚏为效,每用少许,鼻常吸之,其效缓。

按 本方马氏按《医宗金鉴》碧云散方减去细辛、辛夷,剂量亦有增减。

(六)鼻疳

【病例】 太兴 张左

鼻内生疮,初起痒甚,继则疼痛,言语糊涂,声音闭塞。鼻乃肺之窍,此系肺经壅热,上攻鼻窍。拟清热解毒泻火主之。

羚羊角 寒水石 胡黄连 夏枯草 牡丹皮 麦冬 元参 酒黄芩 天花粉 大贝母 甘草 引淡竹叶

末药方 寒水石 蛤粉 牛黄 石膏 青黛 煅甘石 冰片

共研细末,掺患处。

按 鼻疳又名疳𪖮、鼻𪖮疮。由乳食不当,上焦积热,壅滞肺经而起。治宜清热泻火解毒,或内服五福化毒丹。

(七)鼻衄

【病例一】 赵左

头眩咳嗽,鼻血如注,胸胁作痛,症势凶险。此乃肝火犯肺,治当清泄肝火。

羚羊片 黑荆芥 牡丹皮 茜草根 牡蛎 怀牛膝 杏仁 象贝母 沙参 阿胶 引藕节

按 鼻流如注者,即鼻洪也。症属肝火犯肺,治当清泄肝火。方为费晋卿氏豢龙汤,立方用药,颇有思路可取。

【病例二】 李右

鼻衄咳呛,不时头晕,肝肺郁热,法当清解。

桑叶4.5克 丹皮4.5克 杞根皮6克 杏仁9克 沙参6克 麦冬6克 煅决明12克 知母4.5克 橘红3克

按　方中宜加山栀、枇杷叶。

【病例三】　邓左

鼻衄大发,六脉弦数,由阴亏阳亢所致。

生地12克　丹皮4.5克　玄参4.5克　炙龟板12克　茯神6克　知母4.5克　川柏3克　女贞子3克　牛膝炭6克侧柏炭9克

按　方中可加蒲黄炭。上方取知柏地黄化裁。

按　鼻中出血,谓之鼻衄。若出血不止,名为鼻洪。若肺经燥热者,治宜养阴清肺,养阴清肺汤主之;若风热犯肺者,治宜散风清热,桑菊饮加丹皮、茅根之类;若胃火上逆者,宜清泻胃热,玉女煎加减;肝火犯肺者,宜清泄肝火,以费氏豢龙汤;若阴虚火炎者,治宜滋阴降火,六味地黄,知柏地黄加减。

(八)缠喉风

【病例】　施左

缠喉风已延月余,咽门肿而色白,痰护于咽,颈项浮肿。平昔嗜酒,痰热蕴于阳明,又受外风,交相迫结。脉沉细无数。用麻黄、前胡、橘红、半夏、皂角、蒌仁、枳壳、竹茹、甘草、桔梗;闻开关散;外用皂角研末,醋调敷喉外,两剂而愈。

附方

1. 冰梅丸(录《外科传薪集》)

大青时梅20个　大梅片3克　川雅连3克　西瓜霜6克硼砂4.5克　青黛(水飞)3克　薄荷4.5克　苦甘草3克　荆芥穗6克　象贝母(去心)12克　制僵蚕12克　淡黄芩(盐水炒)4.5克　上雄精9克　制半夏9克

〔制法〕十三味各研细末,将大青梅去核,纳以明矾,放瓦上煅至矾枯,去矾,将梅肉捣烂,和上药末为丸,如龙眼核大,以瓷瓶收贮。

〔主治〕治咽喉风痰紧闭,不能言语,红肿疼痛,用之立效。

〔用法〕临症用一丸,放舌上化下为度。

2. 吹喉散(录《外科传薪集》)

僵蚕　薄荷　青黛　朴硝　白矾　火硝　黄连　硼砂各15克

〔制法〕共为细末,以猪胆7个袋之,埋于土下,久之取出,捣烂,干为末。

〔主治〕治缠喉风、乳蛾、喉痹、重舌等。

〔用法〕吹患处。

(九)喉蛾

【病例】 严左　北门外

喉蛾日久,误用刀砭,庸医出矣。

荆芥　薄荷　麦冬　郁金　菊花　小生地　大力子(炒)　僵蚕(炒)　桔梗　明矾　粉甘草

按　扁桃体中医学称喉核。发炎时症见红肿,形如乳头,或如蚕蛾,故又称喉蛾、乳蛾、蚕蛾。上方取郁矾散合甘桔汤扩充。

郁矾散即白金丸,原为经验方,功能豁痰安神,治痰阻心窍而致癫痫痴呆,突然昏倒,口吐涎沫。马先生以此方借治咽痛等咽喉病,盖以郁金消其肿痛,明矾去其顽痰也。

(十)喉闭

【病例一】 武林　过左

风痰上乘,咽喉不能进食,虑成喉闭。拟疏风化痰。

麻黄　薄橘红　桔梗　杏仁　枳壳　炙僵蚕　法半夏

皂角散敷,随用金锁匙吹两旁,后用针委中,再针火口。

按　喉闭之诊治要点,可参阅以下(十七)关于喉闭的医论。

【病例二】 金闾　张左

体质素亏,风温之气袭于肺胃,咽喉白腐已及蒂丁,咳嗽喘急,声嘶鼻煽,脉细虚数,神识时有不清,肺阴已伤,防痰热壅闭,有喘汗之虞。姑拟养阴清肺降热,以冀痰降喘平乃吉。

麦冬　连翘　杏仁　人中黄　竹茹　海浮石　花粉　苏子　丹皮　川贝　射干　梨

另吹喉秘药方。

附方

金锁匙

火硝 4.6 克　硼砂 1.5 克　雄黄 1 克　白僵蚕 0.3 克　冰片 3 克

〔制法〕各研为末,和匀,密闭贮存。

〔功效〕清热、消肿、祛痰、止痛。

〔主治〕治喉闭、缠喉风,痰涎壅塞,口噤不开,汤水不下。

〔用法〕每用少许,吹入喉内,痰涎即出。如痰虽出,肿痛仍不消,急针患处,去恶血,再刺少商穴。

(十一)结喉痈

【病例一】　小河　李左

结喉痈成脓外溃,当清肺解毒。

赤芍 3 克　贝母 6 克　酒芩 6 克　桔梗 6 克　元参 6 克　丹皮 6 克　天花粉 6 克　连翘 9 克　银花 6 克　甘草 1.5 克　淡竹叶 10 张另外敷清宝丹。

按　结喉痈总称喉痈。患于喉关者,称喉关痈,即扁桃体周围脓肿;患于喉关以内者,称里喉痈或咽后痈,即急性咽后壁脓肿。多因风热之毒侵袭咽喉,局部气血凝滞,热毒壅盛而化脓。治以清解为主,患处吹喉科秘药,外敷清宝丹。

【病例二】　碛石　潘右

风痰上升,喉痛肿闭,汤饮难咽,喉外漫肿,焮及颈项,胸闷气逆,痰多痰恋膈间,肺胃之气不展,防其壅闭,急为疏风豁痰。

防风　前胡　杏仁　桔梗　僵蚕　射干　枳壳　赤芍　荆芥　瓜蒌　橘红　薄荷

(十二)喉痹

【病例一】　唐家港　某右

咽痛三日,喉痒作呛痰多,饮食难进。诊其脉,沉迟且细,咽喉色白,咽门两条红筋,体虚寒克肺系,用温开之法,前胡、半夏、橘红、枳壳、杏仁、苏子、牛蒡、蒌皮、桔梗、枇杷叶,一剂痛减一半,色亦转红,原方两剂而愈。凡遇此等症,不可因其痛,疑以为火,而投凉剂者必毙。咽痛属火者多,属寒者百中难得一二。

按 此喉痹属寒者之治法。

【病例二】 瞿右

厥阴绕咽,少阴循喉,少阴肾亏,肝阳上僭,肺胃受其焰蒸,喉痹咽痒作痛,甚则破碎,迄今数年,居经不调。当养阴以清肝肺。

南沙参 瓜蒌皮 石斛 麦冬 象贝母 枇杷叶 蛤粉 丹皮 粉甘草 杏仁 茯苓 青果

又接服方:中生地 当归 北沙参 怀山药 女贞子 茯苓 阿胶 续断 小胡麻 丹参 红枣 白芍

按 养阴以清肝肺,恰合病机。

【病例三】 周某 令媛

经以一阴一阳结谓之喉痹。一阴者,少阴君火也;一阳者,少阳相火也。夫相火内寄于肝,听命于心,肾阴不足,加以操劳,心火肝阳会移于上,阳明痰热藉以上升。始则喉际作痛,继生白点,咽关肿胀,数年来或轻或剧,兼作咳呛,喉际作梗,此痰气郁结上焦,即经谓喉痹是也。迩来夜热烦躁不寐,寝则汗出,经事后期,脉象虚数,左关弦而右关滑,君相不静,阳明积痰不清,神不安舍,舍空则痰火居之。拟养阴清肃肺胃,以安君相。

北沙参 龙齿 枇杷叶 枳壳 竹茹 麦冬 瓜蒌皮 合欢皮 蛤粉 象贝母 丹皮 茯神

二诊

当归 柏子仁 龙齿 怀山药 浮小麦 佩兰 麦冬 西洋参 生熟甘草 生地 紫石英 枣仁 红枣

三诊 服前方诸恙较好,惟盗汗尚未全收,夜寐仍未安静。原方去紫石英,加玄精石、茯神。

又膏方:加牡蛎、阿胶、女贞子、白芍。

【病例四】 袁右

脉弦细涩,血虚气滞,居经不调,内热腹痛,胸脘不舒,喉痹肿痛,甚则破烂。当育阴清火化痰。

沙参　丹参　丹皮　台乌药　泽兰　生地炭　香附　江枳壳　黑料豆　小胡麻

【病例五】　葛右

肾阴不足,心肝气火上浮,内热喉痹,咽起白腐烂癥,胸闷头眩,症势不轻。养阴清气化痰。

沙参　鲜石斛　元参　丹皮　合欢皮　贝母　天花粉　细生地　马勃　梨皮　淡竹叶　大麦冬　瓜蒌皮

按　以上数例皆阴虚喉痹,类似慢性咽喉炎。治以养阴为主,有兼清肃肺胃者,有兼清火化痰者,此即同中有异也。此证诊治要点,可参阅马先生《喉痹》专论一节。

【病例六】　杨右

气郁喉痹,数年不已,常常作梗,宣降肺气为主。

蒺藜　制半夏　茯苓　香附　白蔻　橘皮　公丁香　枳实　柿蒂　佛手　沉香

按　症属气郁喉痹,故治从宣降肺气入手。

附方

圣金散(录《外科传薪集》)

淡秋石9克　淡黄芩4.5克　川雅连1.5克　净乳香3克　真西黄0.3克　灯心炭0.15克　薄荷头1克　大梅片1克

〔制法〕共为细末。

〔主治〕治咽喉红肿痛微碎,痰涎喉痹等症。

〔用法〕吹患处。

(十三)锁喉毒

【病例】　沈乳儿

锁喉毒,外肿内闭,痰鸣气促,险症也。

羚羊片　瓜蒌仁　牛蒡子　橘红　京元参　射干片　桑白皮　僵蚕　连翘　竹油

二诊　锁喉毒,外肿已退,痰鸣亦减,仍从前方加减。

照前方去连翘,加桔梗、丹皮。

三诊　锁喉毒,渐能哺乳,哭声不出,喉外尚肿。

牛蒡子　杏仁　瓜蒌仁　桑白皮　贝母　橘红　苏子　僵蚕　竹油

按　锁喉毒由心与小肠积热,复感外寒凝结而成。因来势凶猛,变化甚速,故名。初起生于耳前听会穴,形如瘰疬,渐攻咽喉,肿塞疼痛,妨碍饮食,声音嘶哑,痰鸣气促,甚则神识不清。马先生以散风清热,化痰利咽治之。《金鉴》谓:"证需速治,宜服牛黄清心丸开关解热,兼服清咽利膈汤,吹冰硼散投方应效,方能成功。"

(十四)烂喉痧

【病例】　桂　光绪六年十二月十三日

饭毕回寓,忠观察心一来寓,请至后门视其令亲桂姓喉症,至则已有老医在座立方,主人延至内室,见病人伏床,室中煤火两盆,势焰甚张,时在冬月,久未雨雪,天气亢燥,余急令将火盆撤去。观其喉间肿而色淡,痰护于咽,舌苔后半白滑,边尖浅绛,脉浮洪右滑不甚数,已四日不食,遂用郁矾散泡水含之,吹以秘药,片时即能饮茶一碗,继为立清咽利膈方治之。是症系少阴不足,冬温之气,伏匿于里,加以煤火热毒,与亢旱燥风搏结以成。而医者乃用附子、细辛、苦参等治之,不知本于何书也?向闻京师喉症多不可救,至是始悟。回寓后,裕时卿过我与谈喉症云:近今京师患此疾者甚多,得痊者仅十之一二,其疫疬流行非人力所能拯耶!予笑曰:治不得法也,如桂姓之病,必无死理。

二诊　十二月十四日

喉肿已消一半,痰涎已少,脉已收敛,食粥已可两碗。仍昨方减去开药,嘱再服一剂当瘥。

按　清咽利膈方:桔梗、甘草、射干、牛蒡、杏仁、山豆根、板蓝根、银花、连翘、玄参、黄芩之类,此南方之医常用之方也。北京气候严寒,一般医者喜温恶清,殊不知咽喉之病,阴虚为多,加以天气亢燥煤火热毒,岂可再用温药乎?

烂喉痧又名疫喉痧、喉痧、丹痧。常发于冬春之季。除有上述咽喉症状外，尚有寒热大作，遍体酸楚，全身痧点隐隐，继之遍体如猩红，宛如锦纹。分散小者为痧，成片如云，头突起者为痦，如以手指压痧点则消失，手指离后痧点复现。此即相当于猩红热，由溶血性链球菌所致。

附方

1. 咽喉散

牛黄0.15克　青黛18克　大梅片0.06克　象牙屑（瓦上焙黄）1克　珍珠（入豆腐内煮研粉）1克　壁钱（要在墙头上者，瓦上焙黄）20个　人指甲（瓦上焙黄）0.15克

〔制法〕共研极细末，密闭贮存备用。

〔功效〕清热解毒，消肿定痛，敛疮生肌。

〔主治〕治咽喉肿痛腐烂，如烂喉痧症等。

〔用法〕每用少许，吹咽喉部。

按　壁钱即墙上壁蟢窠，需取有子者。

2. 喉症验方

牛黄0.6克　梅片0.6克　月石0.6克　红铁落0.6克　朱砂0.6克　炼明矾0.6克　毛慈菇0.6克　珍珠细末0.6克　川连（姜内煨熟）0.6克　广粉（打末用）0.6克

〔制法〕各研极细末，密闭贮存。

〔功效〕清热解毒，消肿止痛。

〔主治〕治咽喉肿痛，腐烂，口舌生疮等。

〔用法〕用吹药器喷患处及四围。白色者去牛黄。

（十五）喉癣（肺花疮）

【病例一】　维扬　严左

喘咳有年，阴伤肺损，木火上升，咽痛且破，妨碍饮食，音暗痰多，已成肺花疮，症势极重，姑拟滋水保金。

南北沙参　瓜蒌皮　鲜百部　粉丹皮　元参　大生地　杏仁　象贝母　粉甘草　天花粉　麦冬　桔梗　猪肤（刮去肉）

梨　荔枝肉（含）

又方　柿霜、麻油冲服。

又方　鸡蛋清和豆腐浆服。

二诊　呛咳咽痛略平，惟难于饮咽。脉虚细微数，阴伤肺损，痨瘵已成，仍宜滋水保金。

北沙参　大麦冬　牡蛎　甜杏仁　怀山药　冬虫夏草　鲜石斛　女贞子　细生地　象贝母　猪肤（刮去肉）　元参　糯米

三诊　呛咳咽痛较好，原方换大生地，加金樱子、鸡蛋清一枚冲，去糯米。

四诊　呛咳较减，咽破亦愈其半，颇有转机，宜壮水保金。

大生熟地　麦冬　怀山药　象贝母　山萸肉　女贞子　金樱子　左牡蛎　冬虫夏草　五味子　北沙参　猪肤　鸡蛋清

后接服方：

大生熟地　川百合　山萸肉　金樱子　麦冬　怀山药　肥玉竹　西洋参　女贞子　左牡蛎　杏仁　冬虫夏草　五味子　毛燕

按　肺花疮又名喉癣、天白蚁。癣发于咽喉，形似苔癣，故名。类似咽黏膜结核或喉头结核。马氏谓"此症乃水亏虚火伤肺"而成。咽喉初觉干燥，痒而微痛，色暗晦，满喉红丝缠绕，如海棠叶背之脉。久则渐腐，吞咽疼痛，晨轻暮重，潮热盗汗，声音嘶哑。治以滋肾保肺为大法。方从六味丸、沙参麦冬汤、生脉散、猪肤汤出入。

【病例二】　崇明　李左

喉主出气通乎肺，咽主纳食通乎胃，咽喉为饮食声音之道路。肺如悬钟，金空则鸣，金实则无声。阴分素亏，肝阳上旋偏旺，上逼肺金，始则喉际作痛，复受外寒，以致音声痹窒，语言不出，迄今五月，咽干色红，红丝缕缕，此金实无声之候。滋补不宜，拟清咽开音。

南沙参　川贝母　桔梗　竹茹　生甘草　马勃　牛蒡子　蝉衣　枇杷叶　鸡蛋白

二诊　言为心声，赖肺金以宣扬，金空则鸣，金实则无声。

恙由肝阳犯肺,复受外寒,以致声不能出。进清咽开音,咽红略淡,喉际仍干,时欲作呛,肺气痹窒,宗前法治之。

南沙参　瓜蒌皮　川贝母　枇杷叶　竹茹　桔梗　梅干菜　蛤壳　马勃　麦冬　蝉衣　杏仁　瓜子壳

三诊　咽红已见退淡,声音略开,惟睡觉口干舌燥,肾阴不能上承耳。

照前方加天麦冬。

按　肝阳犯肺,复受外寒,法当宣肺为主。得效之后,原方参以养阴。

(十六)失音

【病例一】　姚左

咽干失音,气分燥也。究因津液亏而无以上供,仿喻氏法。

阿胶(同煎)6克　甜杏仁9克　淡中白3克　白花百合9克　桑叶4.5克　麦冬9克　橘白4.5克　生鸡子清1个　枇杷叶(蜜炙)4.5克　北沙参6克

按　气分燥,宜加石膏,喻嘉言清燥救肺汤中亦有石膏,以石膏清气分燥热也。

【病例二】　周左

春初因邪而嗽,渐至音瘖,咽疼喉起白㾦,妨碍饮咽。脉细虚数,肺虚阴虚,邪已深入。六淫之气,皆可成痨,不独内伤已也。症势极重,姑拟清肺养阴。

北沙参　麦冬　马勃　石斛　中生地　甜杏仁　元参　象贝　马兜铃　生甘草　猪肤

二诊　呛咳已减,脉亦较静,惟咽痛如故,白㾦未退,恐未为可恃,仍清肺养阴,必咽喉痛愈,方可无虞。

北沙参　麦冬　马勃　石斛　甜杏仁　元参　中生地　蛤壳　象贝　马兜铃　生甘草　丹皮　猪肤

三诊　咽破咳嗽虽见减轻,而音未开,饮食颇少,神赢肉消,精神疲惫,恐难挽回,拟补肺培元。

西洋参　麦冬　五味子　怀山药　金樱子　芡实　沙苑

冬虫夏草　甜杏仁　牡蛎　大生地　毛燕　莲子

　　按　痨症即结核病也。并发失音,必累及咽喉声带等处。神羸肉消,精神疲惫,已入晚期,故侧重补肺培元。方以养阴清肺汤合生脉散加味。

【病例三】　华左

　　肺属金,如悬钟,金空则鸣,金实则无声。音哑有年,气升作呛,痰咯不出。寸关脉息浮大而滑,痰滞肺络,当从金实例治,拟开以降之。

　　前胡(炙)　橘红　瓜蒌皮　射干　竹茹　贝母　南沙参　桔梗　杏仁　茯苓　苏子　瓜子壳　枇杷叶

　　按　此方乃《医学心悟》贝母瓜蒌散加味,以润燥清热、理气化痰为主。

附方

　　1. 贝母瓜蒌散

　　贝母 6 克　瓜蒌仁 5 克　胆南星 1.5 克　黄芩 3 克　橘红 3 克　黄连(炒)3 克　甘草 1.5 克　黑山栀 1.5 克

　　水煎服。

　　2. 通音丸(录《外科传薪集》)

　　川贝母 30 克　款冬花 60 克　炒桃肉(去皮)375 克　白蜜适量

　　上药研末,打丸,如龙眼大,饭上蒸,用水冲服。治失音。

　　3. 养阴清肺汤(录《重楼玉钥》)

　　大生地 9 克　麦冬 6 克　生甘草 2 克　玄参 6 克　贝母 6 克　丹皮 3 克　薄荷 2 克　炒白芍 3 克

　　功能养阴清肺,凉血解毒。

(十七)医论:咽喉

　　咽者胃脘、水谷之道路,主纳而不出;喉者肺脘、呼吸之门户,主出而不纳。喉主天气,咽主地气。自喉咙下通五脏,为手足之阴;自咽门下通六腑,为手足之阳。而肺之叶与络系焉，故谓之肺系。风、寒、暑、湿、燥、火之邪，痰热气郁之变，皆得乘之，而生喉风、喉闭等症。有用刺者、有用吐者、有疏泄者、有通利者。如会厌梗硬，咽中似有物塞，言语咽唾妨碍，饮食则如常者，曰：梅核甸气。多得忧思郁结，或怒动肝火，痰气阻结咽喉，甚则肺胃之气不展，胸膈闷塞不畅；治宜顺气化痰解郁，切忌刀针。常见有将会厌割截后，又烙之，血出不止，翌日血尽而毙。夫会厌即舌根小舌，形如新月，无病则紧贴舌根，病则梗起，故咽中如炙脔，或如絮团卡于咽喉，此气分之病也。咽气通于地，会厌管其上，以司开阖，掩其咽则食不下，掩其喉则错入矣，俗云：气管之盖是也。生来之物而去之，焉得不毙？必须察形观色，审病因、防病变，因症施治，而针刺尤宜详辨。如红而肿痛者，风火痰之实症也，可刺；痛而不肿，色淡不红者，虚火虚痰也，不可刺；肿痛色白者，风与痰热交结也，不可刺，刺亦无血；肿而不痛者，湿与痰也，亦不可刺；悬雍（即蒂丁）不可刺，会厌不可刺。其忌刺当刺，另详于后（参见《刀针当用不当用之辨》节）。

　　马曰：喉痛之症，色白不红不肿者寒也，红而肿者火也。然色白者，亦有因风；白而微肿者，痰与气也。《内经》之骤起非火，缓起非寒，非指喉痛而言。若云初起实系寒生，未必尽然。或有伏热在内，如服肉桂，岂不助暴为虐？疑似之间，莫若先以姜汤试之，最为稳妥。

　　医论：喉风

　　喉风缘积热在中，风痰鼓动，骤然上涌，才觉胸膈不利，旋即紧痛，咽塞项肿，汤饮难入，势极险暴。急用开关散吹鼻取嚏，嚏则肺气宣而壅可开也；兼用桐油或土牛膝根，探吐稠痰，吹以秘药，汤药能入，即可议治。若至痰声粗急，额汗鼻掀肢冷，则为肺绝，药力已不及。大法起势速者，为急喉风，属实；起势缓者，为慢喉风，兼虚；虚实各殊，治法亦宜分别。

　　马又曰：凡属喉风，有痰者稍轻，无痰者重，不可不知。如有道路无人店之处，药未备在者，遇有喉症，取针刺其两指少商穴，无药亦愈。

按　少商穴属手太阴肺经,位于拇指末节桡侧,距指甲根角0.1寸处。主治昏迷、咽喉肿痛等症。可斜刺0.1～0.2寸;或点刺出血。

医论:喉蛾

喉蛾生喉之两旁,一边曰:单蛾;两边并起曰:双蛾。红而肿突作痛,或起白腐斑点,不溃不脓。初起刺血即平,日久不消,可用烙法,间两三日烙一次,不过三次可除,否则结硬难消,且易举发。是症乃少阴肾亏,肺肝痰热互结,浮火易平,而结痰难化,故假火烙之,热气以解之。初宜疏泄,久则养阴,而兼散结化痰自愈。

医论:喉闭

喉闭痛而不肿,亦是积热;或风寒壅遏,寒热相持,卒然闭塞,音声雌哑,不能饮咽;或风阳鼓动,痰热风热交乘,咽喉壅闭。色白而脉沉细者,为寒;色红而脉浮数者,为热。并宜取嚏探痰,兼刺少商穴;或用郁矾丸泡汤噙之,吹以秘药;其属寒者,不可误投凉剂,当辛散以开其闭,或先泡姜汤饮之。

马又曰:喉闭乃咽喉闭塞,水浆不入。或有痰,或无痰。有痰须桐油探吐,以白金丸三五钱,泡汤含之,内吹秘药;无痰者,亦以白金丸含之,吹秘药。

医论:喉痈

喉痈乃胃中痰火上壅,生于咽关,或左或右,肿而作痛。初觉即宜针刺,血出渐消;失刺不过五七日,必然脓腐,头有白色,用刀点之,脓出自愈。

按　喉痈发于喉关者,名喉关痈;发于喉关里者,名里喉痈。类似扁桃体周围脓肿、咽后壁脓肿等病。治宜疏表解毒,清热消肿,用清咽利膈汤(银花、连翘、牛蒡子、薄荷、荆芥、防风、桔梗、甘草、黄芩、黄连、栀子、玄明粉、玄参、大黄)加减。外吹冰硼散。脓成宜于高肿处以刀针刺破以泄脓毒,并以银花、薄荷、甘草、桔梗、连翘煎水漱口。

医论：喉痹

喉痹有虚有实，均属痰热。痛而咽门微肿，或淡或红；或起粟粒，或生白点；或有痰或无痰；咽部或紧或宽；饮食难咽，最易缠绵，不宜针刺。经云："一阴一阳结，谓之喉痹。"一阴者，少阴君火也；一阳者，少阳相火也。心脉挟咽，肾脉循喉，真水下亏，或忧思忿怒，君相之火，上犯于咽，痰涎借以上升，凝结成痹。痰甚则肿，热甚则痛，或起白腐斑点，治宜清心利咽。色淡红而脉数细者，属虚，更当滋水清金。若夫嗜酒过度，痰热停留胸膈，郁久上凌而红肿作痛，宜清胃利膈，兼噙漱探吐之法。又有虚寒下伏，隔阳于上，咽痛微肿，色淡不红，痰涎壅塞，舌白滑润，肢冷脉沉，或寸浮尺弱，为阴毒喉痹，非姜附二陈不能开其寒痹，若用凉药，入口即毙。

马又曰：痹者闭塞之谓，非不仁之谓。痹症汤饮犹可通，若闭则水浆不能入矣。用卧龙丹吹之，取嚏可松。

医论：烂喉痧

烂喉痧曩时罕见，近今盛行，每岁太过之年，温热流行，金受火灼，发热咳嗽咽痛，即起白腐烂斑，面红目赤，甚至咽门发黑，即不可救，比户传染，京师为盛，俗谓"闹嗓子"。凡遇此症，则举室惊惶，指为不治。庚辰应诏入都时，伴送官忠观察心一之亲桂姓患此，邀余往诊。其室向南，玻璃亮槅，上日光烘逼，卧坑靠窗，阳气蓬勃，时值冬亢，久未雨雪，天气本燥，已是冬不藏精，卧榻前设煤火两炉，又为热毒蒸逼可知，予至时急令撤去。观其咽门，肿而色淡，满喉痰护，舌苔后半白滑，边尖浅绛，脉浮洪右滑，不甚数，已四日不食矣。令先用郁矾泡水含之，后用秘药、清阳、柳华搀和吹入，片时即能饮茶一碗。随用清咽利膈法，药一剂立愈。此症本肾阴不足，冬温之气，乘隙伏匿，重以煤火亢热，肺气开张，外风引动，暴而且速。北医率用生地、附子、细辛、荆芥辛烈之剂，譬犹负薪救火，无怪哗为败症也。

以上各种形症，未曾立方，而治法已在个中。若无寒热，头痛颈肿，最忌发汗。以积热在中，火动痰生，风痰上壅，天气闭塞也,宜降不宜升。古谓:喉痹不刺血,喉风不倒痰,喉痈不放脓,喉蛾不针烙。皆非治法,出血即出汗之义。色白者,宜辛凉;色红者,宜清凉;淡红者,当清养;见白腐烂斑者,宜苦降,不宜再以辛散;至时行疫症,当兼解毒;属气者,当顺气开痹;此治法之大略。喉症过五日为重,三日内可消。总之,表里、寒热、虚实,全在临症时察脉辨色,庶不致误。

咽喉附录诸方

1. 秘药方　喉症要药,预为修合,陈者愈佳。咽喉诸症,无不神效。

黄连(焙)　黄芩(焙)　黄柏(焙)　栀子(焙)　黄芪(晒)薄荷风　荆芥　连翘　细辛　白芷　元参　川芎　羌活　独活山奈　槟榔　厚朴　苦参　甘草　木通　半夏　川乌　草乌苍术　麻黄　赤芍　升麻　大黄　姜虫　川牛膝　桔梗　射干干葛　皂刺　车前　桑皮　五加皮　牛蒡子　麦冬　杏仁　地骨皮　山豆根　生地　归尾　花粉　生南星　银花　参三七川槿皮　以上各 30 克

外加:鲜车前草,骨牌草,金星草,五爪龙草,土牛膝草,紫背天葵草,地丁草,以上各 125 克,用新缸一只,清水浸之,日晒夜露四十九日。如遇风雨阴晦之日,用盖盖之,晒露须补足日期。取起滤去渣,铜锅煎之,槐柳枝搅之,煎稠如糊,再加后药。

明雄黄 15 克　青礞石(童便煅七次)1.5 克　乳香(炙去油)1.5 克　没药(炙)1.5 克　熊胆(焙)1.5 克　龙骨(煅)1.5 克元明粉 1.5 克　血竭 1.5 克　石燕(醋煅七次)1.5 克　海螵蛸(纸包煨)1.5 克　炉甘石(童便煅七次)1.5 克　青黛 1.5 克枯矾 3 克　儿茶 3 克　轻粉 1 克　黄丹(水飞)1 克　月石 2 克桑枝灰 9 克

上为细末,入前膏内和匀,做成小饼,如指头大。晒露七日,夜放地上,以瓦盆盖之。一日翻一次,七日取起,置透风处阴干,收藏瓷罐内,三个月方可用之。用时为极细末,每饼 0.6 克,加后七味。

冰片 1.2 克　珍珠 1.2 克　珊瑚（研水飞）1.2 克　麝香 0.6 克　犀牛黄 0.6 克　轻粉 30 毫克　月石 0.6 克

为细末，和匀，密收小瓶，封口，勿令泄气。每以铜吹筒取药少许，吹患上。咽喉诸症，无不神效。

2. 开关散　治一切喉风、口噤、厥逆、不苏等症。

川芎（研）15 克　牙皂（焙）30 克　麝香 0.3 克

各研细末，瓷瓶收贮，勿令泄气。用时以少许吹鼻取嚏。

3. 喉风秘方　治喉风喉闭。

蜗牛 250 克　黄梅（去核）40 个

同捣如泥，入瓷瓶内，松香封口，埋土中半年，即化为水。凡遇喉风喉闭，用水半酒杯，含于口内，头仰令水入喉即开，极效。

4. 郁矾散　治喉风，能开闭豁痰。

明矾　郁金

各等分，每用 15 克，泡水含，极其简便。或和匀后用皂角汁、饭粒为丸。

5. 皂角散　治喉风喉外肿胀，能消肿开闭。

皂角 1 荚

瓦上焙脆研末，好醋调敷喉外。

6. 柳华散　治喉疮并口舌生疮，走马牙疳，咽喉肿痛诸症。

人中白（煅）30 克　生蒲黄 30 克　硼砂 30 克　黄柏 30 克　青黛 30 克　冰片 2.4 克共为细末，吹喉极效。

7. 桐油钱法　治喉风喉闭。

用温汤半碗，入桐油 2～3 匙搅匀。

用鹅翎蘸油，探入喉中，连探 4～5 次，其痰壅出，再探再吐，以人苏声高为度。

8. 土牛膝根　治喉中猝然肿胀壅塞，不可终日者。

急用鲜土牛膝根 125 克，捣烂绞汁，用大半茶杯一口咽下，逾时得吐痰涎半盂，便觉轻松。再以土牛膝 60 克，捣烂煎汤，俟凉频服。

9. 大金丹　治咽喉圣药，虚火上升，吹之神效。

朱砂 9 克　雄精 3 克　硼砂 3 克　川黄连 9 克　西黄 0.3 克　甘草 3 克　枯矾 1 克　黄精 9 克　淡秋石 3 克　制熟附 4.5 克

共为细末,吹患处。

10. 枯矾散　治一切风火,开痰闭,吹之立效,加麝香少许更妙。

枯矾 3 克　制僵蚕 3 克　硼砂 1 克　薄荷 1 克　大梅片 0.3 克　雄精 3 克　胆矾 0.3 克　山豆根 0.6 克　苦甘草 0.3 克

共研为细末。吹患处。

11. 冰硼散　治咽喉肿痛。

硼砂 30 克　元明粉 9 克　冰片 1 克

为末,入冰片和匀。吹患处。

(十八)口疮

【病例】　朱左

胃足阳明之脉,起于鼻,交额中,夹口环唇,交承浆,循颊车入上齿中。心肝郁而不遂,胃气不和,湿痰随气上升,入于脉络。右半面颊虚浮,腮内壅肿,时起白泡,不甚作痛,气升作呛,脉象沉细,虚弦带数,阴亏气弱之质,舌尖燥裂作痛。拟顺气柔肝,兼清胃络。

北沙参　法半夏　橘络　郁金　川贝母　云茯苓　竹茹　海藻　合欢皮　制僵蚕　桔梗　海蜇　荸荠

附方

柳青散(录《外科传薪集》)

薄荷 1.5 克　儿茶 2.5 克　黄连 1.2 克　青黛 1.0 克　冰片 0.3 克

〔制法〕共为细末。

〔功效〕泻火解毒。

〔主治〕治口舌破碎。

〔用法〕先用蔷薇根汤漱口,后吹之。

(十九)舌疡

【病例】 武林 郑右

痰火上升,舌肿出口,按之坚硬,并起腐斑,五旬以来,只能米饮,脉弱细,神羸,阴气伤残,难治之症。姑拟扶正育阴,兼以清痰散结。

大生地 赤芍 大贝母 犀角 生甘草 海藻 丹皮 毛燕 生蒲黄 西洋参 连翘 麦冬 蛤粉 元参 藕节

二诊 舌肿已消,仍前方加减。

加竹沥、荸荠、海蜇,去毛燕、藕。

(二十)重舌

【病例】 孙左

甸气是小舌,又名甸舌,此系肾亏,肝肺火旺,气火上升所致。宜调金水以安君相。

大生地 山萸肉 枳壳 怀山药 佩兰 陈皮 郁金 枇杷叶 白芍 北沙参 茯神

按 方取六味地黄加减。

(二十一)舌根痈

【病例一】 巢右

舌根痈,有效愈,极验。

大黄 大力子 酒黄芩 黄连 连翘 瓜蒌仁 风化硝 大贝母 元参 僵蚕 竹茹

如开刀之后上清涎散吹之,皂角烧灰敷红肿之处。

【病例二】 张左

痰火上升,舌根痛肿硬八日,恐溃脓,急为清散。

薄荷 元明粉 橘红 僵蚕 制军 酒黄芩 赤芍 甘草 连翘 大贝母 射干 元参

【病例三】 陶左

舌根痈,硬肿疼痛,大便闭结,治宜通降。

生军 牛蒡子 僵蚕 赤芍 连翘 橘红 风化硝 元参

薄荷　竹叶

　　按　舌根痈即舌根部急性化脓性脓肿,多见于体胖形盛之人,因血热气盛,感受外邪或过食肥甘醇酒,致湿热熏蒸酿痰而成。局部肿硬疼痛,伴有发热便秘,治宜清散通降,祛痰利咽;脓成则切开排脓;患处上清涎散;皂角烧灰敷皮肤红肿处。

(二十二)舌疳

【病例一】　崔左

　　肾阴不足,心火肝阳上亢,发为舌疮。舌根破碎成窟,不时内热。舌为心苗,肾脉贯肝膈,循喉咙,挟舌本。肾阴不升,心火不降,未济之象也。恐酿成舌疳大患,法当滋水制阳为治。

　　生地　石斛　元参　麦冬　女贞子　象贝母　甘草　桔梗
丹皮　玉露霜　甘蔗

【病例二】　郭右

　　舌糜于左,心火上盛,肾水不足,谨防舌疳之患。

　　西洋参　麦冬　甘草　青果　六味丸

【病例三】　曹右

　　心脾火郁,致发舌疳,舌根肿溃,连及咽喉,症非轻候,宜养阴清解。

　　细生地　丹皮　大贝　连翘　元参　生蒲黄　蛤粉　麦冬
甘草　桔梗　黄柏　竹茹

【病例四】　无锡　秦左

　　心肝郁热,兼夹酒毒,沸腾于上,舌肿而硬,舌下穿破数处,头下颔颈结核坚肿,舌疳大症,急为清解郁热。

　　麦冬　元参　知母　连翘　甘草　芦根汁　大贝　天花粉
丹皮　赤芍　犀角　蒲黄　地鳖虫(打烂含口内)

(二十三)牙宣

【病例一】　无锡　钱左

　　阴虚伤元,阳明又有湿热,交蒸于上,牙宣渗血,内热头痛,目眦红筋。拟养阴以清肝胃。

　　生地　石决明　丹皮　天花粉　龟板　黄柏　酒芩　天麦

冬　羚羊片　知母　玄参　甘蔗

【病例二】　嘉兴　沈左

肾为水脏，真阳寓也。先天薄弱，龙火不藏，知识早开，阴精滑泄，齿宣出血，头目发昏。齿乃骨之余，龈乃肉之余，龙雷上亢，胃阴被其激动，血从齿缝溢出，方书谓之骨漏是也。拟滋养肾水，以制龙雷。

生地　龙齿　西洋参　旱莲草　沙苑　莲子　丹皮　女贞子　山药　芡实　北沙参　牡蛎　料豆

二诊　龙雷较藏，齿宣稍减，脾元素弱，腹鸣便稀，仍以育阴，以扶脾土。

参须　云茯苓　于术　芡实　沙苑　山药　乌药　炙甘草　陈皮　金樱子　莲子　龙齿

【病例三】　周左

齿龈属阳明，为肉之余。脾肾阴亏，阳明湿热熏蒸于上，龈腐出血，是谓牙宣。腰酸内热乏力，脉虚细缓，当养阴清胃。

中生地　知母　川石斛　黄柏　天花粉　元参　丹皮　石决明　麦冬　旱莲草　甘蔗　生甘草

【病例四】　肝胃气火上升，喉痹咽干作痛，齿宣出血沁脓，下午头疼。拟养阴以清肝胃。

细生地　丹皮　麦冬　元参　瓜蒌皮　象贝母　石决明　蛤粉　川石斛　生甘草　枇杷叶　梨

按　牙宣类似慢性牙周炎、牙龈萎缩等症，症见牙龈先肿，龈肉日渐萎缩，牙根宣露；或齿缝中常出血液或脓液。治宜清胃泻火，若病久阴亏者，则宜养阴清火。

(二十四) 牙疳

【病例】　宋左

肺胃积热，酿成牙疳，迎香腐缺，鼻梁已塌，内外之肿不消，防其崩陷，拟用再造散治之。

麦冬　羚羊片　连翘　元参　寒水石　京赤芍　酒芩　大贝母　天花粉　夏枯草　芦根　竹叶

附方

1. 三星丹（录《外科传薪集》）

红枣 3 个　白砒 0.6 克　雄黄 1.5 克　胆矾 1 克

〔制法〕将枣去核，三味研，入枣内，湿纸包，于炭火上煨脆，冷定，研细，加梅片 0.6 克，为末收贮。

〔主治〕治走马牙疳，黑腐不去，近腮穿肿危险不堪者。

〔用法〕吹患处。

按　上方取赤霜散加雄黄。

2. 文星丹（录《外科传薪集》）

五倍子 1 个　乌梅肉 1 个　白矾 3 克　南星 1 个　雄黄 1 块

〔制法〕皆用面裹，煅，冷定，研细后入大梅片 1 克，麝香 0.15 克研匀，密闭贮存。

〔主治〕治走马牙疳。

〔用法〕吹掺患处。

3. 走马一笑散（录《王宝廉抄本》）

大梅片 9 克　硼砂（煅）9 克　石黄 12 克　煅石膏 9 克　川连 3 克　儿茶 9 克　川柏 3 克　人中白（煅）9 克　青黛 9 克　赤霜散 3 克　黑蒲黄 9 克　煅龙骨 15 克

〔制法〕各研极细末并和匀，密闭贮存备用。

〔功效〕清热解毒，祛腐生肌。

〔主治〕治牙疳，牙根红肿，口喉诸症。

〔用法〕每用少许，吹、掺患处。

注　赤霜散制法可参见该方。

4. 消疳丹（录《外科传薪集》）

胡黄连 1.5 克　胆矾 1 克　儿茶 1.5 克　铜绿 1.5 克　麝香 0.3 克　绿矾 3 克　滑石 3 克　杏仁霜 1.5 克　西黄 1.5 克　青黛 3 克　鸡内金 1.5 克　冰片 3 克　干蟾炭 1 克　上芦荟 1.5 克　皂矾 1.5 克　人中白（煅）3 克　葶苈子 1.5 克　雄黄

3克

〔制法〕共为细末。

〔主治〕治一切牙疳,臭烂不止,吹之立效。

〔用法〕吹患处。

5. 穿腮走马疳散(录《王宝廉抄本》)

煅龙骨3克　水蛭(焙焦研细)3克　牛黄1克　珍珠(豆腐制)0.3克　麝香0.3克　明雄黄3克　大梅片1.5克　硼砂9克　滴乳石9克　琥珀3克

〔制法〕各研极细末并和匀,密封贮存。

〔功效〕祛腐生新,解毒消肿。

〔主治〕治穿腮走马疳。

〔用法〕吹、掺患处。

6. 赤霜散(录《外科全生集》)

〔别名〕砒枣散。

大红枣(去核)1枚　红砒(如黄豆大)1粒　冰片0.3克

〔制法〕将红枣去核,纳入红砒扎好,放炭火瓦上,炙至枣炭上起白色烟尽为度,取以盖熄候冷,研极细末,再加入冰片0.3克,和匀,密闭贮存。

〔功效〕祛腐拔毒生肌,消肿止痛。

〔主治〕治走马牙疳,延烂穿腮,不堪危险之症,久烂之孔,生肌亦速。

〔用法〕用吹药器喷患处,经十分钟后揩去,切忌咽下。

马曰:赤霜散妥善可治。

7. 珍珠散(录《外科全生集》)

硼砂　雄精　川连　儿茶　冰片　人中白(煅)　薄荷　黄柏　上药各等分　珍珠(豆腐制)减半

〔制法〕各研极细末,和匀,密封贮存。

〔功效〕清热解毒,消肿止痛,收湿敛疮。

〔主治〕治牙疳,牙根红肿、口疮、咽喉肿烂等症。

〔用法〕每用少许,吹、掺患处。

马曰:珍珠散吹牙疳甚妙。

(二十五)骨槽痈

【病例一】 高左

骨槽痈,肿痛半月,痛及咽喉、颔下,吞咽不便,发热头痛,周身不适,颔下燉核肿痛。此乃风热外乘,阳明湿热蕴蒸。治拟疏风清热。

大力子(炒) 炙僵蚕 橘红 赤芍 大贝母 连翘 蔓荆子 法半夏 羌活 射干 竹茹 姜

【病例二】 姚左

盘槽痈月余,自左及右,间溃流脓,腮外坚肿硬势,又将破溃,发热便闭,食少哕恶,脉细神疲,阴伤胃热不化,症属不轻,拟以甘寒清解。

鲜石斛 象贝母 银花 桔梗 丹皮 使君子 元参 甘草 连翘 天花粉 橘红 茯苓 枳壳 芦根

二诊 盘槽痈腮外肿势难消,究须外溃,精神虽起,而热渴哕恶未减,饮食未增,阴分大亏,症非轻候,姑拟养阴清胃。

鲜石斛 怀山药 麦冬 茯苓 银花 天花粉 白扁豆 北沙参 毛燕 使君子 象贝母 谷芽 糯稻根

按 骨槽痈又名牙痈、盘槽痈、牙槽痈,此即牙槽脓肿。多因阳明胃经火毒郁而不宣,上攻于牙龈所致。治宜清胃泻火解毒。若风热外乘者,宜疏风清热,如例一;若阴伤胃热不化者,宜甘寒清解,如例二;若脓成则宜用刀针切开排脓,外吹冰硼散。

(二十六)骨槽风

【病例一】 葛左

骨槽风症,窦汉卿名穿珠、穿腮。《心法》曰:牙上发、牙槽发,二者皆以手少阳三焦、足阳明胃二经风火所致。夫手少阳之经,系手走头;足之阳明,系头走足。羌由手经而入,始则牙痛,颐肿面肿,上过太阳,继入阳明,则由项及胸。初时先下于前,嗣又漫补于后,以致毒火蕴遏,伤阴耗气,不能去毒化脓,散漫无定,脉象左部散大,右部濡小。舌㖞目定,头面无华,阳缩汗多,气血两败,已成陷症。药医病,不能医命,命由天定,非人力所能挽也,拟方尽人事而已。

西洋参　茯苓　甘草　银花　天花粉　川石斛　麦冬　大贝母　绿豆

二诊　昨晚进汤药,虽有转机,脉仍未起,未为可恃,原方中加生地15克。

三诊　骨槽风溃久,牙骨已损,完功不易,当以补托。

黄芪　当归　党参　甘草　白术　白芍　川芎　肉桂　大生地　天花粉　红枣

按　病已成陷症,故初诊以生脉散加味,药后虽有转机,然病久虚甚,故三诊用十全大补补托。案内谓"药医病"此即指药能调和阴阳,补偏救弊之意也。"命由天定",此即指生老病死、新陈代谢,皆自然规律也。然随着人类对这些自然规律认识及研究的深化,必定能促进人类健康与长寿。

【病例二】张左

腮颊为手阳明所过之地,骨槽风症,缘阳明湿热与外风迫结而成,其来必骤,盖火性急故也。今外溃已久,牙关紧强,缘颊车中坚硬未消,开阖不利。古之用中和汤者,因从病久脉虚,故用黄芪之补托,四物之养血,桂心、白芷以散结邪,银花、花粉、元参、贝母之清化蕴毒,前方所议极是,但阳明多气多血之经,温补过施,恐有偏弊之患。拟照古之中和汤,不增不减可也。

川芎　当归　白芍　生地　肉桂　黄芪　天花粉　粉甘草桔梗　大贝母　银花　红枣

【病例三】李左

骨槽风,颊车内外俱肿,内溃流脓,宜清胃解毒,制外溃为要。

川连　石膏　元参　天花粉　羚羊角　丹皮　赤芍　银花甘草　黄芩　淡竹叶　芦根

【病例四】史右

骨槽风溃后，筋脉急缩，以致牙关紧强，兼之余湿未清，腠理结核，两耳作鸣，耳音不聪。厥少不和，阳浮于上，拟养阴清肝，兼和脉络。

北沙参　菊花　当归　白芍　广皮　石决明　白蒺藜　夏枯草　泽泻　丹皮　甘草　荷叶

丸方：

川芎　当归　半夏　僵蚕　大贝母　陈皮　茯苓　白蒺藜　北沙参　夏枯草　元参　白芷　甘草　海螵蛸

蜜水泛丸，早膳后服9克。

【病例五】　柳左

穿腮漏内通龈根，汤饮入口，无不渗入孔内，故收功极难。体质阴虚，肝胃有热，拟地黄汤加味，为丸徐徐调治。

大生地　麦冬　牡蛎　怀山药　南沙参　象贝母　茯苓　女贞子　山萸肉　泽泻　丹皮　川石斛　象牙屑　元参　燕窝

按　骨槽风又名穿腮毒、牙叉发、穿腮发，类似下颌骨骨髓炎等症。成漏则称穿腮漏。马先生曰："骨槽风生于牙关开合处，名颊车穴，如坚硬贴骨，按之不热，可服阳和汤"；若脓势将成，或外溃已久者，服中和汤托之；若溃久气血两损，宜益气养血，扶正托毒。

医论：骨槽风论

古书论骨槽风之治法甚略，其言病因有二条：一谓得于忧愁思虑，肝脾受伤，以致筋骨紧急，肌肉腐烂；一谓少阳阳明二经风火凝结。独未有风寒客于经脉一证，大法起即牙关肿痛，憎寒恶热，腮颊颐项俱肿，三五日槽牙尽处溃脓，外肿渐消而颊车肿硬不退，十余日外腐溃脓，秽齿摇久而不敛，内生多骨，甚则齿与牙床骨俱落，此缘肠胃积热及过食炙煿，外风引动内热而发。有耳下项间先起小核，继之牙关紧痛腮颊浮肿者，此二经风热痰热交结于上，久亦内外串溃，初起均宜清散。其有牙关微紧，颊车隐隐作痛，渐至坚肿，硬贴骨上，口不能开，经久不溃，溃后仍硬，不能收口者，此阳明气血不足，风寒乘虚侵贼筋骨，始觉急宜温散，兼用艾灸,日久可与以阳和汤,溃后中和汤及十全大补汤,均可兼投。又有长牙症,牙槽肿痛出脓,二三月一发,发则肿痛三五日,治固愈不治亦愈,必俟牙槽尽处新长之牙与槽牙平,龈肉不盖齿上,则愈而不复发矣。

(二十七)痰泡

【病例一】　徐左

肝木犯胃,胃气不降,夹有湿痰,致生呕吐,数年来频频举发,舌下又生痰泡。中阳不足,湿痰阻胃,拟和中二陈汤加味。

法半夏　云茯苓　郁金　陈皮　丹参　炙甘草　白术　白蒺藜　佩兰　竹茹(姜汁炒)　白蔻皮　煨姜

二诊　呕吐数年,得甘物即发,食咸辛立止,甘能满中,辛能开,咸能降之义也。中虚木郁,湿痰在胃,还宜二陈加味。

法半夏　藿梗　广皮　於术(炒)　佩兰　参须　白蒺藜　云茯苓　郁金　竹茹(姜汁炒)　白蔻皮

三诊　胃气较和,脘中较畅,舌下痰泡亦渐消平,拟六君子汤加味。

党参　炙甘草　炒於术　广皮　白蔻皮　云茯苓　法半夏　佩兰　郁金　丁香　煨姜　红枣

按　痰泡又名匏舌、舌下痰泡,即舌下囊肿。病由痰火互结,留阻舌下而成。症见结肿如匏瓜状,光滑柔软,色黄不痛,胀满舌下,妨碍饮食语言;破之出痰涎如鸡子清,黏稠不断;或如豆渣、粉汁,反复不愈。治当以利剪剪破,排尽脓涎,吹冰硼散,内服清热化痰之剂,可用二陈汤加黄连、黄芩、竹茹等味。

六、其他

(一)溺孔紧小治法

【病例】　浙江　钱观察

浙江钱观察,玉茎向来包头,每茎头作痒,入房辄止。是年九月,恙发房事后小便闭塞,努力急挣,延及二日,小便始通。玉茎肿长数寸,不能坐卧,尾骨著实,则前阴挺长作痛,惟匍匐稍安,如此者已半年矣。其人肝肾郁火素重,湿火下结,膀胱不利,故小便不通;用力太过,气并于下,则茎肿长;坐实则气壅于前阴,而肿胀益甚。与以理气通络之剂,数月甫能坐卧,茎头肿仍不消,溺孔小如针眼,脓血不断。遂用针系芫花线约六七寸长,先将鸡毛管自孔内徐徐插入,将针入鸡毛管内,顶至皮上,以鸡毛管退出,将针穿过外皮,线打活结,日紧三次,三日系开。下口又穿一条,上下茎头露出,已如虫蚀一般。幸未大伤,用化湿生肌之药,半月收功。

(二)痈疽溃后扎法

【病例】 某

项后正中患痰,脓成而不肯针,待其自破,来诊时已溃三月矣。一孔在右旁风府穴,脓注两肩脊背,皮肉甚厚,疮口下脓兜难出,碍难再刺。每日流脓碗许,神羸食少,脉细而数,气血皆亏,虽日进补托,不胜脓水之一流。为用扎法,以草纸叠折四层,填肩背兜脓处,纸上以三寸宽白布,缠绕极紧三日,脓尽三日后去其缚,而孔亦闭矣。

此法无论何处,脓兜于下,空三五寸,皮色如故者,皆可用之。

(三)医论:汤火伤

汤火之伤,忽然而来,为害最烈。有人被火药炸伤,头面肿腐,咽肿气粗,汤饮难咽。又一妇人被火焚遍身,几无完肤,两臂发黑,呼号不已,医治罔效。予用雷真君逐火丹,遂应二人,俱投二剂而愈。外治以麻油扫于患处,以陈小粉拍之,即止痛生肌。

雷真君逐火丹

当归125克　生黄芪93克　茯苓93克　大黄15克　甘草15克　黑荆芥9克　防风3克　黄芩9克

水煎服。此方大有意义,当归为君,以之和血;黄芪为臣,托其正气,使火邪不致内攻;茯苓泄肺金之热;大黄、黄芩泻阳明之火;甘草解毒定痛;荆、防使火邪仍从外出。屡用屡验,分两不可丝毫增减。至外用之药,莫过于小粉,且最简便,较诸汤火伤方,胜多多矣。切不可内饮冷水,饮则必死。若外用冷水淋洗,涂以凉药,毒火逼入于里,亦令杀人。

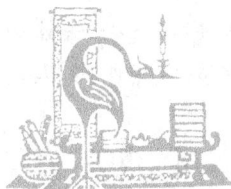

第三篇 妇产科医案

一、调经

(一)月经先期

【病例一】 常州 刘桐生刺史之夫人

上年诊脉,记是沉小滑弦涩,血虚气滞之象。血生于心,藏于肝,统于脾,为气之配,气行则血行,气虚则滞。经水之来,气热则血紫,今少而色淡,血虚也。经水与痰相混,故色如屋漏水状。将行而少腹痛胀,是气滞也。气郁则化热,气热血亦热,血色应紫。今先期而来,血少而淡,气虽有热,俱是虚象。气血旺、阴阳和、体盛则诸病自已,宜通气养血之治。

香附 阿胶 丹参 白芍 茜草 川芎 乌药 冬白术 归身 川断 小胡麻 藕 红枣

按 气宜疏通,血宜滋养。

【病例二】 沈右

心脾营血久亏,夹有肝阳,上犯肺胃,呛咳气升,心悸怔忡,经事先期,淋漓且多,气不摄阴,血虚则筋急而挛,腿足筋络酸痛。拟养心脾,柔肝育阴。

炙生地 沙苑 当归 白芍 牡蛎 料豆 怀山药 北沙参 川断 白术 红枣

(二)月经愆期

【病例一】 武进县令夫人

肝肾阴亏血少,冲任之气不足,经事不调,愆期且少,未能孕育,刻受风热,与里湿相合,浮于肺胃,颧面虚浮,发瘰作痒,内热脉数,右寸关滑大。当以清疏,先治其标。

黑荆芥 桑叶 丹皮 薄荷 枳壳 连翘 橘红 杏仁 蒺藜 粉甘草 赤芍

二诊 肺胃风热已清,营血素亏,冲任之气不足,经事愆期不孕,腰酸腹胀,内热火升。当调气养营,以益奇脉。

当归 生地 阿胶 茯苓 法半夏 香附 沙苑 料豆 白芍 丹参 茺蔚子 藕 红枣

三诊 诸恙稍平,精神稍旺,经事亦准。惟肝气时觉不和,经事少而色淡,血虚无疑。当以前方斟酌服之。

生地 川断 白芍 阿胶 牡蛎 乌贼骨 川芎 当归 香附 炙甘草 乌药 红枣 橘饼

按 此案先清风热,继则调气养营,颇合病机。

【病例二】 黄右

肝为藏血之脏,脾为生血之源,肝脾两亏,气机不达,以致经事愆期且少,肚腹不舒,冲任亦伤。拟调养肝脾,兼和气血。

当归 大白芍 丹参 香附 冬术 川断 茯苓 茺蔚子 参须 料豆 玫瑰花 广皮 红枣

二诊 血少肝虚,冲任气乏,经事后期,色淡且少,腰酸腹胀,谷食不香。夫血生于脾,藏于肝,注于冲任,似月之盈亏,全赖脾胃充旺,方能化生新血,仍宜调养肝脾。

潞党参 焦白术 茯苓 当归 白芍 续断 杜仲 香附 新会皮 丹参 料豆 姜 红枣

三诊 调养肝脾,谷食稍香,精神稍旺,脉息较起,似合机宜,仍宗前法,兼益冲任。

潞党参 焦冬术 香附 川续断 新会皮 炙生地 茯苓 白芍 当归 黑料豆 煨姜 红枣

按　脾胃者后天之本,生血之源也。此症经事后期,血淡且少,培脾为主,养肝为辅。

【病例三】　上海　关右

肾司五内之精,肝藏诸经之血,为之血海,又当冲脉。带脉横于腰间,为诸脉约束。肝肾两亏,血海空虚,带脉不固,经事后期且少,带浊淋漓,奇经受伤。夫经事之来,必阳明充旺,化汁变血,注于冲任,汇集下行血海。拟养心脾,培肝肾,与固奇经。

潞党参　当归　冬术　怀山药　芡实　茯苓　苡仁　乌贼骨　白芍　川断　红枣

按　此方平稳,久服见效。

【病例四】　祝右

肝脾两亏,冲任之气,亦复不足,经事后期。今春半产之后,营分益虚,面浮体重,四肢乏力。当调养肝脾,以益奇脉。

党参　砂仁　白术　白芍　甘草　杜仲　香附　料豆　当归　茯苓　川断　煨姜　红枣

二诊　心主血脉,长养于脾,藏于肝木,施泄于肾。半产之后,冲任气衰,脾土不旺,无以化生新血,经事愆期,色淡且少,面浮谷减,不大知饥,四肢乏力。进调肝脾,颇为合度,仍宗以主之。

归身　党参　陈皮　木香　料豆　白术　砂仁　佩兰　川断　怀山药　煨姜　红枣

按　方取归芍六君合香砂六君出入。

【病例五】　苏右

营分受寒,胃气不和,腰痛腹疼,月事后期,谷食减少。当调肝脾,以和气血。

当归　杭白芍　续断　乌药　粉甘草　紫丹参　白术　熟地　怀山药　黑料豆　川杜仲　香砂仁　红枣　生姜

按　此仿景岳小营煎加味。

(三)经来腹痛

【病例】　冯右

营分受寒,肝脾之气不畅,经来腹痛,胸脘不舒,头目作眩,血少肝虚,当温经养营。

当归 乌药 青皮 白术 延胡 白芍 丹参 小茴 砂仁 茯苓 炮姜(炒炭) 生姜

按 头目作眩营虚也,胸痞腹痛感寒也,营虚宜养之,感寒宜温之。上方为加味乌药汤出入。

(四)居经

【病例一】 杨右

营气不足,肝气怫郁,横梗于中,胃欠冲和,脘中不畅,胸闷内热,居经两年。拟养营调气畅中。

当归 紫丹参 郁金 陈皮 香砂仁 小胡麻 香附 黑料豆 生地 茯苓 川续断 红枣 藕

按 月经三月一行为居经,又名季经,按季。

【病例二】 郁右

心主血,脾统之,肝藏之,注于冲脉则经至。恙由产后失调,居经二载,食后作胀,清晨干恶,心荡火升,脉象沉细而濡,心脾受亏,不能化生新血。木郁于中,脾阳不能旷达,以致四肢不和,微恶寒发热。胃者卫之源,脾乃营之本,只宜调养心脾,兼和胃气,俾谷食健进,则诸恙可悉除矣。

参须 于术 法半夏 当归 陈皮 合欢皮 佩兰 茯神 丹参 枳壳 怀山药 煨姜 焦谷芽

按 心脾肝三经皆亏,治以脾胃为主,盖脾胃为后天之本也。上方为六君加味。

【病例三】 王右

脉象濡细如丝,气血双亏,肝脾肾三经交损。水泛为痰,肺气不清,痰嗽味咸,谷食不旺,腹痛腰酸,甚则呕吐,居经两年,损怯堪虞。拟扶土养营,兼和胃气,俾谷食健旺,气血自复。

党参 冬术 半夏 砂仁 陈皮 怀山药 当归 茯苓 甜杏 谷芽 冬花(蜜炙) 煨姜 红枣

按 土者脾胃也,脾健胃旺,谷食自增。方取归芍六君出入。

(五)经闭

【病例一】　徐右

经阻腹痛,气郁结而血不流行也,宜通为要。

归须 4.5 克　红花 1.2 克　茺蔚子 6 克　延胡索 4.5 克　制香附 9 克　川楝子 4.5 克

按　香附治气郁,归须、红花、茺蔚治经阻,川楝、延胡以治腹痛,用药相当精纯。

【病例二】　朱右

肝脾两亏,夹有湿邪,脾之默运失常,气机不利,胸腹作胀,食入不舒,临晚跗肿,头痛目花,经事三月未至,血少肝虚,化源亦乏,毋多通经。拟调畅肝脾,以化湿浊。

当归　丹参　香附　砂仁　陈皮　苡米　茯苓　泽兰　蒺藜　神曲　白术(枳壳炒)　法半夏　佛手

按　此症胸腹作胀,食入不舒,故以理气化湿为主,经事三月未至,略参养营通经。

(六)经事逆行(倒经)

【病例一】　吴江　徐幼高太史之夫人

心主血脉,脾统之,肝藏之,为气之配,气行则行,气热则热,热则上升。昔岁已见齿衄,今则按月咯红,肚腹胀痛,月事稀少,是为倒经。脉象弦细而数,右寸关浮数。内热口苦,舌苔微黄,阴分素亏,肝阳偏旺,夹有暑湿之邪,逼于肺胃。拟育阴平肝,解暑理气调经。

细生地　白薇　怀山药　枳壳　当归身　云茯苓　石斛　丹皮参　茜草　沉香　泽泻

按　倒经宜育阴平肝,暑湿宜清化,方中宜加连乔山栀。

【病例二】　庞右　19 岁

水亏木旺,肝火上升,经事逆行,齿宣有血,胃气不和,脘中不畅。拟养阴清肝和胃,火平而血自归经。

南沙参　丹皮　怀牛膝　茜草　丹参　细生地　炒枳壳　香附(炒黑)　茯苓　石决明　石斛　藕

二诊　阴亏肝热，火载血上，经事逆行，血随清道而出。先期腹痛，拟养阴清肝。

中生地　当归　白芍　丹皮　丹参　香附(炒黑)　煅牡蛎　川石斛　南沙参　茯苓　怀牛膝

按　"火载血上"，清之一字，最为吃紧。

(七)经事淋漓

【病例一】　朱右

阴虚内热，经漏淋漓，仿仲圣复脉法。

党参9克　阿胶6克　白芍4.5克　乌贼骨(炙)6克　生地15克　麦冬6克　茯神6克　血余炭2克　炒沙苑子9克

【病例二】　张右

半产之后，心脾皆亏，丁虚不能生己土，丙虚不能生戊土，只能食面，米谷下则胃气逆上，面为心谷，米为脾谷，子虚求助于母也。羌已八年，经事淋漓，肝脾藏统失司，拟养心脾法之治。

党参　陈皮　枣仁　茯神　当归　佩兰　红枣　于术　料豆　芡实　白芍　怀山药　秫米

按　病久心脾皆亏，养心扶脾颇合。

【病例三】　刘右

肝肾两亏，气血凝滞脉络，腰膂作痛，脊骨渐驼，经事淋漓，色紫带多，内热神羸，脉细涩数，势成劳损。拟养血调经，兼和脉络。

当归　丹参　生地　丹皮　续断　茯苓　夜交藤　怀山药　料豆　白芍(炒)　香附(炒)　藕　红枣

二诊　腰痛发热，俱见减轻，脊驼渐平，惟经淋带多，脉数未静。肝肾阴亏，冲任之气亦乏，当培肝肾，以益奇经。

大生地　当归　续断　怀山药　白芍(炒)　女贞子　料豆　乌贼骨　香附(炒)　茯苓　牡丹皮　红枣　芡实

按　既欲培肝肾，益奇经，方中可加阿胶、杜仲。

【病例四】　陶右

血藏于肝，赖脾元以统之，冲任之气以摄之。肝脾两亏，伤及奇经,经事断续,甚则淋漓,左半身作痛,少腹坠胀。脉来尺弱,寸关沉洪。便溏食减,阴伤气亦不固,防其崩漏,急为调养肝脾,以益奇脉。

党参　黄芪　白芍　白术　炙草　川断　香附　杏仁　杜仲　菟丝子　红枣　桂圆肉

归脾丸每早、晚服,开水送下。

按　经事断续淋漓不净,俗称漏经,非补奇经不可。

二、崩漏

【病例一】　翟右　40岁　安徽

脉沉细带涩,肝脾两伤,伤及奇经,腹痛经事淋漓成块,腰疼带多,头晕谷食不香,防成崩漏。当调气养营,以固奇经。

党参9克　白术4.5克　白芍4.5克　炙甘草1克　黑料豆9克　茯神9克　枣仁6克　怀山药9克　续断4.5克　炙生地9克　广木香1克　红枣5枚

二诊　调养肝脾,以固奇经,恙已减轻,宗前法治。

黄芪　党参　当归　白芍　续断　炙甘草　枣仁　厚杜仲　茯神　木香　冬术　生姜　红枣

三诊　漏下已止,惟腰酸带多,头目眩晕,心悸少寐。心脾不足,血少肝虚,仍益气养营,以固奇经。

当归身　续断(盐水炒)　枣仁　冬术　潞党参　厚杜仲　茯神　炙甘草　炙黄芪　炒白芍　木香　炙生地　煅龙齿　煨姜

丸方加大熟地、菟丝子、乌贼骨,去生地、煨姜、龙齿。

按　重在调养肝脾,以固奇经之法。方取归脾汤出入。

【病例二】　严右

肝为藏血之经,脾为统血之脏,肝脾两伤,藏统失职,崩漏腰酸带下,头眩心悸,入暮作烧,左胁肋气痛,脉弱细而弦,防有血脱之虑。拟养心脾,以固奇脉。

党参　归身　杜仲　冬白术　枣仁　熟地　炙甘草　制香附　川续断　茯神　砂仁　桂圆　红枣　白芍

按　此方用参、术以益气,归、芍、熟地以养血,枣仁、茯神、桂圆以养心营,杜仲、川断以固奇脉,香附、砂仁以理气分,补而不滞也。

三、带下

【病例一】　常熟　任右

平素操持,心脾亏损,肝阳扰动,向有不寐头眩,年来带下频频,或赤或白,或清或黏。此血不化赤,津液涌溢,胃中夹有湿热,并趋小肠,胸腹作痛,自胃脘下抵少腹,带浊益甚,黏腻腥秽,会阴穴肿痛,不能端坐。经云:"任脉为病,女子带下瘕聚。"当调养心脾,兼固奇经,佐渗湿热。

当归　白芍　怀山药　苡米仁　茯神　枣仁　芡实　牡蛎续断　北沙参　白术　乌贼骨　椿根皮　红枣

二诊　带浊膏黏已尽,饮食亦好,惟会阴肿痛未平,少腹隐痛。肝肾两亏,湿蕴于下,滞于血脉,仍宗前法进治。

北沙参　怀山药　乌贼骨　料豆　茯苓　芡实　当归　白芍　椿根皮

后方加黄柏炒生地、菟丝子。

按　带浊腥秽,会阴肿痛、湿热之明征也。后方加黄柏炒生地,取知柏八味丸意。

【病例二】　平湖　杨右

带下之病,有虚有实,实者乃湿伤带脉,虚者乃脾虚不能收摄津液,带脉不司约束。带止之后,阴分大伤,不能滋润肠胃,故大便燥坚,时必努力。气陷于下,大肠撑及前阴,故小便艰难,亦觉胀痛。脉象右部细弦,左三部沉细而弱。口干不寐,尻骨酸痛,心脾肾三经亏损,气陷中虚,肾阴无以上供。拟益气养阴,以交心肾。

炒生地　黑料豆　女贞子　辰茯神　牡蛎　炙甘草　淮小麦　柏子仁　怀山药　当归身　台须　陈皮　毛燕　红枣

二诊　养阴益气,左脉较起,尻骨酸痛已减。肛坠未收,小溲艰涩,前阴刺痛,系是阴伤气陷,肝火不清。肝乃足厥阴,其脉循阴器系廷孔,热蕴下焦,故恙如斯。仍守前方,参以清肝。

大生地　当归　西洋参　茯苓　川黄柏　天门冬　龟板　丹皮　柏子仁　生甘草　陈皮　毛燕　荷叶　红枣

按　先投益气养阴,嗣因小溲艰涩,前阴刺痛,明是肝火不清。二诊虽说仍守前方,但以西洋参换台须,加龟板滋阴,黄柏丹皮滋水清肝。

【病例三】　曹右

湿热滞于肠胃,肝脾不和,肚腹作胀,带浊淋漓,前阴痒碎,治拟清解。

萆薢　陈皮　黄柏　枳壳　椿根皮　丹皮　甘草　赤苓　归身　瓜蒌仁　泽泻

按　病是湿热,理宜清解。方取萆薢渗湿汤加减。

附方

1. 燥湿丹(录《外科传薪集》)

蛇床子适量

〔制法〕研末。

〔功效〕燥湿杀虫。

〔主治〕阴部湿痒、疥疮、顽癣等症。

〔用法〕取药末掺患处,或煎汤熏洗。

按　蛇床子对阴道滴虫、皮肤真菌均有抑制作用,故治阴部湿痒甚效。

2. 银杏散(录《王宝廉抄本》)

杏仁泥　轻粉　水银(铅煅)　雄黄各3克

〔制法〕共研细末。

〔功效〕杀虫止痒。

〔主治〕治湿热下注，阴痒或内外疮。

〔用法〕每用1.5克，将枣肉一枚，和丸，丝绵包好，用线穿，将药汤洗后，以此药捻入阴户内，留线在外，恐落出即入，一日一换，四五日即愈。

3. 金霜散（录《王宝廉抄本》）

〔别名〕杏仁散

杏仁（去皮尖）9克　雄黄5克　轻粉3克

〔制法〕共研细末和匀。

〔功效〕解毒消肿，杀虫止痒。

〔主治〕治恶疮或阴痒。

〔用法〕用猪胆汁调搽患处。

四、胎前

（一）护胎

【病例一】　尤右

怀胎六月，暑湿之邪，乘侵太阴，始由水泄，嗣加劳顿，激动下血，复转为痢，里急后重，而腹作痛。暑湿之邪，滞于气分，泻则脾气下陷，胎元随之，下压胞中，小溲不利，腰酸少腹作坠。急当理气安胎，以渗湿邪，痢止胎元乃固。

归身　苡仁　白芍　荷蒂　白术　甘草　乌药　木香　淡芩　料豆　升麻

二诊　调脾理气安胎，腰腹酸痛已好，小溲利畅而痢较多，周时十二行，痢色如酱，二便觉热，脉象左弦右滞滑数。恙经两旬，阴分已亏，脾胃湿热未尽，先泻后痢，脾传至肾。夫胎系于肾，久延恐脾肾气伤，有胎元妨之。拟养阴扶脾，兼清热渗湿。

怀山药　木香　川石斛　茯苓　甘草　料豆　枳壳　白术

白扁豆衣　荷叶　炒黄芩　谷芽　苡仁

三诊　痢稍减色亦淡,惟口渴溲短而赤,阴虚气不化也。

原方:加滑石、黄柏、北沙参、秦皮。

四诊　痢减色亦转黄,惟解时稍有后重,小溲亦白。原方去黄柏,加银花炒黑。

按　怀胎六月,而患先泻后痢,养阴扶脾,清热渗湿并用,此法甚佳。

【病例二】　张右

心主血脉,脾为生血之源,肝为藏血之脏,又当冲脉,即血海也。肝脾营血久亏,本不自营,气又偏胜,而有肝胃气痛。目今怀甲六月,腿足酸,血少肝虚。夫血既养胎,无以旁流于络,宜调养肝脾,以荣经脉。

当归　白芍　党参　川断　杜仲　白术　狗脊　生地　夜交藤　桑寄生　菟丝子　红枣

按　此方益气养血以安其胎。方取十圣散合补肾安胎饮意。

(二)胎堕

【病例一】　陈右　廿九岁

数次小产,不及三月而堕,一月厥阴养胎,二月少阳养胎,三月心胞养胎。盖肾阳亏心气不足,故于斯时而堕胎。平素内热口䚡,心悸头眩鼻血,经事趱前,系血中有热。当育阴调营,以清肝热之治。

北沙参　丹皮　山药　元参　龟板　牡蛎　石斛　茯神女贞子　石决明　生地　藕　枣

如其每有胎,即服牛鼻烧灰,加元米饭为丸,丸如梧桐子大,服十二丸,开水送下,即不堕胎矣。

按　上述病情,用育阴调营,以清肝热。用牛鼻烧灰,加元米饭为丸,此法甚奇。

【病例二】　顾右　廿二岁

小产数次,每至三月而堕,心脾受亏,加以肝郁,气血不调,胁胁作痛,脉来细涩而数,冲任之亏明矣。先为调畅肝脾,兼和气血。

当归　白芍　炮姜　柴胡　延胡索　茯苓　炙甘草　鳖甲
薄荷　红枣　姜

按　方取逍遥散出入。

五、产后

(一)恶露未尽

【病例】　姚右

产后腹痛,恶露未尽,拟和营化瘀。

当归　丹参　延胡索　牛膝　红花　桃仁　乌药　泽兰
川芎　益母草　红枣

按　恶露未净、瘀凝不化,故用和营化瘀。取生化汤化裁。

(二)腹泻

【病例一】　葛右

正产后营血固亏,而脾土又弱,湿浊留滞肠胃间,腹痛便溏,里急不爽,心悸头眩,谷食顿减,夜分作烧。久泻伤脾,脾阳不能化生新血,急为扶土调中,泻止精神乃复。

党参　白芍　怀山药　小茴香　枣仁　杜仲　白术　炙甘草　茯神　乌梅　苡仁　煨姜　红枣

按　此扶土调中之剂,加乌梅、白芍、甘草者,以久泻不但伤脾阳,脾阴亦伤,酸甘化阴,切合病机。

【病例二】　聿城　张右　廿一岁

小产后泄泻,脾肾大亏,气不化湿,致成肿胀。脉来沉细而濡。虚寒之体,误服分利之药,正气益虚,不能言语,非窍闭之症。急为温脾肾益元气,一剂以观如何?

台须　炙甘草　制半夏　干姜　煨姜　茯苓　白术　附子
肉桂

二诊　昨投温脾肾益元气,精神较复,卧亦安寐,惟言语未能。夫言出于心,语出于肾,两气不能相交,故不语也。仍宜前法进步。

台须　茯苓　甘草　干姜　姜半夏　广皮　石菖蒲　党参白术　附子　杜仲　远志　大枣

三诊　温脾肾益元气,语言稍出,惟左脉未起,心气尚亏,仍宜原意主之。

附子　熟地(砂仁拌)　茯苓　杜仲　远志　石菖蒲　党参焦白术　陈皮　肉桂　巴戟天　大枣　炙甘草

四诊　恙已大退,精神渐复,当从原意略为更易。

党参　杜仲　陈皮　破故纸　巴戟天　煨姜　小茴香　附子　当归　甘草　干姜　熟地(砂仁拌)　大枣

按　胎前宜凉,产后宜温,况虚寒之体,又患泄泻,脾肾阳衰,故宜温补脾肾为主。

(三)肝厥

【病例】 李右

正产后百脉空虚,内风萌动,陡然昏晕肢搐,逾时苏醒,肝厥之候。拟养阴清肝熄风。

当归　柏子仁　杭白芍　花龙齿　左牡蛎　明天麻　白蒺藜　乌芝麻　菊花　陈皮　制半夏　生地　红枣

按　新产营血大损,阴俟亏于下,阳易冒于上。养阴清肝熄风,恰合病机。

(四)虚损

【病例】 李右

正产后肝肾血液内亏,加之愤郁,木不条达。气动于中,冲阳又复上僭,脐有动气,跳跃如梭,上撑心胸。君主不安,瘠而少寐,有时胸胁作痛,气攻脉络,遍体肉瞤,上澈泥丸,则头目眩晕。夫肝为心母,脾为心子,血少肝虚,心脾亦亏。心主血而藏神,心虚则神不归舍,脾虚则化原乏运,谷食无味。卧病经年,不能起坐,血脉无以荣养,则汗出不休,阴不内守,气不卫外,虚损之候。

脉象虚弦小滑，舌苔白滑，微带灰色，气血俱虚，虚中夹痰，未便腻补，先为调养心脾，以敛散逆之气，俾阴平气和，再调肝肾。

当归身　大白芍　合欢皮　橘白　茯神　法半夏　煅牡蛎　丹参　怀山药　煅龙齿　参须　佩兰　北秫米

按　方中宜加桂枝，取桂枝加龙牡以平冲逆意。

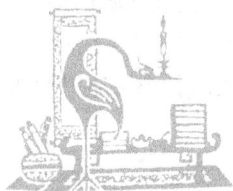

第四篇　马氏集验良方

一、内科验方

(一)治头风方

1. 蓖麻子　半粒,捣烂。

〔用法〕放膏上,贴两太阳穴。

按　蓖麻子辛温有吸引之功,能宣风利窍。

2. 甜瓜蒂　1个(研末)

〔用法〕鼻内时时闻之,则水从鼻孔出,水出尽则愈。

按　甜瓜蒂俗名苦丁香,味苦气寒,功专涌泄。

3. 白芷　川芎　羌活　藁本　各等分,研末。

〔用法及用量〕每服3克,日服2次。

按　白芷、川芎、羌活、藁本皆属辛温,祛风解表,善能止痛,适用于感冒风寒、头痛,鼻塞等症。

(二)治咳嗽方

款冬花9克　石膏9克　甘草9克　硼砂2克

〔适应证〕治咳嗽。

〔用法及用量〕上药为末,吹入喉内,用细茶漱下好。

(三)治泄泻方

莲肉(去心饭上蒸)　锅焦各等分

〔适应证〕治久泻不止者。

〔用法及用量〕上药晒干为末,每次服15克,白糖调服,加茯苓更妙。

按 莲肉甘、涩、平,健脾而固肠,锅焦吸附消食,合用治脾虚久泻甚效。

(四)治痢疾方

山楂肉(不拘多少,去核为末)

〔适应证〕治赤白痢。此药不论虚实久近,皆可用,甚稳甚验。

〔用法及用量〕每服两酒杯,赤痢加蜂蜜拌,白痢加黑砂糖拌,赤白痢加蜂蜜砂糖合拌,水调空腹或饥时服之,小儿减半。

按 山楂酸甘微温,有助脾健胃、消食止泻之功。

(五)治久痢方

陈萝卜秧(阴干)

〔适应证〕治患痢及久不愈者。

〔用法及用量〕每次15～30克,煎汤服。

按 陈萝卜秧,即莱菔的茎叶,味辛苦性温,功能清咽、和胃,适用于咽痛、下痢赤白,消化不良等症。

(六)治下痢肛痛方

食盐

〔适应证〕治下痢肛痛不可忍者。

〔用法及用量〕将食盐炒热,布包坐熨之,甚妙。

(七)治下痢腹痛方

延胡索10克

〔适应证〕下痢腹痛剧烈者。

〔用法及用量〕上药为末,每次1.5～2克米汤服下。

按 延胡索功能活血利气而止痛,适用于气血瘀滞所致腹痛。

(八)治痢疾、脏毒方

香椿白皮(晒干,为末)

〔适应证〕治赤白痢不止,并治脏毒。

〔用法及剂量〕每次服 3 克,米汤调下。

按　香椿白皮苦、涩、寒,功能清热燥湿,涩肠止泻,适用于湿热痢疾、腹泻等症。

(九)治干呕方

甘蔗汁 7 升　生姜汁 1 升

〔适应证〕治干呕不止。

〔用法及用量〕上药和匀分五次服。

按　甘蔗甘平,和胃消痰,生姜温中而止呕。

(十)治冷气心痛方

干姜　炮姜　良姜(微炒,共为末)

〔适应证〕治冷气心痛。

〔用法及用量〕每服 6 克,米汤调下。

(十一)治疝气方

小茴香　川山甲　炒全蝎　炒木香(各等分为末)

〔适应证〕治疝气外肾肿胀者。

〔用法及用量〕每服 6 克,酒调下,一服立效。

(十二)治疝气痛方

橘核仁 15 克(晒干,去厚薄皮两层,每用 15 克,净、微炒,研细)

〔适应证〕治疝气痛,睾丸痛等症。

〔用法及用量〕上药用老酒砂锅中煮 3～4 沸空心服,仍以热酒一二盏,荡锅内余药,服尽为妙。一方取汗,若加小茴香、荔枝核、青皮、陈皮,俱酒炒,水与酒煎服,尤妙。

按　橘核仁性味苦温,入肝经,功能理气散结止痛。

(十三)治小便不通方

蚯蚓数条(捣烂,浸冷水滤浓汁)

〔适应证〕治小便不通不省人事欲死者。

〔用法及用量〕服半碗立通。

按　蚯蚓别名地龙,味咸性寒,能清热而利小便,适用于热结膀胱、小便不利,甚则引起水肿等症。

(十四)治虫胀、气蛊方

陈香橼　以童便浸一日夜,晒干研为末,醋打陈米糊为丸,如梧桐子大。

〔适应证〕治虫胀,气蛊尤妙。

〔用法及用量〕每服 9~12 克,至 150~190 克即愈。用酒服丸。

按　香橼味辛、苦、酸、性温,功能理气宽中,可用于肝气郁结、脾胃气滞所致的胸腹痞满、胁肋胀痛等症。

(十五)治气蛊方

大乌鱼 1 尾　开肚入胡椒末 15 克,大蒜片三颗,缝合,用赤小豆一升,煮熟,下萝卜 3~5 颗,葱一握,俱切碎,煮黄熟。

〔适应证〕治气蛊并下一切气。

〔用法及用量〕空腹食之至饱,并饮汁至夜泄恶气,无限也,五日更一作。

按　乌鱼能下气利水,胡椒下气宽中,萝卜利水消肿,赤小豆善于下行,且通利水道。

(十六)治气蛊、气胀方

萝卜子　研,以水滤汁,浸砂仁一夜,炒干又浸,又炒,共炒七次,为末。

〔适应证〕治气蛊、气胀。

〔用法及用量〕每服 3 克,米饮汤调下。

按　萝卜子能消食化积,行滞除胀;砂仁则醒脾和胃,行气宽中。适用于脾胃气滞,脘腹胀满等症。

(十七)治失音方

猪油 500 克　白蜜 500 克

将猪油入锅内熬成油,捞去渣,入白蜜再炼少顷,滤过装瓷器内,冷定成膏。

〔适应证〕治暴失声音。

〔用法及用量〕不时挑服一匙。

按　猪油润咽喉,白蜜甘平,润肺滋养补中。

(十八)治久失音方

乳汁　白蜜　梨汁　香椿汁　各125克

如无香椿汁,即取椿芽为末(125克)共熬成膏。

〔适应证〕治久失声音,喉中哑者。

〔用法及用量〕每服一匙,白滚汤调下。

(十九)治寒哮方

青皮1枚　巴豆(去壳)1粒

〔制法〕将青皮去穰,入巴豆一粒,在火上煅红,研末。

〔功效〕劫痰理气。

〔适应证〕治哮喘,症属寒哮且痰多者。

〔用法〕上药研末分1～2次服。

按　巴豆秉阳刚雄猛之性,有斩关夺门之功,辛热有大毒,然其毒在油,遇热则失去毒性,故炮制时必须煅红透,以减其毒,取其攻痰之功。本方只能少用、暂用,不能多用、久服。

(二十)治水肿丹方

猪肚肺1具　蛤蟆1个

〔制法〕将肚肺洗净,入蛤蟆1个,用线扎之,入砂锅内悬起,用水煮之一日,应尽化为水。

〔适应证〕治水肿症。

〔用法〕将煎出液分3～4次饮,饮尽则泄水而消肿。

(二十一)治小溲点滴不出方

萆薢9克　泽泻6克　茯苓9克　滑石9克　通草3克乌药6克　炙甲片5克　石竹花6克　甘草梢3克　车前子9克　琥珀屑1.5克

〔适应证〕治小便点滴不出作痛,湿热郁于小肠者。

〔用法〕水煎服。另外用大田螺1个,麝香0.3克,捣烂贴脐部。

(二十二)治痞块方

急性子(即凤仙花子)15克　独囊大蒜3个　麝香0.1克　阿魏3克

〔制法〕共捣烂,麝香后入。

〔功效〕活血行瘀散结。

〔适应证〕治腹中痞块、疟母痞块、妇女血积有块等症。

〔用法〕捣烂后外敷患处。

按　本方不加麝香、阿魏亦可,然加后则消痞较捷。

马氏另方用:生军46克,皮硝60克,蒜头310克,红花15克,阿魏合桃仁研,捣匀,贴痞块处。

(二十三)治筋伸缩不舒方

当归30克　白芍15克　苡米仁15克　生地15克　元参15克　柴胡3克

〔适应证〕筋伸缩不舒,手足拘挛疼痛等症。

〔用法〕水煎服,脚伸缩不舒可加木瓜15克。

(二十四)截疟丹

威灵仙　适量

〔制法〕研末。

〔适应证〕截疟。

〔用法〕取药末适量水调后贴脐。

(二十五)治痧症方

明矾1.5克　粗草纸1角　盐1撮　开口椒12粒　乔麦屑1撮

〔适应证〕治痧症。

〔用法〕阴阳水煎服。

按　痧症又名痧气,痧胀。指夏秋之间,因感受风寒暑湿之气,或因感受疫气秽浊,而见身体寒热,头、胸、腹或闷或胀或痛,或神昏喉痛,或上吐下泻,或腰如带束,或指甲青黑,或手足直硬麻木等一类病症。

二、外科验方

(一)治对口初起方

北瓜蒂　芙蓉叶研末

〔适应证〕治对口初起。

〔用法〕用蜜水调敷患处。

(二)治湿毒方

露蜂房(煅存性)12克　刺猬皮(炙研)60克　象牙屑(醋炒)15克　僵蚕15克　蝉蜕15克　木香9克　炙乳香9克　炙没药9克　血竭9克　明矾(研末)125克　黄蜡125克

〔制法〕上药为末,取黄蜡溶化后,入上药及明矾等和匀,乘热为丸,如绿豆大。

〔适应证〕治手足湿毒溃烂臭秽不收功者。

〔用法及用量〕每早用陈酒下40丸。

(三)治伤十宝散

真血竭4.8克　明雄黄12克　上红花12克　净儿茶0.7克　辰州砂3.6克　净乳香3.6克　当归尾30克　净没药4.3克　当门子0.37克　大梅片0.37克

〔制法〕上十味,共为细末,入乳钵研至无声,收入瓷瓶,黄蜡封口,勿令泄气。

〔功效〕消肿止痛,活血散瘀,开窍回苏。

〔主治及用法〕

①治刃伤并各器械伤,皮破出血者,以药末掺上包裹,不可见风,血止即愈。

②治跌打损伤,皮肉青肿,未破者用陈醋调敷患处,肿消即愈。

③治内伤骨碎,或骨已断折,先将骨节凑准,用陈醋调药末厚敷患处,以纸包裹,外加老棉絮包好,再用薄板片夹护,将绳慢

慢捆紧,不可移动,药性一到,骨自接矣。须静养百日,勿犯房事,犯则必成残疾。

④治刃伤深重,未致透膜者,先用桑皮线缝好,多掺药末于上,以活鸡皮急急贴护,如前骨损养法,即愈。

⑤治跌打昏迷不醒,急用 3 克,同陈酒冲服,自然醒转,以便调治。

此方神奇,虽遇至重之伤,鲜有不起死回生者。照方医治调养,勿卧热炕,定有奇效,宝之。

按　治跌打损伤,马先生又方用:

当归 4.5 克　荆芥 3 克　乌药 3 克　赤芍 4.5 克　丹参 4.5 克　延胡索 4.5 克　川芎 1.2 克　自然铜 4.5 克　桃仁 4.5 克　参三七(磨冲)1.2 克　丹皮 4.5 克　陈酒(冲)30 毫升

上方功在和营祛伤,可煎服。

(四)治烫伤方

1. 霜桑叶烧末

〔用法〕用香油调敷,极效。

2. 陈竹蛀屑

〔用法〕研细末,干掺。

3. 木耳(烘干研细末)

〔用法〕干掺或麻油调涂。

(五)治痔疮方

1. 松萝细茶 125 克　槐米 60 克　生芝麻 60 克

上药和匀。

〔用法及用量〕清晨细嚼,白汤漱之,服尽痔消。

2. 大黄 250 克

〔制法〕药切碎,用水酒各半,入砂锅内文火煮二日,待半干,即搓成丸,如梧桐子大。

〔用法及用量〕另用腊酒,取黑铅 125 克,化开投入酒中,如此七次。每次服 20 丸,将此酒空心送下,一料除根。

(六)治痔疮肿痛

蜗牛 1 个　麝香少许

〔用法〕上药盛碗内,次日取汁涂痔疮肿痛处。

(七)治脱肛方

蜗牛 1 个

〔用法〕将蜗牛烧灰,用猪脂油和敷患处。

(八)治脱肛不收方

五倍子 250 克　白矾一小块

〔用法〕将五倍子煮烂,加白矾一小块,坐桶上熏洗之。

(九)治白癜风方

1. 蒺藜 190 克(生捣为末)

〔适应证〕治白癜风。

〔用法及用量〕每服 6 克,一日二次,一月除根,服至半月,白处见红效。

2. 硫黄(生研)15 克　黄丹 15 克

〔制法〕共为末,用绢袋盛,紧缚之。

〔适应证〕治白癜风。

〔用法及用量〕蘸生姜自然汁于白癜风上涂之,日夜十次,自愈。

3. 萝卜(白汁)　生明矾 9 克

〔适应证〕治白癜风。

〔用法及用量〕先用生布揩令微破,调匀擦之,不过三上瘥。

4. 紫背浮萍二撮(捣汁)　生姜汁、米醋各一酒杯。

〔适应证〕治白癜风。

〔用法及用量〕用茄蒂蘸汁擦之即愈。

(十)治落发方

骨碎补(即猴姜)125 克　扁柏叶 125 克　万年青叶　青松针 125 克　旱莲草 60 克　菜油 1500 克　没石子 1 对

〔制法〕上药入菜油内浸用,或用烧酒浸用。

〔适应证〕治落发症。

〔用法〕搽擦头部。

(十一)治眉毛脱落方

大皂角　鹿角　松毛

〔制法〕各等分,烧存性为末。

〔适应证〕治眉毛及毛发脱落者。

〔用法〕用姜汁调药末外搽。

(十二)治酒渣鼻方

凌霄花　黑山栀

〔制法〕上药等分为末。

〔适应证〕治酒渣鼻。

〔用法〕每日早晨清茶调服6克。

按　又方用:凌霄花15克,硫黄30克,胡桃肉4个,铅粉3克,将药研烂,用生绢包揩。

(十三)治赤白汗斑方

1. 夏枯草(不拘量)煎浓水

〔适应证〕治赤白汗斑。

〔用法〕一日洗数次。

2. 羊蹄根同明矾捣烂

〔适应证〕治赤白汗斑。

〔用法〕布包洗擦,甚妙。

(十四)治汗斑方

雄黄6克　轻粉1.5克　蛇床子(炒)6克　硫黄6克　密陀僧3克

〔制法〕各研细末和匀。

〔适应证〕治汗斑症。

〔用法〕用黄瓜蘸药末搽之。

(十五)治耳聋方

龟尿

〔适应证〕治耳聋。

〔用法〕用龟尿滴入耳中,即闻。

(十六)治耳鸣耳聋方

松香 15 克(铫内熬化)　巴豆(去壳)20 粒

〔制法〕先将松香熬化,巴豆捣碎和入松香内,用葱汁为丸,如莲子大。

〔适应证〕治耳鸣耳聋。

〔用法〕上药用丝棉裹塞过夜,如左耳聋塞右,右耳聋塞左。

(十七)治耳脓方

1. 龙骨(煅)　五倍子(焙)　乳香(去油)　枯矾　血余炭各等分(共研细末)

〔适应证〕耳出臭脓。

〔用法〕捲尽脓水后掺之。

2. 胭脂　蛀竹屑　石榴花瓣(炙)各等量

冰片少许(共研细末)

〔适应证〕治耳中脓水不干者。

〔用法〕捲尽脓水后掺之。

(十八)治苍蝇入耳方

〔用法〕用蝉鱼血滴之。

(十九)治蜒蚰入耳方

〔用法〕用盐水灌入即化。

(二十)治蜈蚣入耳方

〔用法〕用炙猪脂油掩耳门自出,亦治虫蚁。又法:油煎鸡肉放耳边作枕,亦治虫蚁、蜒蚰。

(二十一)治飞蛾入耳方

〔用法〕用酱油汁灌耳中。

(二十二)治蛆入耳中方

〔用法〕用皂矾吹入即化为水。

(二十三)治恶虫入耳方

〔用法〕用香油和稻草灰汁滴入妙。

(二十四)治鼻虫入耳,头痛不可忍百药不效方

〔用法〕用稻草秆烧灰煎汁、灌入,即死而出也。

303

(二十五)治耳底出脓方

海浮石 30 克　没药 3 克　麝香 0.3 克

〔用法〕上药研末吹之。

(二十六)治耳底肿胀痛方

轻粉 3 克　麝香 0.3 克

〔用法〕上药研末吹之。

(二十七)治耳烂方

轻粉　枣子灰　各等分

〔用法〕上药研末,用香油调敷。

(二十八)治鼻渊方

苍耳子(炒)　辛夷花　白芷　薄荷各等分为末

〔适应证〕治鼻渊,乃风热在脑故也。

〔用法及用量〕每用 6 克,临卧葱茶汤调服。

(二十九)治鼻痔方

明矾 30 克　蓖麻子(去壳)7 粒　盐梅(去核)5 枚　麝香 0.3 克

〔制法〕共研细成丸,如枣核大。

〔适应证〕治鼻痔。

〔用法〕用棉包塞鼻,其息肉化成水出。

(三十)治鼻疳方

鹿角　明矾各 30 克　人发 15 克

〔制法〕将鹿角、明矾俱放在瓦上,隔火煅过,人发在灯上烧过,共为末。

〔适应证〕治鼻疳烂通鼻孔者。

〔用法及用量〕先用温汤洗净,后用药末掺于疳上,三、四次即愈。如疮不收口,用瓦松烧灰存性,研末干搽上即收。又方:用沙牛牛骨烧灰,猪脂油和涂。

(三十一)治走马牙疳方

陈酱茄

〔制法〕取 3～4 年陈酱茄炙干,烧灰存性,研末。

〔适应证〕治走马牙疳。

〔用法〕以药末吹患处,极效。

(三十二)治虫牙痛方

巴豆 1 粒　胡椒 4 粒

〔制法〕共捣碎。

〔适应证〕治虫牙痛。

〔用法〕绵包咬痛处。

(三十三)治牙痛方

铅粉 6 克　轻粉 0.6 克

〔制法〕上药研细末,入黄腊 6 克溶化和匀,作条,扰热捻纸条上。

〔用法〕贴牙。

(三十四)治牙能自落方

红花子 30 克　胆矾 1.5 克　硇砂 1.5 克

〔制法〕共为末。

〔用法〕取少许点患牙根处一次,手拈即下。

(三十五)治目多眵泪方

鲫鱼胆 1 个　人乳 1 盏

〔制法〕和匀,饭上蒸 1～2 次。

〔适应证〕治目多眵泪。

〔用法〕滴眼。

(三十六)治石灰擦瞎眼方

〔用法〕用山栀子煎浓汁,不住地洗眼一二时辰,痛即止。

(三十七)治烂弦风眼方

1. 铅粉研为细末

〔适应证〕治烂弦风眼。

〔用法〕用津调和,点大眦处,一日 2～3 次。

2. 五倍子(煅存性,入飞丹少许)

〔适应证〕治烂弦风眼。

〔用法〕水调敷风眼赤烂处。

3. 五倍子、铜青、白墡土(等分为末)

〔适应证〕治烂弦风眼。

〔用法〕用热开水泡上药,闭目熏洗,冷再热,眼弦不可入汤。

(三十八)治湿肿方

猪肚子1个

〔制法〕猪肚子1个,以米醋灌入内,夹汤煮烂。

〔用法〕日服1个,服2～3个,忌用盐,只可淡食。

(三十九)治蛇子疮方

〔用法〕腐烂者将以蜒蚰至腐处,枯即愈。

(四十)治疔疮方

1. 巴豆(置瓦上炙成炭,研为末)

〔用法〕取少许,上膏上贴之。

2. 雄黄1克　蟾酥1克　冰片0.3克　麝香0.15克

〔用法〕上药研细末,旱疔加乌梅肉4个,蜒蚰2条,烂罨患处。

3. 紫花地丁(研末)

〔用法〕用绿豆浆和黄糖调敷。

4. 斑蝥(去头足糯米炒)10克　蟾酥1.5克　赤芍1.8克元参0.8克　全蝎0.8克　血竭1.5克　麝香0.8克　冰片0.8克　乳香(制)5克　没药(制)5克　蜈蚣1条

〔制法〕上药各为末,和匀。

〔适应证〕治疔疮初起。

〔用法〕以烧酒调涂患处,外敷贴膏药。

(四十一)治蛇伤方

青黛2克　白芷9克　砂糖9克

〔适应证〕治毒蛇咬伤。

〔用法〕取青黛、白芷煎服,再取药渣与砂糖拌和敷患处。

(四十二)治土灰蛇咬方

蜈蚣(去头足)1条　连翘6克　赤芍3克　僵蚕3克　归

尾3克　白术3克　银花3克　木瓜8克　甘草1.5克　蝉衣7个

〔制法〕上药研末。

〔适应证〕治土灰蛇等毒蛇咬伤。

〔用法〕上药用陈酒一杯过服。

(四十三)治疯狗咬方

杏仁9克　木鳖子肉1粒　甘草6克　当归9克

〔制法〕水酒各半煎汤。

〔适应证〕治疯狗咬。

〔用法〕煎服,每日一剂,连服二剂。

(四十四)大肠痈内消方

银花90克　当归60克　地榆炭30克　麦冬30克　玄参30克　苡仁15克　甘草9克

〔用法〕水煎服,连服2～3剂。

(四十五)大肠痈破溃方

人参30克　怀山药30克　苡仁30克　玄参30克　白术30克　银花30克　甘草9克　山羊血3克

〔用法〕水煎服。

另服丸方:

旧琉璃(洗去油,拌朱砂炒)9克　象牙屑3克　血珀3克　炙乳没各5克　枯矾3克　黄蜡9克　人指甲(朱砂拌炒)3克　蝉衣5克　黄蜜9克

〔制法〕上药为末,先将蜜煎至金黄色,入黄蜡熔化,再入上药泛为丸,如绿豆大。

〔用法〕初服10丸,后每日加1丸,加至16丸以后不必再加,陈酒下。

(四十六)治中河豚毒方

五倍子　白矾各等分

〔制法〕各研细末。

〔用法〕用开水调服。

(四十七)治鸡眼方

活蜈蚣 1 条

〔制法〕用香油浸化。

〔用法〕捣烂后涂患处。

(四十八)治骨疽方

茯苓 30 克　银花 90 克　怀牛膝 15 克　地丁草 30 克　车前草 30 克

〔用法〕水煎服。

(四十九)治发背丹方

桑螵蛸 60 克　益母草 60 克　麝香 6 克

〔制法〕将桑螵蛸,益母草焙干为末,再加麝香研匀,密闭贮存。

〔适应证〕治发背已溃未溃均可。

〔用法〕掺患处,外贴膏药。

(五十)治发背阳证方

忍冬藤 60 克　茜草 9 克　紫花地丁 30 克　甘菊花 90 克　贝母 6 克　黄柏 3 克　天花粉 9 克　桔梗 9 克　生甘草 9 克

〔适应证〕治背痈初起,若系阳证者。

〔用法〕水煎服,一剂轻,二剂消,三剂痊愈。

(五十一)治发背阴证方

人参 60 克　生黄芪 60 克　附子 3 克　银花 250 克(煎汤代水)　白芥子(炒黑)9 克　柴胡 6 克　白芍 30 克　天花粉 15 克　生甘草 15 克

〔适应证〕治背痈阴证者。

〔用法〕水煎,煎汁分前后两次服之,银花可煎汤代水,服后则阴必变阳而作痛,再剂而痛消,数剂而痊愈矣。

(五十二)对口疽敷方

鲫鱼脑(活者可用)　冰片少许

〔制法〕取鲫血脑后加入少许冰片。

〔适应证〕治对口疽(脑疽)。

〔用法〕敷患处。

(五十三)治疯犬咬伤及毒蛇咬伤方

用万年青根一二斤,打汁温服(勿炖热,以微温为妙)一二碗,将渣敷于咬处,扎好勿令脱落,次日再照式敷服一次。虽癫狗咬后,日久目红音嘶,不知人事者,三五服即愈。若平常狗咬,只需二三两取汁温服一二次即愈。此方并治蛇咬。

按 万年青即千年运,连根捣汁服治蛇咬、疯犬咬甚妙。今上海蛇药即以万年青为主药,然万年青含有强心苷成分,故在用量方面宜审慎。

三、妇产科验方

(一)治闭经方

蚕砂125克

〔适应证〕治月经久闭。

〔用法及用量〕用蚕砂入砂锅内炒半黄色,入无灰酒一壶,煮沸澄清去砂,每温服一盏,即通。

(二)治经前腹痛方

当归(米醋微炒) 延胡索(醋炒) 红花 没药各等分

〔适应证〕治月经欲来,腹中作痛者。

〔用法及用量〕上药为末,每服6克,温酒调下。

(三)治月经不断方

侧柏叶(炙) 白芍等分

〔适应证〕治月水不断。

〔用法及用量〕每服9克,水酒各半,煎服。

(四)治经血不止兼有蓄血方

五灵脂(米炒令烟尽)6克 当归9克

〔适应证〕治经血不止有蓄血者。

〔用法及用量〕五灵脂每服6克,当归9克酒一盏煎服,连服3~5次即止。

(五)治胎动不安方

1. 当归15克　川芎15克

〔适应证〕治一切胎动不安,胎漏下血不止,或心腹胀。

〔用法及用量〕酒煎入童便一杯同服,一服即效。若胎动不安,如重物坠冷水,上方水煎一服效。

2. 砂仁(去皮,炒)

〔适应证〕治妊娠有所失坠,胎动不安,腹痛下血,一切胎动危急者。

〔用法及用量〕为末,每服6克,热酒调下,或米饮下,如觉胎热即安。

3. 杜仲(去粗皮,姜汁炒断丝)60克　川续断(酒拌炒)60克

〔适应证〕治妊娠两、三月,胎动不安,防其欲坠。

〔用法及用量〕上药为末,煮红枣肉和丸,如梧桐子大,每服70丸,米汤下。

4. 老母鸡(已4~5年者)　红壳小黄米

〔适应证〕治妇人每怀胎至三四月必堕,不肯服药者。

〔用法及用量〕用老母鸡煮汤,入红壳小黄米煮粥食之,不数次,而胎竟固全,至满月而生。

(六)治妊娠时坠伤腹痛下血方

生地黄　益母草　炒当归　黄芪(炒)各3.0克

〔适应证〕治妊娠从高坠下,腹痛下血。

〔用法及用量〕姜水煎服。

(七)治胎动不安并溺血方

阿胶(炒黄为末)

〔适应证〕治妊娠胎动并溺血。

〔用法及用量〕每服6克,米汤下。

(八)治妊娠咳嗽方

贝母

〔适应证〕治妊娠咳嗽。

〔用法及用量〕用贝母同麦麸炒熟,去麸,将贝母研末,砂糖拌匀为丸,如芡实大,口中含化。

(九)治妊娠小便频数不禁方

桑螵蛸 12 枚(研为末)

〔适应证〕治妊娠小便数不禁。

〔用法及用量〕上药分二次服,米汤下。

(十)治妊娠血崩方

阿胶 9 克　黄连 3 克　白芍 3 克　木香 1.5 克　枳壳 1.5 克

〔适应证〕治妊娠血崩。

〔用法及用量〕煎汤服。

(十一)治妊娠卒腰痛方

鹿角 5 寸

〔适应证〕治妊娠卒腰痛。

〔用法及用量〕用鹿角烧赤,以酒一升,淬入浸冷,又烧又淬,如此数次,研细为末,空心酒调服,每次 1~1.5 克。

(十二)妊娠顺胎、安胎方

川芎 4 克　羌活 1.5 克　甘草 1.5 克　枳壳(炒)1.8 克　荆芥 2.5 克　艾绒 2 克　厚朴(姜汁炒)2 克　菟丝子 6 克　白芍(酒炒)4.5 克　黄芪(蜜炙)2.4 克　川贝(去心)3 克　当归 4.5 克

〔适应证〕顺胎、安胎、保胎。

〔用法及用量〕上药加姜三片水煎服。胎至八九月,每月服 2~3 剂,产时再服 3~4 剂,易于分娩。产后则忌服。

(十三)治临产受寒不产方

红花 15 克

〔适应证〕凡遇寒月生产,致受寒冷,不产昏闷者。

〔用法及用量〕用红花煎汤,淋洗产门小腹,令其寒散血活,苏醒遂生。紫苏煎汤亦可。

(十四)治分娩伤膀胱方

黄丝绢一尺　白牡丹皮末 30 克　白芨末 3 克

〔适应证〕治生产伤脬,破损不能小便,但漏湿不干。

〔用法及用量〕用黄丝绢煎碎,水一碗,煎至绢烂如饧,徐徐服下,并安静养息。

按　脬即膀胱也。

(十五)治胎肥壅隘方

枳壳 15 克　香附 9 克　甘草 4.5 克

〔适应证〕治胎肥壅隘,动止艰辛,临月服之,缩胎易产。

〔用法及用量〕上药为末,每服 6 克,百沸汤调下。

(十六)治胎死不下方

皮硝 6 克(体壮者 9 克)寒天可加大附子 1.0～1.5 克(煨去皮脐)

〔适应证〕治难产或横或逆,或血海干涸,以致胎死不下,惶惶无措,死在须臾。

〔用法及用量〕用好酒半盅,童便半盅,入硝煎一、二沸,温服立下,百发百中。

(十七)治胎衣不下方

1. 牛膝　川芎　朴硝　蒲黄净末　各 18 克　当归 9 克桂心 3 克　共为末。

〔适应证〕治胎衣不下,腹中作胀者。

〔用法及用量〕上药末每服 15 克,另用生姜 3 片、生地黄6～9 克,水煎服。

2. 黑豆 2～3 合(洗净,炒香熟,入醋一大碗,煎 5～6 沸,去豆取汁)。

〔适应证〕治胎衣不下,亦下死胎。

〔用法及用量〕上药分作 2～3 次服之,并用热手顺摩少腹,其胞即下。

(十八)治产后厥冷方

干姜 15 克(炒黑)

〔适应证〕治产后三日，牙关紧急，眼目直视，四肢厥冷者。

〔用法及用量〕水煎，入童便温服。

(十九)治产后晕倒方

当归　川芎　荆芥各等分。

〔适应证〕治产后晕倒，不省人事，眼黑耳鸣；又治中风不省人事，口吐涎沫，手足瘈疭。

〔用法及用量〕上药剉一剂，水煎，入童便温服。

(二十)治产后儿枕痛方

当归 15 克　川芎 6 克　山楂肉(炒黑)4.5 克　干姜 3 克益母草 8 克　姜 3 片

〔适应证〕治产后发儿枕痛。

〔用法及用量〕水煎，入童便服。

按　儿枕痛是指产后、瘀血凝滞(或风冷挟瘀血)而致的小腹痛。小腹部可摸到硬块，有明显压痛，常兼见恶露不畅或不下，胸腹胀满等症

(二十一)治产后肠脱不收方

1. 豆油 5 升　皂角(研细末)

〔适应证〕治产后肠脱不收。

〔用法及用量〕将豆油炼热，以盆候温，令产妇坐油盆内，约半小时左右，再以皂角细末少许，吹入鼻中，令作嚏立瘥。

2. 醋半盏

〔适应证〕治盘肠产，临产母肠先出，然后儿生，产后其肠不收，甚为危苦者。

〔用法及用量〕以醋半盏，新汲水七分调匀，噀产母面，每噀一缩，三缩尽收，真良法也。

3. 蓖麻子 49 粒

〔适应证〕治产后肠脱不收。

〔用法及用量〕将蓖麻子研烂，涂产妇头顶，肠即收入，急以冷水洗面，其肠若未收尽，以磨刀水少许，温润其肠，再以磁石煎汤服之，其肠自收。

(二十二)治产后阴门痒方

食盐 30 克

〔适应证〕治产后阴门痒极不可忍者。

〔用法及用量〕将食盐研细末,涂之即愈。

(二十三)治产后中寒方

白术 125 克　酒 2 碗

〔适应证〕治产后中寒,遍身手足俱冷,口噤不知人事者。

〔用法及用量〕煎一碗,热服。上药加附子 3 克煎服,尤妙。

(二十四)治产后恶心方

白术 9 克　生姜 5 大片

〔适应证〕治产后恶心不止。

〔用法及用量〕用水一盅,煎六分,徐徐温服。

(二十五)治产后呃逆方

干柿一个(切碎)

〔适应证〕治产后呃逆不止。

〔用法及用量〕用水一盏,煎六分,热呷之立止。

(二十六)治产后泻血方

白芍 9 克　荆芥(炒黑)6 克

〔适应证〕治产后泻血或紫或红或黑,名曰气缠血分,血气错乱。

〔用法及用量〕煎汤服。

(二十七)治产后血晕方

延胡索(研为末)6 克

〔适应证〕治产后污秽不尽,腹满胸闷,手脚烦热,血晕。

〔用法及用量〕上药调酒服,每服 6 克。

(二十八)治产后少乳方

1. 穿山甲 9 克　天花粉 15 克

〔适应证〕治产妇少乳。

〔用法及用量〕上药入猪蹄水煎令烂,去渣,服之效。

2. 当归 9 克　川芎 6 克　穿山甲 4.5 克　王不留行 4.5 克

通草 1.5 克

〔适应证〕产后少乳。

〔用法及用量〕上药同猪蹄同煎汤,服汤。

(二十九)治乳胀方

山楂 15 克

〔适应证〕治乳胀不消。

〔用法及用量〕煎浓汤服即消。

(三十)回乳方

生麦芽 60 克

〔适应证〕治断乳及乳汁郁积引起之乳房胀痛。

〔用法及用量〕水煎服,一次或数次。

按 生麦芽有回乳之功,故妇女在哺乳期内不宜服用,以免引起乳汁减少。

(三十一)治血崩方

1. 当归 18 克 荆芥 18 克 川芎 3 克 白芷 3 克 柴胡 1.5 克 升麻 1.5 克

〔适应证〕治血崩百药不效,病久而陷者。

〔用法及用量〕水二碗,煎一碗,食远服。

2. 鹿角胶 9 克

〔适应证〕治血崩不止。

〔用法及用量〕酒化清早重烊顿服,或午后再加一服更炒,久服不但治根,气血培旺,神验。

按 鹿角胶为鹿角熬煎浓缩而成的胶状物。性味甘平,功能补肾阳、生精血。适用于崩漏偏于虚寒者。

3. 当归 30 克 熟地 15 克

〔适应证〕治血崩。

〔用法及用量〕酒二碗、煎一碗、露一宿,次早空腹温服,服至血止,下月再无此患。若是小水酒半,煎此二方,体虚素亏及久崩不止者更宜。

4. 熟地 当归 白芍 阿胶(蛤粉炒) 荆芥 地榆各 3 克

315

川芎1.5克

〔适应证〕治血崩。

〔用法及用量〕水一碗,煎七分,空腹服。

5. 白毛乌骨雄鸡一只　金樱子根(洗净)

〔适应证〕治血崩。

〔用法及用量〕将乌骨雄鸡吊死,水泡去毛,肠杂不用,将金樱子根洗净,切片装入肚内,酒煮令熟,去药,将鸡酒任意食之,即愈。

按　《本草便读》谓:乌骨鸡能补肝家血液之亏,理产治劳,甘平无毒,治肺肾虚羸之疾。白毛乌骨,金水相生。

6. 阿胶(蒲黄拌炒)6克　川石斛9克　冬葵子9克　细生地15克　赤白芍9克　炙紫菀6克　当归(炒)9克　黑荆芥6克　丹参9克　血余炭6克　陈棕炭6克　百草霜3克

〔适应证〕治崩漏。

〔用法〕煎服。

(三十二)治带下方

豆腐锅巴　黄连

〔制法〕将豆腐锅巴晒干或焙新瓦上炙焦研细,每30克加黄连3克,共研细末,加饭共捣为丸。

〔适应证〕治带下、肠风、尿血等症。

〔用法〕每服15克,赤带蜜汤下,白带砂糖汤下。

(三十三)治阴挺方

蛇床子250克　乌梅27枚

〔适应证〕治妇人阴挺出下脱者。

〔用法及用量〕上药以水五升,煮取三升,去渣,稍热洗之,每日夜3~5次,即愈。

又方:用温盐水先洗软,次用五灵脂烧烟熏,再用蓖麻子研烂涂上自吸入,如入即洗去。

(三十四)治阴户生疮痒痛方

硫黄　白矾　杏仁　麻油

〔适应证〕治阴户生疮作痛,痒不可忍者,皆因欲事频数,损其真阴之气。

〔用法及用量〕以硫黄、白矾泡汤洗3～5次后,以杏仁烧灰,麻油调搽即好。

(三十五)治阴痒方

1. 杏仁(烧作灰)

〔适应证〕治阴痒不可忍,并治阴中虫蛆。

〔用法〕杏仁烧作灰,乘热绵裹捺阴中,每日换之。

2. 大蒜

〔适应证〕治阴痒不可忍,阴中生疮。

〔用法〕大蒜煎汤洗之。

(三十六)治阴痒阴疮方

小蓟

〔适应证〕治阴痒,阴中生疮。

〔用法及用量〕小蓟不拘多少,煎汤热洗,一日三次。

(三十七)治阴疮方

1. 鲫鱼胆

〔适应证〕治阴中生疮(有杀虫、止痛作用)。

〔用法〕用鲫鱼胆搽患处。

2. 杏仁(不拘多少,烧存性) 麝香(少许)

〔适应证〕治阴疮。

〔用法及用量〕上药为末,如疮口深,用小绢袋二个,盛药满,系口,临睡时炙热安在阴中,立愈。

四、儿科验方

(一)治小便不通方

〔适应证〕治小儿初生不尿。

人乳半盏 葱白2寸(切四片)

〔用法及用量〕上药煎片刻,分四次服;不饮乳者,服之即愈能乳。

(二)治重舌木舌方

僵蚕(研为末)

〔适应证〕治重舌木舌。

〔用法及用量〕以药末吹之,吐痰甚妙。

(三)治重舌方

乱发(烧灰)1.5 克

〔适应证〕治小儿重舌欲死。

〔用法及用量〕调敷舌下。

(四)治脱肛方

芫荽一升

〔适应证〕治小儿肛门脱出不收。

〔用法及用量〕烧烟熏之,即入。

(五)治口疮方

附子(研为末)6 克

〔适应证〕治小儿口疮久不愈者。

〔用法及用量〕上药用醋调后敷贴脚心,男左女右。

(六)治小便频数方

萆薢(盐水炒)4.5 克

〔适应证〕治小儿夜多小便。

〔用法及用量〕临晚煎服。

(七)治遗尿方

枯矾　牡蛎(煅)各等分为末

〔适应证〕治小儿遗尿。

〔用法及用量〕每服 1 克,米汤调服。

(八)治乳糜尿方

酒小曲(炒为末)60 克

〔适应证〕治小儿尿浊如米泔水。

〔用法及用量〕用江南做酒小曲,炒为末,每服 15 克,酒调下服。

(九)治小便不通方

儿茶(研末)3 克　萹蓄草 9 克

〔适应证〕治小儿小便不通。

〔用法及用量〕每服儿茶末 3 克,用萹蓄草煎汤送下。歌曰:小便闭塞不堪言,急取儿茶末一钱,萹蓄煎汤来送下,霎时溲便涌如泉。

(十)治胎毒方

淡豆豉 6 克(煎浓汁)

〔适应证〕治小儿初生解胎毒用,又能助胃气,消饮食。

〔用法及用量〕每次给予 3～5 口,其毒自下。

(十一)治小儿胎热方

1. 黑豆 9 克　生甘草 3 克　淡竹叶 1.5 克　灯心草 1.5 克

〔适应证〕治小儿胎热,生下身热面赤,眼闭,口中气热,啼哭躁热。

〔用法及用量〕上药水煎,徐徐少进,令乳母多服。

2. 大黄 3 克

〔适应证〕治小儿胎热常闭目。

〔用法及用量〕水煎渍一宿,每日与半盏,徐徐饮服,及涂头顶上,干则再涂。

(十二)治小儿惊方

1. 朱砂(为末)1.5 克

〔适应证〕治小儿未满月惊似欲死者。

〔用法及用量〕用朱砂末,用新汲水调敷手心、脚心等处。

2. 生半夏(研)3 克　皂荚末 1.5 克

〔适应证〕治小儿急惊,不省人事。

〔用法及用量〕每次少许,入鼻内即苏。

(十三)治小儿急惊方

生蚯蚓 1 条研烂,入五福化毒丹 1 丸,同研。

〔适应证〕治小儿急惊。

〔用法及用量〕上药以薄荷汤少许化下。

(十四)治小儿急慢惊方

青蒿梗内虫(捣和入朱砂、轻粉各 1.5 克)制成粟米大小丸。

〔适应证〕治小儿急慢惊风。

〔用法及用量〕每岁服 1 丸,乳汁调下。

(十五)治小儿脐风撮口方

1. 生葱 2 根(捣汁)　僵蚕 3 个(炒去丝,研末)

〔适应证〕治小儿脐风撮口。

〔用法及用量〕用葱汁调僵蚕末涂母乳头上,令儿吮之,或以乳调僵蚕末灌之。

2. 田螺 1 个(捣烂),入麝香 0.3 克(再捣)

〔适应证〕治小儿脐风撮口。

〔用法及用量〕将上药涂脐上,立效。

3. 蛴螬虫 1 条

〔适应证〕治小儿脐风撮口。

〔用法及用量〕将蛴螬虫尾须二根剪断,自然出水,滴入脐内,少顷即愈。

按　蛴螬虫多生在多年茅草屋上及烂草堆内,水缸底下亦有,其形肥白如指粗长者是。

(十六)治小儿脐疮方

白矾(煅)　龙骨(煅)　蜂房(烧存性)　棉花(烧存性)

〔适应证〕治小儿脐疮不干。

〔用法〕上药任用一味,研末敷之,俱效。

(十七)治小儿鹅口疮方

枯矾 3 克　朱砂 0.6 克

〔适应证〕治小儿鹅口疮满口白烂。

〔用法及用量〕每以少许敷之,日 2～3 次,即效。

(十八)治小儿赤眼肿痛方

黄连(研末)2 克

〔适应证〕治小儿赤眼暴发肿痛。

〔用法及用量〕用黄连末蜜水调敷脚心,干则以水润之。

(十九)治小儿疝气痛方

木香 1 块,于乳钵内磨水半盏,调乳香、没药末少许。

〔适应证〕治小儿盘肠气痛。

〔用法及用量〕上药煎沸服之。

按　盘肠气即疝气也。

(二十)治小儿疝气偏坠痛方

槐子(炒为末)

〔适应证〕治小儿疝气偏坠痛不可忍者。

〔用法及用量〕上药每服 3 克,入盐 1 克,黄酒调下立止。

(二十一)治小儿阴囊被蚯蚓吹后肿痛方

鸭涎

〔适应证〕治小儿阴肿被蚯蚓吹者。

〔用法及用量〕用鸭涎沫涂之即效;或用鸭尿涂之亦妙;或以蝉蜕 15 克,煎汤洗之,其痛立止。

(二十二)治小儿热毒赤肿方

鲤鱼胆

〔适应证〕治小儿热毒赤肿。

〔用法及用量〕用鲤鱼胆汁或血涂患处,即愈。

(二十三)治小儿天泡疮方

滑石　甘草(研为末)

〔适应证〕治小儿天泡疮。

〔用法及用量〕上药敷患处,如有泡,挑去水敷之,上药加黄柏末尤妙。又方:用天花粉,滑石为末,水调涂之。

按　上方又名益元散,六一散,天水散,功能清暑利湿。

(二十四)治小儿吐血、衄血、下血方

黄芩(不拘多少,炼蜜为丸,如芡实大)

〔适应证〕治小儿吐血、衄血、下血。

〔用法及用量〕三岁儿每服一丸,盐汤下。

(二十五)治虫积方

使君子肉 3 克　槟榔 3 克　雄黄 1.5 克　共为末。

〔适应证〕治小儿虫积，症见腹痛，口中吐清水者。

〔用法及用量〕上药每服药末 3 克，用苦楝树根皮 3 克，煎汤下。

(二十六)八珍糕

鸡内金(炙)125 克　莲子肉(去心)125 克　茯苓 62 克　五谷虫(淘净炒)93 克　山楂肉(炒)250 克　使君子 156 克　扁豆(炒)93 克　大麦芽(炒焦研末)2000 克　晚米锅巴(研末)3500 克　红糖 1500 克

〔制法〕上药研末和匀，加适量水拌和成松散颗粒，入模，脱块成糕，蒸熟，切片烘黄。

〔功效〕健脾化湿，消食化积，驱除蛔虫。

〔适应证〕治小儿食积不化，脘腹胀满及小儿疳积等症情较轻者。

〔用法〕视婴儿大小，酌量捣碎以开水调服。

(二十七)治小儿胎毒方

木鳖 1 个　附香 3 克　生半夏 3 克　黄连 1 克　冰片 0.3 克　南星 3 克

〔制法〕上药为末。

〔适应证〕治小儿胎毒一切。

〔用法〕用鸡子清调药末敷脚底心，男左女右。

按　马先生又方用吴萸 6 克，研末，醋调敷脚底心。

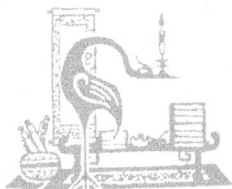

主要参考文献

1. 王宝廉抄录本《马培之医案》1～4册(未刊印)

2. 王宝廉抄录本《马培之经验秘方》1～3册(未刊印)

3. 王宝廉抄录本《马氏集验良方》1册(未刊印)

4. 马培之著《医略存真》,光绪戊戌季春月上浣开刻,怡云室藏版

5. 马培之纂《外科传薪集》,刊于《珍本医书集成》,世界书局印行

6. 马培之著《纪恩录》,光绪壬辰仲秋重镌

7. 马培之著、陈惠襄重订《马培之外科医案》,1931年8月出版,四明慈竹草堂藏版

8. 王洪绪著、马培之评《外科全生集》,1956年7月,上海卫生出版社出版

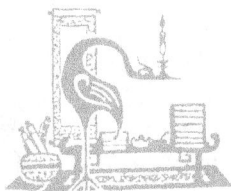

　　"盛名之下，其实难副"，徒有其名，而实不副者，古今皆有之。马培之先生家学渊源，书自《灵》、《素》、越人、《长沙》、《千金》、《外台》，暨宋元明诸老之著作，靡不淹贯。而于临诊必审其平日体质之强弱，性情之好尚，病之肇于何时、受于何地、发于何因、在气在血、入经入络、属脏属腑，无不细切。而于外科治法，凡手眼所到，亦极精当，达权通变，为人所难及，洵可谓名实相符，于斯道三折肱者矣。吴君中泰，始学现代医学，后即钻研祖国医学，好学深思，旁搜远绍，而于马先生之案论，精心探讨，爱不释手。曾多次至苏、常、锡、沪、宁等地搜集马先生之遗稿，认真整理校对，编辑考订，每至深夜而后已。余学识谫陋，精力已衰，虽参与内、妇科之按语，而于马先生之精议宏论，实不相称云。

　　　　　　　　一九八一年十二月无锡刘葆良书于安愚室